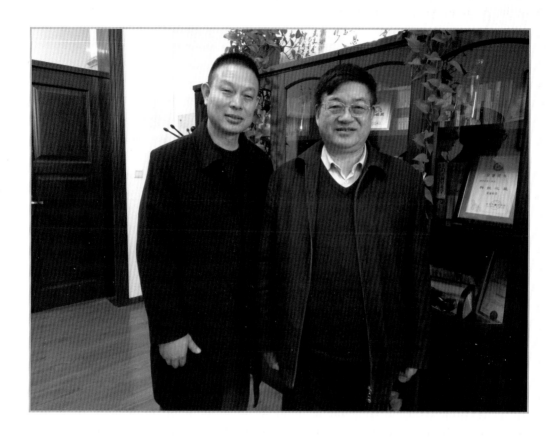

图1　王子明主任委员和中国针灸学会会长、世界针灸学会联合会主席刘保延教授

U0377156

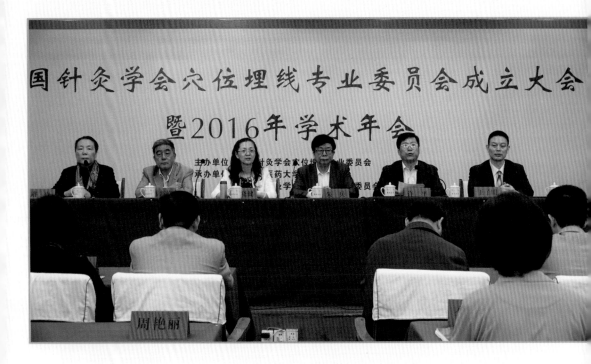

图2　主席台就坐左起：路玫（河南中医药大学国际教育学院院长）、韩新峰（河南省中医药管理局副局长）、贾晓健（中国针灸学会副秘书长）、朱兵（中国针灸学会副会长）、许二平（河南中医药大学校长）、王子明（中国针灸学会穴位埋线专业委员会主任委员）

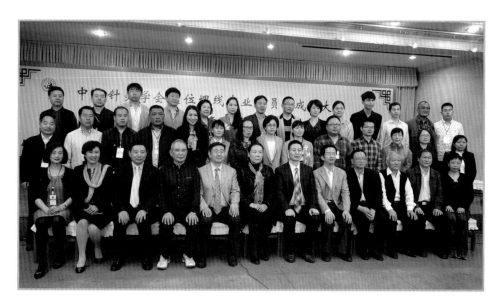

图3　中国针灸学会穴位埋线专业委员会主委、副主委和班子
　　　成员合影

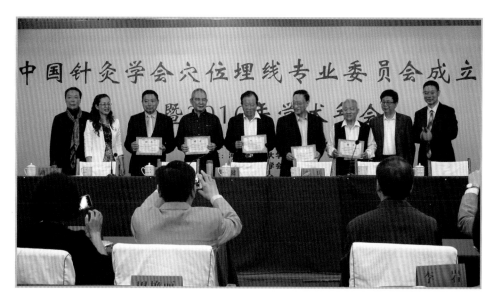

图4　埋线专业委员会王子明主任委员和中国针灸学会领导为
　　　学会成员颁发聘书

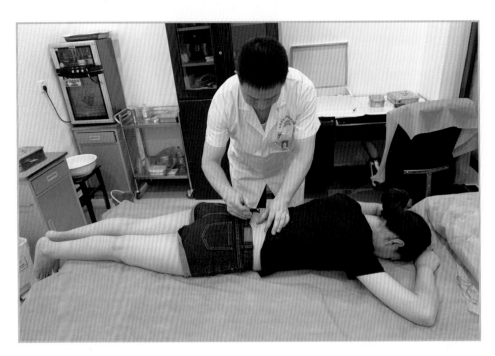

图5 王子明主任委员为患者进行埋线治疗

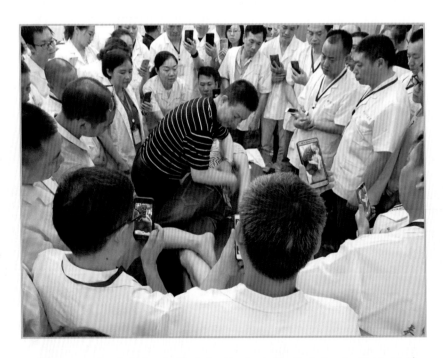

图6 王子明主任委员在埋线专业技术会议上现场教学

中华穴位埋线

专家临床经验集萃

王子明　主编

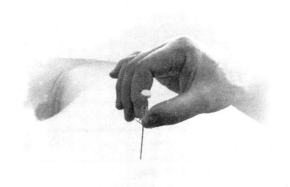

世界图书出版公司

西安　北京　上海　广州

图书在版编目（CIP）数据

中华穴位埋线专家临床经验集萃/王子明主编.—西安:世界图书出版西安有限公司,2019.7(2019.11重印)

ISBN 978-7-5192-6009-5

Ⅰ.①中… Ⅱ.①王… Ⅲ.①穴位疗法—埋线疗法—中医临床—经验—中国—现代 Ⅳ.①R245.9

中国版本图书馆 CIP 数据核字(2019)第 093145 号

书　　名	中华穴位埋线专家临床经验集萃
	ZHONGHUA XUEWEI MAIXIAN ZHUANJIA LINCHUANG JINGYAN JICUI
主　　编	王子明
责任编辑	胡玉平
装帧设计	新纪元文化传播
出版发行	世界图书出版西安有限公司
地　　址	西安市锦业路 1 号都市之门 C 座
邮　　编	710065
电　　话	029-87214941　029-87233647(市场营销部)
	029-87234767(总编室)
经　　销	全国各地新华书店
印　　刷	西安华新彩印有限责任公司
开　　本	787mm×1092mm　1/16
印　　张	18　插页4
字　　数	300 千字
版　　次	2019 年 7 月第 1 版
印　　次	2019 年 11 月第 2 次印刷
国际书号	ISBN 978-7-5192-6009-5
定　　价	58.00 元

医学投稿　xastyx@163.com ‖ 029-87279745　029-87284035

☆如有印装错误,请寄回本公司更换☆

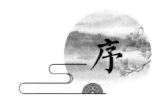

序

　　中医针灸发源于我国,是世界非物质文化遗产,目前已经传播到180多个国家和地区,对许多病证有着独特的疗效。穴位埋线疗法是针灸大家庭中的一员,是我国传统中医针灸的延续和发展,经过五十多年的临床实践,积累了丰富的临床经验,在针具、操作方法等方面不断完善创新。近年来,埋线与其他方法组合应用,如埋线疗法与正骨、埋线疗法与针刀、埋线疗法与其他针灸方法组合等,这些临床实践探索,积累了经验,提高了疗效,也为针灸理论的完善做出了贡献。

　　随着穴位埋线疗法的发展,临床与研究的队伍不断壮大,穴位埋线疗法作为一个独具特色的针灸学科,其发展倍受关注。基于此,中国针灸学会于2016年4月成立了中国针灸学会穴位埋线专业委员会,推动穴位埋线疗法的专业化发展,促使其安全有效地服务于大众。王子明主任委员组织全国众多穴位埋线专家,总结自己的临床经验、心得体会,编辑成《中华穴位埋线专家临床经验集萃》,展示了各位穴位埋线专家的特点,为大家互相借鉴,互补长短,提升学科发展提供窗口。

希望该书的出版,能够给穴位埋线学科发展注入新的活力。非常高兴有机会先睹为快,很受启发,欣然提笔,相互鼓励。

中国针灸学会会长

刘保延

世界针灸学会联合会主席

2019 年 2 月 16 日

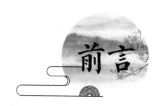

前言

春回大地，欣欣向荣；叶落归根，万物归宗。

2016 年 4 月，是我们中医针灸穴位埋线工作者永远难忘的日子，中国针灸学会穴位埋线专业委员会成立了！

春风驱走了寒冬，唤醒了花儿，染绿了大江南北，徐徐拉开了一年的序幕。春天，一个播种的季节，迎来了全国各地的针灸穴位埋线专家学者，给河南郑州带来了温暖的正能量，来自内地及香港特别行政区、新加坡的穴位埋线工作者 300 多人，在河南郑州举行了中国针灸学会穴位埋线专业委员会成立大会和穴位埋线学术交流会。回顾穴位埋线的学术发展，就回想起了我的父亲王克庆、陆健教授和众多已故的前辈们，是他们用自己毕生的精力致力于发展穴位埋线学术，才有了穴位埋线专业委员会的今天。穴位埋线疗法从 20 世纪 60 年代发起到现在已经五十多年了，五十年风雨沧桑，五十年流光溢彩，五十年春华秋实，五十年硕果飘香。五十多年来，正是老一辈穴位埋线工作者的辛勤努力才有了埋线学会的今天！我运用穴位埋线技术治疗疑难病 30 年来，是我的父亲、我的恩师一直指导着我，引领着我才走到了现在；虽然老前辈们已经故去，但是我永远感激他们，怀念他们！

作为穴位埋线技术人员，日复一日的操作，穴位埋线技术的灵感就会时时出现在你的面前，治疗患者的辨证手段就会层出不穷，这就是穴位埋线技术治病的灵感！

病例一：32岁女姓，头痛、头晕、失眠、烦躁易怒，夏日35℃气温都会出现怕冷、畏寒等症状，多家医院治疗不见好转。经朋友介绍来我处治疗，颈椎X线拍片检查正位张口位显示寰枢关节左侧间隙变宽，右侧间隙变窄；侧位片显示颈椎C3、C4、C6钩椎关节错位。我随即给患者做了颈椎整骨复位，选穴：颈2、颈3、大椎、风门穴、肺俞等穴埋线，患者起身，头痛、头晕症状瞬间消失。经两次穴位埋线后，患者再也没有出现怕冷症状。

病例二：52岁男性，腰部疼痛3年有余，时轻时重，多方治疗效果一般。近3个月来，腰部疼痛加重，患者起坐动作艰难；经当地医院CT拍片显示：L3/4椎间盘突出。医院动员其手术，因惧怕手术来我处治疗。给予腰椎手法复位，选穴：肾俞、L3/4穴位埋线，患者起身动作轻松，疼痛消失，在场的人群无不惊叹鼓掌！

一种器物的美无所谓其光滑、粗糙、贵贱之分，而作为穴位埋线技术，手法的运用是一种"静而动"手感的美，当对患者进行辨证后，随即手法加埋线，只有细思凝神，心到手到，一环扣一环，一气呵成，神奇的效果就会手到病除，日复一日，埋线之技术者大器天成！

穴位埋线的发展之所以具有如此强大的生命力，就是因为它是中医针灸的延续，埋线又是针灸与现代医学相结合的产物。随着中医针灸规范化、标准化，穴位埋线这种多元化的治疗方法，必将成为未来人类解决疑难杂症的主动力。

本书由中国针灸学会穴位埋线专业委员会王子明主任委员主编，王子明主任委员是"四维三通埋线法"的创始人，出版有专著《特效四维三通埋线治疗绝技》《中美整脊与整肌手法图解》等书；临床三十多年来，长期致力于针灸穴位埋线技术的治疗研究与传播教学。本书汇聚了全国四十多位针灸埋线名家的临床心得，其埋线治疗方法的多样化必将给针灸埋线事业一个崭新的技术升华，其埋线方法的多样化、多元化，也必将在临床治疗疑难病中发挥应有的作用。

中国针灸学会穴位埋线专业委员会已经正式成立了！首先要感谢中国针灸学会会长刘保延教授、中国针灸学会副会长朱兵教授、中国针灸学会杨金生副会长及中国针灸学会副秘书长贾晓健教授！在总会领导的关心指导、保驾护航下，全国穴位埋线工作者才有了一个完美的家。在此对我们中国针灸学会各位领导表示最崇高的敬意！

笔者就《中华穴位埋线专家临床经验集萃》编辑成册，愿此书能对临床医生及医学爱好者起"抛砖引玉"之作用。此书曾多次增删改写，现在终于定稿出版了，在书写成稿之前，中国针灸学会会长刘保延教授曾多次指导并作序，给予了很大支持，在此一并致以深深的谢意！

由于穴位埋线疗法所涉及的各科专业知识面广，编者水平有限，疏漏和错误之处在所难免，恳请专家和医学界的朋友们赐教和指正。

中国针灸学会穴位埋线专业委员会主任委员　　王子明

2019 年 2 月 26 日

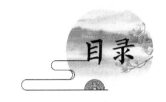

目录

上篇　四维三通埋线疗法的理论与实践

下篇　穴位埋线疗法的临床应用

上篇 SHANGPIAN

四维三通埋线疗法的

理论与实践

穴位埋线疗法的起源与发展

穴位埋线疗法产生于20世纪60年代初期，原来就是穴位埋藏治疗的一种方法，它将羊肠线埋植到穴位内，通过羊肠线这种异体蛋白组织对穴位产生持久而柔和的生理、物理和生物化学的刺激来达到治疗疾病的目的。

祖国医学中的针灸、埋线、火针、刺血、刮痧、拔罐、穴位挑刺和近代的穴位注射、小针刀、圆利针疗法，其治疗方法和治疗机制不同，但是他们共同的特点是：对人体皮下筋膜等结缔组织进行适当刺激，从而产生显著的疗效。

现代医学对埋线过程进行研究，发现在这个过程中机体内部的一些微观组织结构也在发生着相应的变化。埋线疗法中的穴位刺激，都能对穴位、神经及整个中枢产生一种综合作用，使组织器官的活动能力加强，血液循环及淋巴回流加快，局部新陈代谢增强，其营养状态得到改善，产生的疼痛信号传到相应的脊髓后角内，可以引起脊髓水平的抑制效应，调节其所支配的内脏器官。

此外，羊肠线作为一种异种蛋白，可诱导人体产生变态反应，使淋巴组织致敏，配合抗体和巨噬细胞来破坏、分解、液化羊肠线，使之分解为多肽、氨基酸等。羊肠线在体内经软化、分解、液化吸收，对穴位产生的生理及生物化学刺激可达30d或更长，从而弥补了针刺时间短、疗效难巩固、易复发等缺点。由于埋线针刺入穴位，将羊肠线留入体内，羊肠线又对穴位产生刺激，因而能迅速产生作用，但对慢性疾病也显示了良好的效果。诸多研究表明，穴位埋线疗法实际上是一种融多种疗法、多种效应于一体的复合性治疗方法，作用迅速而持久。

羊肠线本身的组织效应　羊肠线是羊的肠衣加工制做而成，为异体组织蛋白，将其埋植于人体内，有如异种移植，可使人体淋巴细胞致敏，其细胞又配合体液中的抗体和巨噬细胞等反过来破坏、分解、液化羊肠线，使之变为多肽、氨基酸等，最后被吞噬吸收，同时产生多种淋巴因子。这些抗原刺激物对穴位产生的物理及生物化学刺激，使局部组织出现特有的敏感，从而提高人体的应激能力，激发人体免疫功能，调节身体有关脏腑器官功能，使人体受损部位逐渐平衡，因而具有类似组织疗法的作用。

早期穴位埋线的器具与操作方法

1. 切开埋线法

器具 皮肤缝合针，羊肠线，持针器、血管钳、手术刀各 1 把，镊子两把，注射器若干支，橡皮手套两双。所有手术器具及埋线物品均须高压灭菌、消毒。

操作 选好穴位消毒，用利多卡因做表皮麻醉，用手术刀切开皮肤 0.5～1.0cm，将血管钳探到穴位深处，经过浅筋膜、深筋膜达肌层，按摩数秒钟，按摩次数根据病情而定，然后将 1cm 左右高压灭菌、消毒好的羊肠线两根埋入肌层内，每次埋 2～3 穴。羊肠线不能埋在脂肪层，以防羊肠线不吸收或感染，切口用丝线缝合，包扎消毒纱布，7d 后拆掉缝合丝线，一般 20d 左右埋藏一次。

2. 三角弯针穿线法

器具 大号医用三角皮肤缝合针，羊肠线，注射器，弯剪、持针器、血管钳、镊子各 1 把。器具必须高压灭菌、消毒。

操作 在穴位两侧 2cm 处作好标记，皮肤消毒后，用利多卡因做表皮麻醉，用持针器夹住带羊肠线的缝合针，从一侧局麻点刺入，穿过皮下组织或肌层，从对侧麻醉点出针，弯剪剪断线头，迅速拉紧皮肤使线头收缩于皮肤内，包扎伤口 3d。

3. 陆氏 U 形针埋线法

器具 U 形针 1 根，镊子两把，注射器，羊肠线。

操作 皮肤常规消毒，用利多卡因作表皮麻醉，用镊子将羊肠线放在 U 形针的凹陷槽，右手持针沿麻醉点 15°～45° 刺入穴位内，包扎伤口。

4. 王子明早期简易埋线法

20 世纪 60 年代兴起的穴位埋线疗法，是针灸医学治疗模式的一次重大改进。该疗法通过在穴位内埋置医用羊肠线的方式，代替传统的针刺刺激，以获得一种长效刺激效果。埋线治疗可以使刺激长达 3~6 周，患者不必每日来院治疗，因此大大提高了患者的依从性。切埋法、穿线法、扎埋法、割埋法由于创面较大，易引起局部疼痛，患者往往不易接受，1987 年，笔者自制了简易注射针用于治疗头面部的疾病，比如说治疗头痛、面神经麻痹等病症。

器具 9 号注射针头 1 根，26 号针灸针（1.5 寸）将针尖剪断作为针芯推线用，两把镊子，注射器，0 号羊肠线剪成 1cm 消毒备用。

操作 选好穴位，常规消毒，用利多卡因作表皮麻醉，将 9 号带有羊肠线的注射针头刺入穴位内，再用剪断针尖的针灸针作为针芯推入肌层。术毕包扎伤口 3d，勿按压伤口，3d 内不洗澡，15d 埋线一次。

埋线的发展无论是在临床治疗模式上还是在针灸学的研究发展上都将带来新的突破。50 年来，经过许多医务工作者的临床实践，积累了大量的经验，使穴位埋线疗法的应用范围不断扩大，内容涉及内、外、妇、儿等各科，治疗疾病达百余种，为埋线事业做出了巨大贡献。

埋线疗法的创新改进新思维

笔者的父亲、恩师及老一辈埋线工作者，他们在几十年的临床中做出了不朽的业绩，给我们后人指明了方向。作为后来人，我们应该沿着老一辈工作者的足迹，勇毅开拓创新，不断进取，摸索出更先进的诊病、治病新途径。

比如一种疾病出现某一部位疼痛，就认为这一疼痛是这种疾病的必然，将这种没有必然联系而偶然在某些患者身上出现的现象，看成是一种疾病的规律，这正是造成大量误诊的一个主要原因。迄今为止，医学上将体表的疼痛认为有移动、牵扯、放射的特性，往往会牵强附会地把某一处疼痛解释为某某器官疾病压迫、放射、牵扯，专注地治疗某病，结果收效甚微。例如有一名患者，患食管癌化疗后，胸、背、胁疼痛难忍，便认定是肿瘤所为，住院治疗1个月，疼痛不见好转；来我处做胸椎X线检查提示：胸椎T3、T5棘突出现了偏移，经正骨埋线治疗后，胸、背、胁之疼痛短时间解除。

其实我们临床医生只要用心思考，一些疾病都能顺利地检查出来。如一些胆囊疾病放射到肩胛痛、肾脏（包括生殖器官）疾病出现腰痛、感冒引起头痛。

在我30多年的临床实践中，用针灸埋线疗法治好的患者不计其数，我始终以解除患者的痛苦为己任，每当接诊一名患者，看到他们痛苦的情形，我内心深处就有一种责任，当用传统方法治疗效果不尽人意时，就想改变一种思维；时常有一些重症疑难病，用遍了各种方法治疗但效果不太理想，在偶然的一次治疗中，遇到了一名女性患者，28岁，头痛头晕两年多，用多种方法治疗，症状时好时坏，我检查她的颈椎寰枢关节有错位，X线拍片正位张口位见颈椎寰枢关节上下间隙变窄，我就给她做了寰枢关节旋转正骨复位手法，患者随即头痛、头晕症状消失，这使我联想到如果能把脊柱诊断治疗和埋线结合为一体疗效岂不更好，随后在临床做了许许多多正骨埋线病例，效果出乎了自己的想象，就这样一种新型埋线方法——四维三通正骨埋线法——诞生了。

四维三通埋线法的问世

中医学对痛证的认识和诊疗源远流长，《素问·举痛论》以"血少……气不通"和脉络"缩踡"，《灵枢·痛疽》进一步阐发了寒邪导致气血不畅之理，即"寒邪客于经络之中，则血泣，血泣则脉不通"。

对于疼痛证候的认识见于《灵枢》的"厥病""脉经""五邪""杂病"篇和《素问》的"刺腰疼论""刺热""脏气法时论""阴阳别论""玉机真脏论"篇，大致可归为头痛、咽痛、齿痛、目痛、肩背痛、心痛、真心痛、胸痛、胁痛、腹痛、腰痛、茎痛、疝气等类。

《素问·痹论》和《灵枢·周痹》等篇对以肢节疼痛为特征的痹证做了较深入探究。《素问·痹论》曰："风寒湿气杂至，合而为痹也。"又云："所谓痹者，各以其时重感于风寒湿之气也。"在证候分类上《素问·举痛论》按病因分为行痹、痛痹、著痹，即"其风气胜者为行痹，寒气胜者为痛痹，湿气胜者为著痹也"。

《素问·痹论》曰："其入脏者死，其留连经骨间者疼，久其留皮肤间者易已。"《素问·痿论》则曰："肌肉濡渍，痹而不仁，发为肉痿。"指出久痹不愈可致痿证。

《灵枢·九针论》云"虚邪克于经络而为暴痹者也。"运用现代医学理论可理解为：临床上一些慢性运动性损伤的一些常见疼痛病中，往往是肌肉或附着在骨突处的肌腱、韧带，因急慢性运动性损伤或累积性损伤而导致局部组织缺血、缺氧，肌肉或肌腱的成分发生变性，当遇到寒冷刺激时，局部组织血管收缩，血运障碍更加明显，而局部代谢产物（如乳酸、钾离子等）得不到有效清除，从而刺激周围的神经或痛觉感受器而产生疼痛。

《灵枢·终始》也说："久病者，邪气入深，刺此病者，深内而久留之。"说明慢性疾病病情缠绵难愈，将针留置经穴内，便可加强针感和发挥针刺的持续作用，增强针刺效应。而软组织损伤之疼痛多为脾虚气弱、肌肉筋脉失养之证，软组织主要包括肌肉、韧带、滑膜、滑囊、肌腱、腱鞘、筋膜、关节囊、椎间盘的纤维环、血管、神经及关节软骨等，这些软组织因暴力撞击，强力扭转、牵拉、压迫，不慎仆闪挫伤，或因体虚劳累过度，以及持续活动过久、积劳等原因所引起的损伤，而无骨折脱位的均称为软组织损伤。另外，暴力或慢性劳损所造成关节微小移位也包括在软组织损伤范围之内。慢性软组织损伤的四大病理形态学改变是粘连、结疤、挛缩和闭塞。

祖国医学中的针灸、埋线、火针、刺血、刮痧、拔罐、穴位挑刺和近代的穴位注射、小针刀、圆利针疗法，其治疗方法和治疗机制不同，但是他们的共同特点是：对人体皮下筋膜等结缔组织进行适当刺激，从而产生显著的疗效。根据这一理论特点，四维三通正骨埋线法是先正骨后埋线，当我们用专业的整脊正骨手法，把人体偏移的脊柱、骨盆纠正了，疼痛点多在骨突附近，即肌肉韧带的附着点所引起的强力扭转、牵拉瞬间就可以缓解。四维三通埋线法所用的针具分为 7 号、9 号、12 号、16 号，而四维三通埋线疗法在对组织进行穿刺时，当粗大的埋线针刺入机体后本身就形成了一种有效的刺激，将线体留置体内，对肌肉、韧带、筋膜形成了挤压，产生了一系列生物化学反应，使排列紊乱的细胞迅速整合，使肌肉韧带的痉挛状态立即得到松解。

四维三通埋线法的临床应用

1. 四维三通埋线治疗颈肩疼痛

蒋某某，男，55 岁，河北石家庄人，肩部疼痛 2 年，在当地医院行针灸、按摩、膏药贴服治疗效果不佳，主要症状：肩周部疼痛，颈部活动受限，左上肢活动受限。颈椎磁共振检查：C4、C5、C6 椎间盘突出，钩椎关节骨赘，硬膜腔间隙变窄。X 线片显示：颈椎生理曲度变直，左侧椎间孔缩小。

诊断 神经根型颈椎病。

操作 四维三通埋线法，先正骨（颈椎复位法）。①先放松患部软组织；②患者坐位行低头旋转复位手法。

治疗 取颈椎 C5（左）、C6（右）埋线至颈椎钩突关节、肩髃穴。

治疗一次患者颈部疼痛消失，肩部疼痛好转；15d 后又治疗一次，症状全部消失，右上肢活动自如。

2. 四维三通埋线治疗眩晕

秦某某，男，66 岁，河南郑州人，阵发性眩晕 1 年，在某大医院住院，颅脑 CT 检查显示：轻度脑梗死。住院给予液体治疗 46d，病情稍有好转，但不能维持正常生活。患者时时感到头重脚轻，站立不稳，走路需要家人搀扶才能维持，左右转头时眩晕加重，随即 X 线拍片检查，X 线正位张口片显示：颈椎寰枢关节间隙变窄，钩椎关节紊乱；斜位片显示：横突孔变窄。

诊断 椎动脉型颈椎病。

操作 四维三通埋线法，先正骨（颈椎复位法）。①患者俯卧位，先放松患部软组织；②再行仰卧侧颈仰头推正法。

治疗 取颈椎 C2（左）、C3（右）埋线至颈椎钩突关节，心俞（左）、肝俞穴（右）埋线。15d 后患者来诊，述眩晕已减轻，睡眠欠佳，二诊又取颈椎 C3、C4、脾俞、三阴交等穴埋线，共治疗 4 次后痊愈。

3. 四维三通埋线治疗脊髓型颈椎病

闫某某，男，56 岁，安阳人，患者走路不稳、下肢麻木无力，经地区医院诊断为"脑梗死"。住院治疗 50d 不见好转，经人介绍来我处治疗，患者自述：抬步打飘、走路足尖不能离地，因下肢发软、行走费力故而拄着拐杖。颈椎 MRI 示：颈椎 C4、C5、C6 椎间盘突出，脊髓受压迫。

诊断　脊髓型脊椎病。

操作　四维三通埋线法，督脉贯通法。

治疗　取颈椎 C4（左）、C6（右）、C7（左）、心俞、脾俞、L4、L5、气海穴、足三里等穴辨证选穴埋线治疗。4 次治疗后，患者已不用拄拐杖，根据病情建议患者继续治疗，注意行走时防止摔倒。治疗两个疗程后，肢体功能基本恢复正常，为巩固疗效，让患者加强两次治疗，之后可正常工作。

4. 四维三通埋线治疗头痛

张某某，男，48 岁，自诉头痛间歇性发作两年多。经县医院诊治，口服镇脑宁胶囊、卡马西平片、谷维素等西药治疗可以临时止痛。平时头痛就口服一些止痛药维持现状，近 1 个月来，颈部僵硬，后枕部、两侧太阳穴周围疼痛加重，口服西药止痛无效，县医院做头部 CT 检查无异常；见患者疼痛严重，随即给患者拍 X 线片检查。侧位片所见：颈椎生理曲度变直，钩椎关节紊乱；颈椎斜位片显示：颈 C2、C3 横突孔变窄。

诊断　颈源性头痛。

操作　四维三通埋线法，正骨（颈椎复位法）。①患者坐位，先放松颈部软组织；②坐位颈椎旋转复位法。

治疗　取颈椎 C3（左）、C4（右）、肝俞穴用贯通督脉法，太阳穴、三阳络等穴埋线，患者起来后头痛瞬间消失。15d 治疗一次，共治疗 3 次痊愈。

讨论　颈椎病属中医学"骨痹"范畴。现代医学对本病有充分的认识，颈椎病的病因有急性外伤和慢性劳损。一般慢性劳损占多数，劳损是日积月累形成的，早期不一定具有症状，如遇特殊诱因，如长期低头工作、睡觉用高枕头，造成颈椎间盘一系列病理改变，如椎节失稳、松动，髓核突出或脱出，骨刺形成，韧带肥厚和继发的椎管狭窄等，刺激或压迫了邻近的神经根、脊髓、椎动脉及颈部交感神经等组织，引起具有各种症状和体征的综合征。继而出现了颈椎肩背痛、头晕、头痛、耳鸣、手指麻木、活动不利等多种表现。

四维三通埋线疗法，是运用正骨复位手法，使偏移的椎骨得以复位，血管受压得到解除。羊肠线作为一种异体蛋白，被埋入人体穴位后逐渐吸收，可解除局部肌肉痉挛，而起到组织疗法的作用，能更好地调节机体内环境的相对平衡，提高机体的免疫能力和抗病能力，促进病区修复；还能提高机体的应激能力，使血流量增加、血管通透性和血液循环均得到改善，增加颈椎及周围软组织的营养供应，埋线可使局部组织得到松解，消除或减轻颈部神经和血管的刺激和压迫，消除炎性水肿，改善局部营养、血供，从而重新建立周围各软组织的力学平衡，恢复或改善颈椎的稳定性，因而可迅速改善症状。

5. 四维三通埋线治疗中风 （脑卒中） 后遗症

脑卒中俗称"中风"，是由向大脑输送血液的血管发生病变引起的一种急性疾病。脑卒中是严重危害人类健康和生命安全的常见难治性疾病，其发病率高、致残率高、死亡率高。脑卒中或脑血管意外会对大脑组织造成突发性损坏，通常发生在向大脑输送氧气和其他营养物的血管爆裂之时，或发生在血管被血凝块或其他颗粒物质阻塞之时。缺血性脑卒中大约占所有脑卒中的80%，是指局部脑组织因血液循环障碍，导致脑组织缺血、缺氧而发生的软化坏死，主要是由于供应脑部血液的动脉出现粥样硬化和血栓形成，使管腔狭窄甚至闭塞，导致局灶性急性脑供血不足而发病，前者称为动脉硬化性血栓形成性脑梗死，后者称为脑栓塞。

出血性脑卒中分为颅内出血和蛛网膜下出血两种亚型。

临床表现以猝然昏仆、不省人事或突然发生口眼㖞斜、半身不遂、舌强言謇、智力障碍为主要特征。脑中风包括缺血性中风（短暂性脑缺血发作、动脉粥样硬化血栓性脑梗死、腔隙性脑梗死、脑栓塞）和出血性中风

（脑出血、蛛网膜下腔出血）。

脑中风后遗症主要有偏瘫（半身不遂）、半侧肢体障碍、肢体麻木、偏盲、失语，或者交叉性瘫痪、交叉性感觉障碍、眼外肌麻痹、眼球震颤、构语困难、语言障碍、记忆力下降、口眼㖞斜、吞咽困难、噎食呛水、共济失调、头晕头痛等。

韩某某，男，59岁，5个月前因工作劳累，发现右半身肢体不随意，入住市人民医院，诊为"脑梗死"。经1个多月的输液治疗后，活动需要家人搀扶才能挪动，其间针灸治疗10次。经熟人介绍来我处治疗，查体：血压145/80mmHg，患者右半侧肢体障碍，手指拿物不随意、无力，活动需要家人搀扶。

诊断 中风偏瘫后遗症。

操作 四维三通埋线法，督脉贯通法，净化血液排瘀法。

治疗 净化血液排瘀150ml，取C3、C4，埋线至椎板，大椎、心俞、肝俞、脾俞用督脉贯通法，并配L4、L5、环跳、曲池、合谷、足三里穴等。诸穴辨证论治，每次取5~6穴，15d埋线一次。治疗3次后，走路已不用家人搀扶；一个疗程6次过后，患者行走活动自如，上肢功能欠缺，为巩固疗效，又让患者加强两次埋线，之后生活基本能自理。

方解 偏瘫后遗症的治疗历来为内科疑难顽症，古人曰："名医不治瘫，治瘫脸丢完。"中医针灸是治疗偏瘫后遗症的好方法，但需要长时间针刺治疗，好多患者不愿接受。四维三通埋线疗法，15d埋线一次，6次一疗程，改变了患者每天针刺的繁琐与恐惧，而且四维三通埋线法、督脉贯通法，并联合净化血液排瘀法，疗效要胜于其他单一的治疗方法。方取C3、C4、大椎是打通督脉之咽喉，心俞、肝俞主血脉，脾俞主通四肢，L4、L5主下肢，环跳、曲池、合谷是治疗偏瘫后遗症之主穴，足三里穴又是强身要穴。在临床治疗中灵活辨证论治，中风偏瘫后遗症可以达到康复。

6. 四维三通埋线治疗慢性支气管炎/哮喘

（1）慢性支气管炎

慢性支气管炎以咳、痰、喘为主要临床症状，属于中医学"咳嗽""痰饮""咳喘"等疾病范畴。它的发生和发展在中医学认为，其与肺、脾、肾三脏功能的失调和衰退有着极其密切的关系。现代医学分析，慢性支气管炎是由于感染或非感染因素引起气管、支气管黏膜及其周围组织的慢性非特异性炎症。临床表现为连续两年以上，每次持续 3 个月以上的咳嗽、咳痰或气喘等症状。早期症状轻微，多在冬季发作，春暖后缓解；晚期炎症加重，症状长年存在，不分季节；疾病进展又可并发阻塞性肺气肿、肺源性心脏病，严重影响劳动工作和健康。

发病原因

·一般认为与吸烟有关：国内外研究均证明，吸烟时间愈长，烟量愈大，患病率也愈高。

·感染因素：感染是慢性支气管炎发生发展的重要因素，主要为病毒和细菌感染。

·理化因素：如刺激性烟雾、粉尘、大气污染等慢性刺激，常为慢性支气管炎的诱发因素之一。

·气候：寒冷常为慢性支气管炎发作的重要原因和诱因，慢性支气管炎发病及急性加重常见于冬天寒冷季节，尤其是在气候突然变化时、寒冷空气刺激呼吸道等。

·过敏因素：据调查，喘息性支气管炎往往有过敏史，在患者痰液中嗜酸粒细胞数量与组胺含量都有增高倾向，说明部分患者与过敏因素有关。尘埃、尘螨、细菌、真菌、寄生虫、花粉及化学气体等，都可以成为过敏因素而致病。

临床表现

·长期、反复、逐渐加重的咳嗽是本病的突出表现。重症患者则四季均咳，冬春加剧，日夜咳嗽，早晚尤为剧烈。

·当合并呼吸道感染时，由于细支气管黏膜充血水肿，痰液阻塞及支气管管腔狭窄，可以产生气喘（喘息）症状。

·反复感染：寒冷季节或气温骤变时，容易发生反复的呼吸道感染。肺部出现湿性啰音，长期发作的患者可并发肺气肿。

王某某，男，56 岁，咳嗽、气喘 11 年，患者常在寒冷季节发病，出现咳嗽、咳痰，尤以晨起为著，痰呈白色黏液泡沫状，黏稠不易咳出。近 1 年来，症状迅速加剧，痰量增多，黏稠度增加或为黄色脓性，偶见痰中带血；常因闻到特殊气味时，出现过敏现象而发生喘息。随着病情发展，常年咳嗽，咳痰不断。X线片所见：两肺门纹理增粗，肺门有斑点阴影（钙化点）。

诊断 慢性支气管炎。

操作 四维三通埋线法（净化血液免疫法）。

治疗 取C3、C4、风门、肺俞、脾俞、肾俞、孔最、足三里、丰隆等穴、每次取5~6穴，经3次埋线治疗症状减轻，6次一个疗程。治疗后，咳嗽、咳痰得到控制。为了治愈慢性支气管炎，医嘱患者每年三伏天埋线治疗一个疗程，连续3年伏天埋线治疗后（冬病夏治），病告痊愈。

（2）哮　喘

贾某某，男，59岁，支气管哮喘病15年，时好时坏，遇天气变化则出现咳嗽、喘息，继而呼吸困难。近8个月来咳喘加重，稍有劳累或天气变化则出现发作性哮喘，不能平卧，并有伴有哮鸣音的呼气性呼吸困难，严重时被迫采取坐位或端坐呼吸，咯大量白色泡沫痰，哮喘发作时不能进食、不能入睡等。

诊断 哮喘。

操作 四维三通埋线法（净化血液免疫法）。

治疗 取C3、C4、定喘、肺俞、风门、肾俞、天突、膻中、气海、合谷、足三里等穴。每次取5~6穴，埋线两次，哮喘减轻，嘱患者连续治疗6次一个疗程，之后症状消失。医嘱患者每年三伏天埋线治疗一个疗程，连续3年伏天埋线治疗后（冬病夏治），哮喘一直无复发。

总结 哮喘病发作多因肺不能布散津液，脾不能运输精微，肾不能蒸化水液，以致津液凝聚成痰，伏藏于肺而致。"久病入络"，肺络受阻，气机不畅，是其发病的基本环节，加上气候变化、外感邪气、饮食不当、情志失调、劳倦太过等因素而诱发。

穴位埋线法可宣通肺经经气，灵活辨证论治，补益肺、肾之气，调和脾胃，截断伏痰之源，使水谷精微上归与肺，肺气充则能卫外，哮喘病得以痊愈。

7. 四维三通埋线治疗冠心病（心绞痛）

冠心病全称为"冠状动脉粥样硬化性心病"，是一种由冠状动脉固定性

（动脉粥样硬化）或动力性（血管痉挛）狭窄或阻塞引起心肌缺血、缺氧或坏死的心脏病，亦称缺血性心脏病。祖国医学根据其症状归属于"胸痹""真心痛"和"厥心痛"范畴。

对心脏予以机械性刺激并不引起疼痛，但心肌缺血与缺氧则会引起疼痛。当冠状动脉的供血与心肌的需血之间发生矛盾，冠状动脉血流量不能满足心肌的需要，引起心肌急剧、暂时的缺血与缺氧时，即发生心绞痛。

本病病因多与高血压、高脂血症、高黏血症、糖尿病、内分泌功能低下及年龄大等因素有关。冠状动脉粥样硬化性心脏病简称冠心病，指由于脂质代谢不正常，血液中的脂质沉着在原本光滑的动脉内膜上，在动脉内膜上，一些类似粥样的脂类物质堆积而成白色斑块，称为动脉粥样硬化病变。这些斑块渐渐增多造成动脉管腔狭窄，使血流受阻，导致心脏缺血，产生心绞痛。临床分为心绞痛型、心肌梗死型、心力衰竭型（缺血性心肌病）、猝死型。其中最常见的是心绞痛型，最严重的是心肌梗死和猝死两种类型。

心绞痛是一组由于急性暂时性心肌缺血、缺氧所起的症候群，可有以下表现：

·胸部压迫窒息感、闷胀感或剧烈的烧灼样疼痛，一般疼痛持续 1 ~ 5min，偶有长达 15min，可自行缓解。

·疼痛常放射至左肩、左臂前内侧直至小指与无名指。

·疼痛在心脏负担加重（例如体力活动增加、过度的精神刺激和受寒）时出现，在休息或舌下含服硝酸甘油数分钟后即可消失。

·疼痛发作时，可伴有（也可不伴有）虚脱、出汗、呼吸短促、忧虑、心悸、恶心或头晕症状。

冠心病是动脉粥样硬化导致器官病变的最常见类型，也是严重危害人民健康的常见病之一。

田某某，男，55岁，近半年来经常出现胸闷，心口区难受。经县医院按胃病口服西药治疗15d效果一般；经地区医院冠状动脉造影鉴定：冠状动脉主支管腔狭窄达横切面65%左右。医院采取口服心脏扩管药物观察治疗；1周前，因晚上熬夜劳累，感觉胃口难受，对症用药效果不好，仍感觉胸闷胀疼痛、出汗，当时急用速效救心丸15粒，2min后疼痛缓解。住医院输液观察，医院建议手术治疗。因惧怕手术，经人介绍来我处治疗。查体：左胸锁骨下窝处压痛明显，时感胸闷气短，晚间心悸，舌质紫暗，脉沉。

诊断 心绞痛。

操作 四维三通埋线法，净化血液排瘀法。

治疗 取 C3、C4 埋线至钩椎关节，并配心俞、厥阴俞、膈俞、肝俞、膻中、关元、内关、三阴交、足三里穴等。此冠心病 1 个月埋线一次，4 次一个疗程，每 15d 行净化血液排瘀法，在心包经（根据患者血液的颜色定量）提高免疫一次，每次取 5～6 穴。两次治疗后，心脏闷胀疼痛减轻，4 次治疗后，诸多症状消失。

方解 净化血液排瘀法，是排出体内瘀血，抽出新鲜血液注射到埋线穴位以提高免疫。C3、C4 是治疗心肺病的有效点；心俞、厥阴俞为心与心包经经气输注之处；膈俞能行气活血通络；膻中、关元穴能温心肾益胸阳；内关穴为心包经络穴，能通络行血；三阴交穴为足少阴肾、足太阴脾、足厥阴肝经交汇之穴，脾主运化而统血，肝主疏泄而藏血，肾主水而藏精气，故三阴交统治与精气血有关的病症；足三里为提高免疫之要穴。诸穴辨证论治，灵活应用，功能益气活血，打通心脉，化瘀止痛。

8. 四维三通埋线法治疗肥厚型心肌病

蒋某某，女，39 岁，重庆人。9 个月前因一次感冒加重，即出现了心悸、胸痛、呼吸困难的症状。经重庆市人民医院住院检查诊断为肥厚型心肌病。因药物治疗效果不佳，给患者行经皮腔间隔心肌化学消融术两次治疗，术后观察也没有明显好转。医院最终告诉患者家人：要有心理准备，患者一旦发病，抢救不及时很容易猝死。患者由家人陪同从重庆到我处治疗。症见：神疲乏力，心悸，脉弦细，舌苔暗。患者自述：稍有劳累就会出现心前区疼痛，身上随时带有硝酸甘油片和速效救心丸，心情极度消沉，失眠，不思饮食，每天必须有家人看护。

诊断 肥厚型心肌病

操作 四维三通埋线法，净化血液排瘀法。

治疗 取 C3、C4 埋线至钩椎关节，并配心俞、厥阴俞、膈俞、肝俞、肾俞、膻中、关元、内关、三阴交穴等。心俞穴行切口埋线术，1 个月埋线一次，4次一个疗程，每15d行一次净化血液排瘀法，在心包经（根据患者的血液的颜色定量）提高免疫一次，每次取5~6穴。一次治疗后，心脏闷胀疼痛减轻；二次治疗后，心悸消失，饮食好转；经4次埋线治疗后，患者症状消失，生活如常人。

总结 原发性心肌病的发病原因尚不十分清楚。继发性心肌病常见的发病原因有以下几种。

·感染性原因多见于严重的细菌、病毒等感染，细菌或病毒直接侵犯心肌，或者其毒素影响心肌，引起心肌病，即所谓的心肌炎后心肌病。

·代谢性原因最多见的是糖尿病引起的心肌病。

·内分泌性原因常见的有甲状腺功能亢进、甲状腺功能减退、肢端肥大症等导致心肌病变。

·结缔组织疾病多见于系统性红斑狼疮、类风湿关节炎、硬皮病等引起心肌损害。

本病男女间有显著差异，大多在30~40岁出现症状，随着年龄增长，症状更加明显，主要症状有劳力性呼吸困难，严重呈端坐呼吸或阵发性夜间呼吸困难；心绞痛，常有典型心绞痛，劳力后发作；晕厥与头晕，多在劳累时发生，由血压下降所致，发生过速或过缓型心律失常时，也可引起晕厥、头晕、心悸；患者感觉心脏跳动强烈，尤其左侧卧位更明显，可能由于心律失常或心功能改变所致。

X线检查可见心脏大小正常或增大。由于心脏缺血，心电图检查会出现异常，ST-T改变常见，左心室肥厚及左束支传导阻滞也较多见，可能由于室间隔肥厚与心肌纤维化而出现Q波，本病也常有各种类型心律失常。

肥厚型心肌病发展缓慢，预后较好，但由于心律失常，可致猝死，生活上应注意避免过劳，防止精神过度紧张。

在临床中，采用四维三通埋线法经常治疗阻塞型冠心病效果很好，此埋线法治疗肥厚型心肌病实属首例。如果在临床中遇到一些疑难病久治不愈时，大可用四维三通埋线法治疗，会收到意想不到的惊喜。

9. 四维三通埋线法治疗慢性胃炎

中医学称之为胃脘痛、伤食、胃痛、心痛等，多由饮食不节或感受寒、湿、暑而阻于中焦，致脾胃功能失调所致，也因嗜食辛辣生冷、酗酒或忧思恼怒、气机不畅等所致。

本病最常见的症状是胃部疼痛和饱胀感，尤其在饭后症状加重，而空腹时比较舒适。常伴有嗳气、反酸、烧心、恶心呕吐、食欲不振、消化不良等现象。由于进食少、消化不良，可产生营养不良、消瘦、贫血和虚弱。一些患者还伴有神经系统症状如精神紧张、心情烦躁、失眠、心悸、健忘等，这些现象反过来又可加重慢性胃炎的胃部症状，形成恶性循环，使病情复杂，不易治愈。

杨某某，男，39岁。心口处不舒服1年余，胸闷、腹胀、经常疼痛。胃镜提示多发性胃溃疡。经多方口服中药、西药治疗不见好转。症见：面白消瘦，情绪低落，腹部胀满、隐隐不舒，反酸烧心，每日饮食稍有不适宜就难受加重。

诊断 胃溃疡。

操作 胸椎正骨法，胃肠穿线法。

治疗 中脘透上脘（穿线法），脾俞透胃俞（双侧）（穿线法），足三里穴位埋线法。1个月过后，患者胃部疼痛消失，腹部胀满好转，又埋线加强治疗一次。选穴肺俞、心俞、肝俞、胆俞、下脘、足三里穴，行四维三通埋线法治疗。经两次埋线治疗后，饮食正常，各种症状消失，已恢复正常工作。

方解 慢性胃炎、胃溃疡多为饮食不节、情志、烟酒等多种因素伤胃，导致脾胃虚弱，胃失和降，继而发展成为慢性胃肠病；中脘是胃之募穴、又是任脉、手太阴小肠经、手少阳三焦和足阳明胃经之会穴，有健脾和胃的作用，功能调理肠胃，清热化滞；上脘系任脉、足阳明胃经和手太阴小肠经之会穴，功能和中降逆，清热化痰；脾俞、胃俞为足太阳膀胱经穴、功能健脾利湿，滋养胃阴；足三里穴是胃经之合穴，为四总穴之一，乃强壮要穴；中脘透上脘（穿线法），脾俞透胃俞（双侧）（穿线法），足三里穴埋线法，诸穴配合治疗有异曲同功之妙。

羊肠线是一种异体蛋白，经穴位埋置后，能够调节机体免疫力，能促进血液循环，增加新陈代谢，从而达到疏肝理气、和胃健脾、解痉止痛、增强人体抵抗力的作用，慢性胃炎、胃溃疡自然痊愈。

10. 四维三通埋线治疗鼻炎

鼻炎是常见的多发病，由急性鼻炎发展而来，与合并细菌继发感染、治疗不彻底和反复发作有关。为鼻腔黏膜和黏膜下层的慢性炎症，很常见，轻者称为单纯性慢性鼻炎，重者称为肥厚性鼻炎。

主要症状为鼻堵塞，轻者为间歇性或交替性，重者为持续性，鼻分泌物增多。检查见鼻黏膜充血肿胀，鼻道有少量黏液性分泌物，严重的肥厚性鼻炎由于组织增生，黏膜表面凹凸不平，下鼻甲呈桑椹样变化，中鼻甲黏膜呈息肉样变。鼻内滴入血管收缩剂如1%麻黄素等，能改善鼻腔的通气和引流，使炎症消退。较重者可在下鼻甲黏膜下注射硬化剂，也可作电灼或冷冻疗法以改善通气，严重者需将增生部分的鼻甲行手术切除。中药及针灸埋线治疗对轻症患者有一定效果。

林某某，男，17岁，近3年以来经常性感冒，鼻涕不断，稍有特殊气味刺激便打喷嚏，去医院检查定性为慢性鼻炎。口服鼻炎药加滴鼻剂等方法治疗8个月左右不见好转。经查：患者两侧鼻甲慢性水肿，鼻涕清晰。

诊断　慢性鼻炎。

埋线选穴　风门、肺俞、迎香、脾俞、胃俞、肾俞、曲池、足三里、丰隆穴等灵活搭配，加净化血液阻滞法，15d埋线治疗一次；经3次埋线治疗后，患者基本恢复正常。

秦某某，女，13岁，经常性感冒头痛，严重发作期不能看书学习，心烦，鼻涕多，医院拍片检查定性为鼻炎、鼻窦炎。口服鼻炎药加输液等方法治疗6个月左右，症状时轻时重，头脑不清晰。经查：患者两侧鼻甲红钟，鼻涕黏稠。

诊断　鼻炎、鼻窦炎。

埋线选穴　C2、C3、风门、肺俞、迎香、胃俞、肾俞、三阳络、足三里、丰隆穴等灵活搭配，15d埋线治疗一次。经两次埋线治疗后，患者头痛症状消失。

总结　急慢性鼻炎，祖国医学称之为"鼻渊"，多由外邪入侵，是肺卫失宣、阻塞清窍所致，肺开窍于鼻，故表现为闭塞、流涕，邪气上传则会出现头痛。现代医学多采用抗炎及应用血管收缩剂滴鼻净，副作用较大，患者一般不易接受，采用埋线疗法治疗鼻炎、鼻窦炎，可改善血液循环，增强局部组织通透和代谢作用，不仅利于鼻分泌物的排泄，尚且能消除水肿及炎症。各种鼻病与肺有密切联系，肺主皮毛，所以，患者最易伤风感冒，埋线提高免疫力是本疗法的最大优势。

11. 四维三通埋线治疗股骨头坏死

股骨头坏死是一种原因不明的病症，其致残率高，患者痛苦大（主要是活动疼痛），现代医学分析一般以髋关节创伤、血液病、饮酒过多、长期应用糖皮质激素等多种情况均可引起股骨头缺血性坏死，患者多双髋同时或相继发病。早期表现为乏力，髋部沉重酸困，负重疼痛，阴雨天及劳累后加重。

股骨头坏死的高危人群主要包括：髋部创伤，如股骨颈骨折；应用糖皮质激素患者，如肾透析患者；有自身免疫性疾病的患者；有减压舱工作史的人员如潜水员；长期大量酗酒人员。在我国，由酗酒引起的股骨头缺血性坏死是一种常见的骨科病，它能引起髋关节疼痛，而且致残率很高，大部分发生在青壮年男性患者之中，而且治疗效果往往不尽如人意。据统计，引起股骨头缺血坏死的第一大病因是酗酒，约占非创伤性股骨头坏死的40%；第二大病因是使用类固醇类药物，这类患者约占30%。

长期使用糖皮质激素易患骨坏死，这在医学上早已是定论。许多患者因治疗哮喘、系统性红斑狼疮、严重过敏性皮肤病、严重急性呼吸综合征（SARS），等疾病而大量使用类固醇药物，从而引发股骨头缺血坏死，还有人由于滥用糖皮质激素类药物而导致终生残疾。给患者滥用糖皮质激素，如某些医院给普通感冒患者使用糖皮质激素，或者将糖皮质激素类药物作为止痛和缓解症状的神药来治疗腰痛和关节疼痛等。

数据显示，在非创伤性股骨头坏死中，激素性股骨头坏死占到了首位，约占总发病量的70%左右。

股骨头坏死的早期症状主要有三点，一是髋关节或膝关节间歇性疼痛，自腹股沟向膝部放射痛，休息后便有所减轻；第二是关节活动受限，早期表现为髋关节外展及内旋活动受限，屈曲还可以；第三是跛行，这是由于早期髋关节无菌性炎症而引起。也有股骨头坏死患者的首发症状是腰椎疼痛，或者首发膝关节疼痛，或者是首发臀部疼痛。

查体 腹股沟压痛明显，髋关节活动受限，以内旋外展和屈曲受限，"4"字试验阳性。初期病髋症状不明显或偶有轻微疼痛，X线片显示股骨头前方有斑点状密度增高区，或有小的骨破坏；中期病髋侧出现间歇性坡行，疼痛偶尔放射至同侧膝关节内侧，髋关节活动受限，X线片显示坏死的边缘能看到关节骨折影，部分有塌陷；后期病髋疼痛剧烈，跛行，X线片显示股骨头变形，关节间隙狭窄，坏死区塌陷有黑洞。

治疗操作 常规消毒，1%利多卡因麻醉，选穴大抒、环跳、秩边、环中、百合、承扶、腹股沟（股骨头区域），每次2个点，并配气海、足三里等穴，分别用9号、12号、16号埋线针，使用20号、1号、3号羊肠线埋入穴位内，用创可贴包扎伤口，3d不能洗澡。口服抗炎药加骨痹康胶囊，15～20d埋线一次，6次一疗程。

典型病例

张某某，男，46岁，早期患有腰椎间盘突出症两年。近半年来，股骨头区疼痛，跛步行走，髋关节疼痛。MRI片显示：右股骨头出现骨折裂纹状，诊为缺血性股骨头坏死。问其饮食习惯，平素饮酒比较多，令患者治疗期间不能饮酒，经穴位埋线两次后，疼痛大减，共埋线两个疗程，患者髋关节功能恢复良好，X线片复查骨折样裂纹愈合。

蒋某某，女，53岁，患风湿性关节炎20余年，长期口服止痛药（糖皮质激素）维持生活。近1年左右，发现双侧股骨头区域疼痛，疼痛可放射至膝关节区域，经MRI拍片所见：双侧股骨头坏死。多方吃药不见好转，且走路跛行，医嘱患者正骨埋线，用以上穴位埋线治疗3个疗程，患者痊愈。

磁共振成像（MRI） 在其他检查阴性而高度怀疑缺血性坏死时，应做MRI检查。在MRI检查中，正常的骨软骨和骨髓分别呈低、中和高信号，含多量骨髓的松质骨呈较白的高信号。骨缺血性坏死表现为关节下区的局部异常低信号，可分均匀、不均匀、环状、带状4型。目前，普遍认为MRI是股骨头坏死早期诊断的最佳方法之一。在治疗股骨头坏死期间，患者加口服骨痹康胶囊每天两次，一次3粒。

组方 当归20g，桃仁12g，红花12g，血竭6g，丹参15g，延胡索15g，桂枝 15g，牛膝 20g，党参 15g，生地黄、熟地黄各 15g，鹿茸 6g，仙灵脾 10g，白术 15g，茯苓 15g，土鳖虫 16g，骨碎补 15g，炙甘草 6g。共研粉装胶囊服用。

　　股骨头坏死在治疗期间要限制负重：严格限制负重或不负重可使缺血骨组织恢复血供并免受压力作用，以控制病情发展，预防塌陷，促使缺血坏死的股骨头自行愈合。如老年、一般情况差、缺血性坏死进展期及预后不良的患者。可先依靠手杖、腋杖等支具限制患肢负荷，效果更佳。

　　股骨头坏死又称无菌性或缺血性股骨头坏死，本病属于中医的"骨痹"范畴，《素问·痹论》曰："风寒湿三气杂至合而为痹。痹阻不通则血行不畅，故而形成骨痹。"羊肠线乃异体蛋白，将其埋入体内，可强壮身体，促进血液循环，改进局部缺氧。现代医学分析：羊肠线乃培元固本之品，《医学发明》所论："有形之物也，能补有形之肌肉之气……气血旺则精自生，形自盛，血气以平。"患者按期埋线，股骨头坏死区可恢复正常功能。

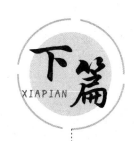

下篇
XIAPIAN

穴位埋线疗法的
临床应用

基于数据挖掘的穴位埋线
治疗多囊卵巢综合征临床选穴规律的研究

余超超　姚国晋　沈　峰　胡蔚婧　孔立红

（湖北中医药大学）

第一作者

·余超超，男，武汉市武昌区昙华林 188 号湖北中医药大学

通信作者

·孔立红，女，医学博士，湖北中医药大学教授，博士研究生导师，主要从事针灸防治脑病研究工作。首届湖北省中青年知名中医，现任中国针灸针麻学会理事、湖北省针灸学会理事、湖北省中医药老年病学会委员、湖北中医药学会美容专业学会委员。在湖北中医药大学及附属医院、门诊部，一直从事针灸教学、临床及科研工作。主讲《针灸学》《实验针灸学》。担任国家中医药行业"十二五"规划教材《实验针灸学》副主编、《实验针灸学实验指导》副主编。从事针灸防治脑病的实验研究和穴位埋药（线）的临床与实验研究。以第一作者及通信作者在《针刺研究》《中国康复医学》等杂志发表学术论文 46 篇，主持国家自然科学基金"电针不同频率调控糖原合酶激酶 3β 对阿尔茨海默病大鼠神经突触可塑性影响及机制的研究"（81373741）、国家中医药管理局"穴位埋药对脑缺血再灌注大鼠脑微血管的保护作用及机制研究"、省市科研项目 5 项，主持省市（湖北省教育厅"借鉴 PBL 教学理念探索适合针灸临床问题的教学方法"）及院级教改科研项目 2 项，作为主要参与者参与国家级课题 6 项。主编学术专著 1 部，参编学术专著 6 部，主持"穴位埋药对脑缺血急性期神经保护机制的实验研究"获得第一届湖北省中医药科学技术奖二等奖，"可转形穴位注射川芎嗪药"获国家发明专利。先后指导海内外博士、硕士研究生 28 名。

【摘要】目的：分析穴位埋线疗法治疗多囊卵巢综合征的选穴规律，以期为穴位埋线治疗多囊卵巢综合征（PCOS）的选穴提供参考。方法：检索中国生

物医学文献数据库（SinoMed）、中国期刊全文数据库（CNKI）、万方数据库、维普期刊数据库（VIP）、中国临床试验注册中心、PubMed 及 Cochrane Library 中收录的以穴位埋线为主治疗 PCOS 的临床研究文献，整理、分析其选穴规律。结果：共纳入 31 篇以穴位埋线为主治疗 PCOS 的相关文献。穴位埋线治疗 PCOS 使用频次居前 10 位的腧穴依次为天枢、关元、丰隆、三阴交、带脉、肾俞、中脘、足三里、气海、阴陵泉。结论：穴位埋线治疗 PCOS 多选取脾经、胃经、任脉和膀胱经穴位，以腹部和下肢部穴位使用更为频繁，选用频次最多的特定穴为募穴、下合穴、交会穴和背俞穴。

多囊卵巢多综合征（PCOS）是一种以高雄激素血症、胰岛素抵抗、慢性无排卵及卵巢多囊样改变为主要表现的内分泌疾病，是育龄女性中常见的内分泌及糖代谢异常疾患。其中，高雄激素血症是 PCOS 最突出的特点，临床上主要表现为多毛、肥胖、黑棘皮症、痤疮，以及雄激素、雌激素、性类固醇前体等生化指标异常。大多数 PCOS 患者需要进行长期的药物治疗。虽然药物治疗有一定疗效，但因其不可避免的不良反应使得西医治疗方案在临床上受到很大的限制。近年来穴位埋线治疗 PCOS 的临床试验不断涌现，诸多临床研究也显示穴位埋线在减轻胰岛素抵抗和高雄激素血症、改善 PCOS 患者的月经、促进排卵、提高妊娠率等方面取得疗效[1-3]。但是，由于 PCOS 的诊断标准不统一，诸多相关临床试验的穴位埋线选穴繁复，难以为临床实践和实验研究提供可靠的选穴依据。因此，我们整理、归纳、分析了穴位埋线治疗 PCOS 的临床研究文献的选穴特点，以期为实验研究和临床推广作一参考。

1 资料与方法

1.1 **研究对象** 选用收录于中国生物医学文献数据库（SinoMed）、中国期刊全文数据库（CNKI）、万方数据库和维普期刊数据库（VIP）、中国临床试验注册中心、PubMed、Cochrane Library 穴位埋线治疗 PCOS 的临床研究文献。

1.2 **方法** 检索策略："polycystic ovary syndrome"（or PCOS）and "acupoint catgut embedding"（or acupuncture point catgut embedding, catgut embedding, catgut implantation）等关键词用于英文数据库，而主题词"多囊卵巢综合征"（或"PCOS"）和"埋线"（或"穴位埋线"）用于中文数据库，电子检索上

述数据库。

1.3 文献纳入标准 以穴位埋线为主要干预措施；明确诊断为 PCOS，并有明确的诊断标准和疗效评价标准；临床研究，包括随机对照试验、临床疗效观察等。

1.4 文献排除标准 文献综述或理论研究文献、基础研究、回顾性研究和重复发表的文献；未明确诊断为 PCOS 的文献；动物实验、细胞和组织学研究文献；以非穴位埋线疗法作为主要干预手段治疗 PCOS 患者的文献；具体用穴描述不清的文献。数据提取：文献检索人员仔细阅读全文，以确定符合纳入标准的文献，剔除重复文献。

1.5 统计学分析 ①腧穴命名的标准化：参考全国中医药行业高等教育"十二五"国家级规划教材《针灸学》[4]，对穴位名称和归经进行规范化处理；②数据库的建立：用 Excel 2010 建立穴位埋线治疗 PCOS 的选穴处方数据库，对其进行统计学分析。

2 结 果

按照检索策略和所列文献纳入和排除标准，最终收集符合本研究的文献 31 篇。

2.1 穴位频次分析 入选文献中，穴位埋线治疗 PCOS 共涉及穴位 34 个，总频次为 264 次，使用频次居前 10 位的腧穴依次为天枢、关元、丰隆、三阴交、带脉、肾俞、中脘、足三里、气海、阴陵泉。详见表 1。

表 1 穴位埋线治疗 PCOS 使用频率排名前 10 名的腧穴

腧穴	特定穴	频次	百分比
天枢	募穴	23	8.7%
关元	募穴、交会穴	19	7.2%
丰隆	络穴	18	6.8%
带脉	交会穴	17	6.4%
三阴交	交会穴	17	6.4%
肾俞	背俞穴	15	5.7%
中脘	募穴、交会穴	15	5.7%
足三里	合穴	14	5.3%
气海		13	4.9%
阴陵泉	合穴	12	4.5%

2.2　**经络频次分析**　对 31 篇穴位埋线治疗 PCOS 的文献处方数据进行穴位归经和频次分析，共涉及经络 9 条，经穴 32 个，非经穴 2 个。结果显示，穴位埋线治疗 PCOS，主要选用足阳明胃经、任脉、足太阳膀胱经和足太阴脾经上的腧穴。详见表 2。

表 2　穴位埋线治疗 PCOS 常用主穴的归经情况

归经	腧穴频次	百分比	腧穴数量	腧穴及频次
足阳明胃经	72	27.3%	7	天枢 23，丰隆 18，足三里 14，水道 6，上巨虚 5，归来 4，梁门 2
任脉	71	26.9%	6	关元 19，中脘 15，气海 13，中极 10，水分 8，下脘 6）
足太阳膀胱经	43	16.3%	7	肾俞 15，脾俞 11，肝俞 9，膈俞 5，胃俞 1，大肠俞 1，小肠俞 1
足太阴脾经	36	13.6%	5	三阴交 17，阴陵泉 12，血海 3，大横 2，地机 2
足少阳胆经	18	6.8%	2	带脉 17，京门 1
非经穴	14	5.3%	2	子宫 9，卵巢 5
足厥阴肝经	3	1.1%	2	太冲 2，章门 1
足少阴肾经	3	1.1%	1	太溪 3
手阳明大肠经	3	1.1%	1	合谷 3
督脉	1	0.4%	1	腰阳关 1

2.3　**穴位分部分析**　对穴位埋线治疗 PCOS 的文献处方数据进行穴位分部分析，见表 3。结果显示，穴位埋线治疗 PCOS，均主要选取腹部、下肢部和背部的腧穴。

表 3　穴位埋线治疗 PCOS 常用穴位分部情况

分部	腧穴频次	百分比	腧穴数量	腧穴及频次
腹部	141	53.4%	16	天枢 23，关元 19，带脉 17，中脘 15，气海 13，中极 10，子宫 9，水分 8，水道 6，下脘 6，卵巢 5，归来 4，梁门 2，大横 2，京门 1，章门 1
下肢部	76	28.8%	9	丰隆 18，三阴交 17，足三里 14，阴陵泉 12，上巨虚 5，血海 3，太溪 3，地机 2，太冲 2

背部	44	16.7%	8	肾俞15，脾俞11，肝俞9，膈俞5，胃俞1，大肠俞1，小肠俞1，腰阳关1
上肢部	3	1.1%	1	合谷3

3 典型病例

病例一：高某，女，26岁，已婚2年多。2015年1月初次就诊，主诉：初潮起月经不规律4年，未避孕未怀孕2年。患者诉13岁初潮，6~7/17~60d，量中，痛经（-）；2013年1月孕8周多，自然流产，行"清宫术"，术后一直未避孕未孕；流产后当地医院诊断为"多囊卵巢综合征（PCOS）"，曾服中药治疗1年，月经尚规律，停药后月经稀发再次经中药治疗，无明显好转。就诊时见患者形体瘦削，面色黯淡，平素畏寒肢冷，夜尿多，经期腰膝酸软，舌淡苔白，脉弱。中医诊断：月经先后不定期（肾阳虚证），治以温阳散寒，活血调经。处方：关元、气海、大赫（双）、子宫（双）、血海（双）、足三里（双）、三阴交（双）、肾俞（双）、次髎（双）。冲任二脉与女性的生理功能相关，血属阴，任脉为阴经之海，故任脉充盈与血脉充盈有关，选取关元、气海培肾固本，补气益血；足三里与三阴交联合应用有补血益气、生精充髓的功效；子宫穴是经外奇穴，为治疗闭经之要穴；血海穴为脾经穴位，可活血化瘀；大赫为肾经穴位，有温肾壮阳之效；肾俞为肾经背俞穴，有补肾温阳之效；次髎为膀胱经穴位，有调理下焦、活血调经功效。诸效合用，可温肾壮阳，活血调经。上述穴位分别予以埋线处理。2周一次，治疗第4次后第7天月经来潮，量中、色淡，后复埋线治疗两次，月经每月来潮，偶有推迟7~10d，随访至今已孕。

病例二：王某，女，28岁，职员。2015年3月初次就诊，主诉：月经稀发3年，未避孕未孕1年。患者主诉近3年来半年行经一次，经期3~4d，量少，血色鲜红，无血块，无痛经，经前期伴有轻微乳房胀痛，性情急躁，易怒，无痤疮，体毛无明显增多。曾行B超提示：卵巢多囊性改变。曾予黄体酮治疗3个月经周期，月经可来潮，停药后复闭经。中药治疗半年，月经亦可来潮，停药后月经复稀发。舌质边尖红苔白干燥少津，脉细弱无力。中医诊断：闭经（肝郁血热证）。治以疏肝解郁，活血调经。处方：关元、中极（双）、子宫（双）、血海（双）、足三里（双）、三阴交

（双）、太冲（双）、肝俞（双）、肾俞（双）、次髎（双）。冲任二脉与女性的生理功能相关，血属阴，任脉为阴经之海，故任脉充盈与血脉充盈有关，选取关元、中极培肾固本，补气益血；足三里与三阴交联合应用有补血益气、生精充髓的功效；子宫穴是经外奇穴，为治疗闭经之要穴；血海穴为脾经穴位，可活血化瘀；太冲为肝经井穴，有疏肝理气之效；肝俞为肝之背俞穴，可疏肝解郁；次髎为膀胱经穴位，有调理下焦、活血调经功效。上述穴位分别予以埋线处理。2周一次，治疗第3次后月经来潮，后复埋线治疗两次，月经一直两个月来潮一次，嘱其适量运动，调节心情，可备孕。

病例三：郑某，女，28岁，教师。2015年5月初诊，主诉：月经稀发5年。患者诉近5年来每年月经来潮2～3次，周期不规律，经期4～5d，经量中，颜色暗红，有血块，无痛经，曾服用西药黄体酮，当月月经可来潮，停用药物后则未潮，亦曾服用中药，未坚持服药，效果不甚明显。就诊时见其体型稍肥胖，面部有散在痤疮，上唇可见少许胡须，下腹部有一条中线毛，前臂及小腿可见较多且长的毛，舌质淡、舌白腻，脉滑数。2015年行妇科彩超示：双侧卵巢呈多囊泡改变。曾在多处诊断为"多囊卵巢综合征"。中医诊断：闭经（痰湿阻滞证）。治以祛痰利湿、活血调经。处方：关元、中极、子宫（双）、血海（双）、足三里（双）、丰隆（双）、阴陵泉（双）、三阴交（双）、脾俞（双）、肝俞（双）、肾俞（双）。分别予以埋线处理，操作方法如前述，2周一次，治疗第2次后10d月经来潮，量、色均同前，后复埋线治疗一次，月经如期而至。随访至今月经每月来潮，偶有推迟3～5d。

4 讨 论

PCOS是一种以育龄期女性生殖内分泌紊乱为主、多种代谢异常并存的临床综合征，以长期排卵功能障碍、高雄激素血症和卵巢多囊样改变为基本特征，普遍存在胰岛素抵抗，临床表现呈异质性[2]。中医学中并无此病名，根据其临床表现，将其归属为"月经不调""闭经""不孕症"等范畴，其发病与冲任二脉及肝、脾、肾密切相关。病机为脾肾亏虚为本，痰湿、瘀血互结为标，中医治法多以补肾、化湿、理血调肝等为主[5]。循证研究[6]表明，肝郁证、脾虚证、肾虚证在 PCOS 患者的中医证型分布中各占28.8%、34.9%、30.2%。

本研究结果显示，穴位埋线治疗 PCOS 的主穴经脉归属主要为任脉、足阳明胃经、足太阴脾经和足太阳膀胱经。任脉起于胞宫，主一身之阴经，为"阴脉之海""主胞胎"，是妇女妊养之本。《素问·上古天真论》曰："女子七岁，肾气盛，齿更发长；二七而天癸至，任脉通，太冲脉盛，月事以时下……七七，任脉虚，太冲脉衰少，天癸竭，地道不通，故形坏而无子也。"说明任脉、冲脉与女性的月经和生殖功能密切相关。足太阴脾经和足阳明胃经互为表里，脾胃为"气血生化之源"，为月经之本。正如张景岳《景岳全书·妇人规》曰："冲任之血，又总阳明水谷之所化……故月经之本，所重在冲任，所重在胃气，所重在心脾生化之源耳。"五脏背俞穴均分布在足太阳膀胱经上，首见于《灵枢·背俞》："肝俞在九焦之间，脾俞在十一焦之间，肾俞在十四焦之间。皆挟脊相去三寸所，则欲得而验之，按其处，应在中而痛解，乃其输也。"提示五脏背俞穴能反映并主治五脏相关病症。诸多研究[7-8]表明 PCOS 的发病与肝、脾、肾三脏密切相关。《素问·阴阳应象大论》云："阴病治阳。"病在脏，脏为阴，选取位于阳面背部的背俞穴治疗，这些均说明五脏背俞穴可治疗五脏病症。因此，穴位埋线取足太阳膀胱经上的肾俞、肝俞、脾俞穴能够调整肾、肝、脾三脏功能，共奏补益肾气、调肝理血、健脾化湿之效，从而改善 PCOS 相关症状。

PCOS 为本虚标实之证，以肾虚、脾胃虚弱为本，痰湿、瘀血为标[5,7]。穴位埋线治疗 PCOS 使用频次较高的主穴均有三阴交、关元、气海、足三里、天枢、中脘和肾俞。三阴交属足太阴脾经，为足三阴经交会穴，能疏通肝、脾、肾三经经气，既能健脾化湿，又能疏肝理气，还能补益肾阴、肾阳，调和冲任气血。关元为任脉和足三阴经之交会穴，能补肾培元，调理冲任，《针灸资生经·妇人绝子》中有"关元主绝子……妇人绝嗣不生，胞门闭塞"等记载。气海乃原气所归之所，有补肾气，益元气，和营血之效。足三里为胃之下合穴，天枢、中脘分别为大肠之募穴和胃之募穴，刺激足三里、天枢、中脘可调理脾胃运化功能，使脾胃强健，气血生化有源，经水如期来潮。肾藏精，主生殖，为后天之本。"经水出诸肾"，肾精为天癸的物质基础，《素问·上古天真论》指出天癸的至竭决定着女性月经的潮止和生殖功能的盛衰。肾俞穴为补肾之要穴，刺激肾俞能使肾精充足，肾气盈盛，从而两精相搏、氤氲成孕。诸穴合用，标本同调，起到补肾、健脾化湿、疏肝理血的作用。

　　传统中医针灸以中医基础理论为指导，以经络、腧穴理论为基础，认为腧穴有特异性。而西方针灸认为对于传统穴位的刺激很有可能就是对神经系统的刺激，其发挥效应的机制主要包括局部效应、脊髓节段效应和脊髓上效应。本研究发现，羊肠线主要被埋入腹部和膝部以下肌肉，支配这些区域的脊髓节段与支配卵巢的神经节段（T12～L2，S2～S4）一致。关于卵巢－体表经穴相关性的研究提示，卵巢炎症反应引起的血清渗出点在关元－子宫穴区、肾俞－命门穴区、三阴交－足三里穴区、中脘穴区、肝俞穴区较密集，且渗出点与支配卵巢功能的脊髓神经节段相符，刺激该区域相对应的穴位对该内脏功能有特异性调节作用[8-9]。针刺 PCOS 模型大鼠腹部和下肢部的卵巢支配神经分布区能够改善子宫内膜血流，抑制交感神经系统的过度活跃，并能通过调节中枢神经肽 Y 调节 HPG 轴，从而改善大鼠 PCOS 症状。相关临床研究也报道针刺神经 T12～L2、S2～S4 的腹部和下肢部支配区能够促进 PCOS 患者排卵，改善高雄激素血症的临床表现和月经紊乱。这些研究为穴位埋线治疗 PCOS 的选穴提供了现代科学依据。

5　小　结

　　纵观目前穴位埋线治疗 PCOS 的临床研究文献，选穴多以经络及脏腑理论为法，以循经选穴为主，近部加远道选穴相结合，体现了中医辨证论治的治疗优势，但仍存在许多不足之处。第一，穴位埋线的穴位处方自主性较强，缺乏可广泛应用推广的治疗方案，缺乏循证医学证据；第二，其中的腧穴配伍效应机制尚未得到系统的研究和阐述；第三，对其疗效及安全性的评定尚缺乏足够、有力的证据，其潜在的效应机制也未可知。因此，在以后穴位埋线治疗 PCOS 选穴的研究中，我们更应注重标准化、数据化，以求得更客观的研究数据。本研究基于对穴位埋线治疗 PCOS 的临床选穴处方数据的挖掘、整理、归纳和分析其中的规律，以期为今后的动物实验和临床运用提供借鉴和参考。

参考文献

［1］ 高珊，朱慧玲，汪丽波，等．穴位埋线为主对肥胖型多囊卵巢综合征胰岛素抵抗的影响［J］．上海针灸杂志，2013，32（4）：266－267.

［2］ 陶莉莉，王慧颖，陈小平，等．穴位埋线配合健脾祛痰中药对肥胖型多囊卵巢综合征患者糖脂代谢的影响［J］．中医杂志，2010，51（3）：239－242.

［3］ 张彤，康春静，孙鑫源，等．穴位埋线对多囊卵巢综合征患者性激素及胰岛素抵抗的影响［J］．天津中医药，2013，30（4）：205－208.

［4］ 王华，杜元灏．针灸学［M］．3版．北京：中国中医药出版社，2012.

［5］ 肖雯晖，张婷，裘秀月，等．七情因素与多囊卵巢综合征中医证型及性激素水平相关性研究［J］．中华中医药学刊，2013，31（8）：1714－1716.

［6］ 张晓金，归绥琪，钱俏红，等．多囊卵巢综合征中医证候分布规律初探［J］．中国中西医结合杂志，2010，30（7）：689－693.

［7］ 祁冰，侯丽辉，郝松莉，等．中医药防治多囊卵巢综合征的优势及特色［J］．中华中医药学刊，2013，31（2）：256－258.

［8］ 朱兵．系统针灸学［M］．北京：人民卫生出版社，2015.

［9］ 王少军，朱兵．卵巢－体表的相关性与经穴关系的研究［J］．中国针灸，2007，27（10）：761－765.

针灸埋线减肥、除皱的操作规范

任晓艳

任晓艳，医学博士、主任医师、美容主诊医师，现代埋线针具、技术和疗法的发明者，她的一次性针灸埋线器具等分别获得国家7项专利，埋线疗法被纳入卫生部（现卫健委）十年百项推广技术，面向世界中西医生、全国各医院、诊所、医疗养生机构应用，是最早将埋线疗法应用于肥胖及面部美容抗衰老领域（除皱，提升）第一人，也是《穴位埋线国际操作标准》及《埋线针 ISO 国际标准》的制定人。国际现代针灸埋线学会创办人，主要用于治疗痤疮、黄褐斑、肥胖症、各类痛症，用于内、外、妇、皮肤科等疑难疾病。本疗法多年来在中国和世界其他地区运用，曾治愈数十万人次的病例，安全可靠。主编和参编了《现代穴位埋线疗法》《任氏针灸埋线宝典》和《任氏针灸埋线挂图》系列、全国高等中医药院校《中医美容》专业教材和《美容主诊医师》教材等。任晓艳博士将任氏现代针灸埋线技术及针灸美容推广到美国、加拿大、南非、西班牙、法国、意大利、巴西、伊朗、日本、韩国、奥地利、澳大利亚、马来西亚、新加坡、印度尼西亚及中国台湾、中国香港、中国澳门等数十个国家和地区，举办的技术培训班至今已逾160期，培养了医疗人员达上万人。受聘为北京中医药大学针灸推拿学院针灸特色疗法专家和中国中医科学院国际针灸培训中心客座教授等，并担任世界中医药联合会中医美容专业委员会副会长、中国针灸学会穴位埋线专业委员会副主任委员等职务。

2015 年先后应美国马萨诸塞州中医学会的邀请，在美国哈佛医学院授课并被授予荣誉奖牌，在哥伦比亚大学及西班牙的巴塞罗那、瑞士等国家和地区传播中国的中医针灸文化，并受到较高的评价。任晓艳于 2015 年再次创新了金针针灸针与面部埋线针，它们的问世标志着任氏针灸疗法和中国针灸及埋线疗法走向世界进入了新的阶段。

1 减 肥

吕某，女，53岁，从事贸易工作，病案号1958号，2014年4月29日初诊。肥胖十余年，近几年体重过重影响生活及工作。近12年来，体重超重30kg左右，腹围106cm。因工作压力、饮食不节导致体重逐年增长，反复多次进行药物及仪器减肥，曾减重5kg，3个月后反弹。近几年自感腰酸、头晕、疲乏、善叹息、失眠多梦、胸闷气喘、气急易怒、大便3d一行，膝关节及足跟疼痛，伴有下肢浮肿，生活自理艰难。查体：面色晦暗，两颊部大面积黄褐色色素沉着及散在性粟粒性软疣。测体重89kg，身高1.58m，腹围106cm，以腹部、臀部、大腿部肥胖为主。同时皮肤干燥，腋下、腹股沟、乳沟下有大面积黑棘样改变。血压155/100mmHg，空腹血糖9.6mmol/L，胆固醇10.5mmol/L，甘油三酯2.8mmol/L。舌体胖大有齿痕，苔黄腻，脉滑数。诊断：肝郁脾虚，痰湿型肥胖。治以疏肝健脾利湿、化痰消脂。

选穴 气海、关元、中脘、下脘、建里、梁门、天枢、水道、梁丘、足三里、阴陵泉、丰隆、脾俞、肾俞、肺俞等穴，每次选5~7穴。

埋线治疗 用8号任氏埋线针，埋胶原蛋白线体，15d埋线一次，3次为一疗程。

第一疗程45d体重减轻不明显，腹围减少5cm，睡眠好转，头晕减轻，面部色斑减少，气喘消失。第二疗程用针线一体任氏埋线针，以腹部为主，采用扬刺法及分层次针法埋线，3个月后体重减轻10kg，皮肤大面积黑棘样变减退，腰膝酸痛明显缓解，足跟痛消失，大便恢复正常。6个月后体重共减掉25kg，腹围83cm。查血压130/90mmHg，空腹血糖5.9mmol/L，胆固醇4.8mmol/L，甘油三酯1.70mmol/L，诸症缓解甚至消失，精神愉快，随访半年未见复发。

中医认为，造成肥胖的重要原因是肝郁和脾虚，肝郁造成胆汁分泌不足，脾虚则导致胰腺功能减弱，而胆汁和胰腺正是消解人体脂肪的因素，积极性调动起来，才能从根本上解决肥胖的问题。要想使肝和脾的功能恢复正常，首先要保证的就是气血的通畅，气血通畅来源于充足的营养，如果采取节食减肥的方法，必然会由于营养不足影响肝、脾功能，使脂肪的分解量更加减少。

这也正是节食减肥者恢复正常饮食后体重迅速反弹甚至超过减肥前体重的根源。更可怕的是，长期节食使气血化生无源，不仅影响肝脾健康，甚至身体其他器官的正常运行也会受到阻碍，从而导致各种慢性病的产生，严重的还会诱发癌症。

有什么样的体质就有什么样体型，要想改变体型就必须改变体质，肥胖才不会反弹，而埋线方法正是疏肝健脾、活血化瘀，加速血液循环，改善临床症状，改变了体质，加强脂肪代谢，达到减肥的目的。

2　除　皱

牛某某，女，62 岁，退休，病案号 3668 号，2015 年 4 月 14 日初诊。诉随着年龄增大，皮肤松弛、下垂、皱纹叠起，近来因持家操劳，情志不畅，衰老加重，眼袋明显。现症：额部四道深沟状皱纹及数条细小纹，眼角鱼尾纹，面色发黄，食欲差，便稀，失眠，多梦，周身疲乏，舌质暗，苔白，脉沉细。证属肝郁脾虚，治疗采取面部埋线养血通络以除皱，配合体穴埋线以疏肝健脾。

选穴　面部阿是穴，并采用柳刺针法做面部提升。配合印堂、阳白、太阳、承泣、迎香、下关、四白、地仓、颊车等穴，用针线一体任氏埋线针，面部埋 PGA（聚羟基乙酸）生物合成线。

埋线治疗　肝俞、脾俞、肾俞、关元、曲池、足三里、阴陵泉、天枢、血海、太冲、三阴交等穴，分别埋入胶原蛋白线体，每次 3～5 穴，15d 一次，3 次一疗程，配心理疏导。埋线 15d 后，面色明显好转，眼角呈上提趋势，睡眠转好，食欲基本正常，大便成形，继续身体埋线，20d 左右，面部感觉紧实，多数细小皱纹消失，额部深纹亦有变浅，眼袋减轻，疲劳感消失，精神状态得以完全改善。两个月后随访面部处于明显改善状态。

总结　以上两例病案，均为新型针灸埋线疗法在临床上的成功运用，它开辟了针灸医学治疗方法的新篇章。与传统针灸疗法相比，任氏针灸埋线疗法发展了"留针"治疗理论，在埋线技术上实现了进一步创新；不仅如此，任氏针灸埋线疗法还在植入的线体上引入了辨证施治观念，根据辨证治疗需要开发了不同的药物羊肠线。21 世纪全球医学发展趋势逐渐从治疗转向预防保健医学。肥胖症的治疗和延缓衰老也已成为预防保健医学的重要组成部分。在埋线治疗肥胖症或减肥的过程中，任氏针灸埋线疗法始终注重整体调节人体脂肪失衡状况，通过改善肥胖患者的食欲和排泄，纠正代谢低下的异常状态，达到调节脏腑功能失衡和减肥的目的。任氏针灸埋线疗法同时也注重身体调理及心理疏导相结合。在减肥前期体重不减的情况下，辅以心理治疗使其从紧张压力及精神焦虑状态解脱出来，树立信心，以成功减肥。目前，延缓衰老和保持容颜青春已成为当代人审美的需要，针灸埋线方法采用身体埋植医用可吸收线延缓脏腑衰老。面部埋入的合成线，通过线体的刺激促进胶原蛋白的再生，使面部青春永驻，正迎合了这一社会的发展趋势。在除皱治疗上，任氏针灸埋线疗法同样引入了身体调理及心理疏导的辅助治疗方法，心情的改善对面部皱纹也有一定的积极影响。

星状神经节埋线术理论及技术：开创我国埋线疗法新局面

杨才德

杨才德，中国针灸学会穴位埋线专业委员会副主任委员，北京中西医慢性病防促会，全国针刀埋线专业委员会主任委员，中华传统医学会埋线专业委员会副会长，中华中医药学会疼痛学分会/亚健康分会/针刀分会委员，"杨氏 3A + 颈肩腰腿痛特色疗法"创始人，"埋线针刀"专利发明人，北京中针埋线医学研究院创始人，兰州大学第一医院东岗院区院长助理兼中西医结合科主任。

1　学术成就

·解难题——首次总结并提出了"杨氏线体对折旋转埋线法"，彻底解决了胶原蛋白线的排异反应和 PGA、PGLA（聚乳酸羟基乙酸）等线软的难题。

·破禁区——首次总结并推出"手卡指压式星状神经节埋线术""三点一线式蝶腭神经节埋线术""分筋拨脉式颈动脉窦埋线术"，彻底打破或者降低了神经、血管等特殊部位的操作风险。

·拓范围——发明"埋线针刀"，从针刀的角度引入长效针灸机制，从埋线的角度引入即刻松解的机制，把埋线治疗痛症的疗效推向新的高度，把埋线治疗痛症的范围拓展到了新的广度。

·创流派——整理推出了"杨氏 3 + 系列特色疗法"，形成了以"西医诊断方法、中医治疗思维、中西医结合治疗技术"为特征的杨氏流派，目前从医者已达数万之众。

2　学术思想与治疗特色

杨才德非常重视穴位埋线疗法的整体发展和进步，认为穴位埋线疗法发展的力量源泉在于其临床疗效，制约疗效的因素是线体、针具、操作方法，所以，他在临床推广使用 PGLA、PDO（聚二氧六环酮）、PPDO（聚对二氧环己酮）线等高科技产品，彻底解决了"排异反应"难题，还对针具和埋线操作方法进行改进和拓展。

2.1 攻克操作技术难题，发明线体对折旋转埋线法 随着线体的发展，更多的羊肠线、胶原蛋白线被性能更优的 PGA 或者 PGLA 线替代，这些线体比较柔软，常规使用一次性无菌埋线针操作时，多数情况下"边推针芯、边退针管"的动作会卡线，所以杨才德等总结了大家的经验，提出了"线体对折旋转埋线法"，不但很好地解决了卡线的问题，而且使操作变得更加简单，即：取一段 PGA 或 PGLA 线，放入针的前端，线在孔内孔外的长度基本保持相同，不要针芯，刺入穴位时，线在针尖处被压形成对折，在确保针孔外的线体进入皮肤并获得针感后，旋转、退出针体，即完成了一次埋线，这种方法归纳为"线体对折旋转埋线法"，又称"杨氏埋线法"。

"线体对折旋转埋线法"具有广阔的前景，它是针对一次性埋线针的又一次创新和改制：取消了针芯，节约了大量的社会成本；线体对折旋转埋线法，使操作者的动作更加简化，在减轻医生劳动强度的同时，可以为更多医生学习本技术提供了可能；线体对折旋转埋线法，解决了穴位埋线疗法与现代科技发展接轨的难题，使穴位埋线具备了第三次飞跃的可能。

2.2 以精准穿刺技术为核心，创立"埋线针刀"埋线法 埋线针刀是杨才德教授的国家专利技术，它是一种新型的操作工具，具有针刀般的针刃和埋线功能的管形针具，既可以行针刀操作也可以行穴位埋线。本专利的临床应用，拓展了穴位埋线疗法的治疗范围——软组织损伤和皮神经卡压综合征。围绕埋线针刀，主要体现了 3 个主要学术思想。

仔细观察和思考埋线针刀的全过程，不外乎刺入、切割及针体移动等几个流程，如果要用精炼的字准确地表达它的含义，就非"刺、切、摆"三个字莫属了。简而言之，可归纳为"一个核心技术、两个运动形式、四个基本动作"。

穿刺是埋线针刀操作的核心技术 刺，是一个动作，穿，是一种状态，毋庸置疑，无论是护理人员的静脉穿刺、肌肉注射，无论是麻醉医师的各种麻醉和神经阻滞，无论是穴位注射抑或针灸，也无论是针刀还是穴位埋线，所有这些进入人体进行医疗活动的操作，其共同点就是"穿刺"，没有准确的穿刺就不可能实现这些操作，因此，穿刺是埋线操作的核心技术，抑或称为"穿刺是一切微创操作的核心技术"。

切摆是埋线针刀的两个运动形式　埋线的过程中，针刀在通过组织的时候，其实质就是切，即切开组织使针具通过，只有通过了这样的运动形式，才完成一次穿刺；当病灶或者病变组织不适合切割的时候，常常通过针体的移动——摆，来实现对组织的分离，所以，"摆"则是埋线操作的另外一个运动形式。由此，从核心技术的"穿"，到锐性切割的"切"，到钝性分离的"摆"，实际上已经完成了一次完美的动作。

纵切、纵摆、横切、横摆是四个基本动作　纵切、纵摆、横切、横摆是"切""摆"在移动方向上的变化，此变化可以衍生出四个基本动作，即"切"在纵向的运动就是"纵切"，"切"在横向的运动就是"横切"；"摆"在纵向的运动就是"纵摆"，"摆"在横向的运动就是"横摆"。纵切，又可根据针刀的方向分为纵向纵切和纵向横切两个动作。纵向纵切就是针刀的方向为纵向，切割的动作在纵轴的方向上运动；纵向横切就是针刀的方向为纵向，切割的动作在横轴的方向上运动。横切，又可根据针刀的方向分为纵向横切和横向横切两个动作。纵向横切就是针刀的方向为横向，切割的动作在纵轴的方向上运动；横向横切就是针刀的方向为横向，切割的动作在横轴的方向上运动。纵摆，就是针体运动的方向与人体纵轴平行。横摆，就是针体运动的方向与人体纵轴垂直。

3　改良技术——发明 "手卡指压式星状神经节埋线术" 提高了操作安全性

星状神经节是由第6、7颈部神经节构成的颈部节和第1胸神经节融合而成，有时还包括了第2胸神经节和颈中神经节，其节后纤维广泛分布于C3～T12节段的皮肤区域，在功能上属于交感神经节。1883年Liverpool和Alexander在结扎椎动脉治疗癌症时，误伤了交感神经，却得到了明显的治疗效果。此后许多年中一直采用外科手术切断颈部交感神经。1920年开始推广非手术的经皮星状神经节阻滞疗法，很快成为一种用途广泛的治疗方法。

近年来，有学者对星状神经节进行了针刺、针刀、穴位埋线等治疗操作研究，总之，对星状神经节实施了"良性干预"，均取得了良好的疗效。

但是，星状神经节的穿刺具有一定的风险，神经阻滞的药物也比其他方式多了一层风险，针刺等反复穿刺也会增加风险次数，而"手卡指压式星状神经节埋线术"适当地回避了一定的风险，非常适合临床应用。笔者现总结星状神经节埋线术的相关资料，以飨读者。

3.1 星状神经节的解剖和生理 颈部交感神经节位于颈部血管鞘的后方，颈椎横突的前方一般每侧有 3 个交感神经节分别称为颈上神经节、颈中神经节、颈下神经节。颈下神经节也被称为星状神经节或颈胸神经节，由颈下神经节与 T1（部分为 T1、T2 等）神经节合并而成，呈梭形或星状，大于颈中神经节，一般认为星状神经节位于 C7 横突的基部。它的前外侧为胸锁乳突肌，内侧为环状软骨、气管和食管，顶部为颈总动脉，深部的内侧为喉返神经，内上方为膈神经，外侧为臂丛神经，深部有颈内动脉和颈内静脉，底部为 C7 横突的基部，下方为胸膜腔。星状神经节呈卵圆形，长约 2cm，宽约 1cm。星状神经节的下界位于胸膜的后方，被疏松的蜂窝组织和脂肪组织所包裹。另外，星状神经节也发出灰交通支、连接 C7、C8 神经和 T1 神经，还发出分支围绕锁骨下动脉及其分支组成丛，并随该动脉到达腋动脉的第一段；该节的另一些分支分别围绕椎动脉组成椎动脉丛，沿椎动脉上行，进入颅腔，围绕椎动脉及基底动脉，直到大脑后动脉，在此和起自颈内动脉的神经丛会合。星状神经节发出的心下神经沿锁骨下动脉后方、气管的前方下降，加入心丛而参与心脏的活动。

星状神经节支配的组织器官包括脑膜、眼、耳、咽喉、舌、泪腺、腮腺、舌下腺、肩、上肢、心脏、大血管、气管、支气管、肺、胸壁及头颈部皮肤等。心脏的交感神经支配为双侧性，主要为颈中神经节支配，星状神经节的传出纤维主要止于窦房结及心房。

3.2 星状神经节刺激的作用机制 近年来，有关星状神经节作用机制的研究很多。研究结果表明，星状神经节阻滞的作用涉及自主神经系统、内分泌系统和免疫系统，对上述系统的功能有调节作用。该方法有助于维持机体内环境的稳定性，使许多自主神经失调性疾病得到纠正。例如，此法用于治疗原发性高血压和低血压、低热、低体温、多汗症、乏汗症或无汗症、体重增加或减少、甲状腺功能亢进或低下、肢端红痛症或肢端紫蓝症、嗜睡症或失眠症、过食症、拒食症或食欲不振症等。使失调的功能趋于正常，取得了较好的效果。

目前，多认为星状神经节的阻滞作用主要有中枢神经作用和周围神经作用两方面，其通过调节丘脑维护内环境的稳定功能而使机体的自主神经功能、内分泌功能和免疫功能保持正常；其周围神经作用是由于阻滞部位的节前和节后纤维的功能受到抑制，分布区域的交感神经纤维支配的心血管运动、腺体分泌、肌肉紧张、支气管收缩及痛觉传导也受到抑制，此周围神经作用一直被用来治疗头颈部、上肢、肩部、心脏和肺部的一些疾病。随着对星状神经节功能研究的深入，有理由认为，此法可能会成为21世纪一种重要的临床治疗方法。

对自主神经系统的影响　研究表明，反复进行星状神经节阻滞，对自主神经是一种复活锻炼。血中去甲肾上腺（NE）是反映交感神经活性的敏感指标，星状神经节阻滞对交感－肾上腺系统的兴奋具有一定的抑制作用，研究发现疼痛、癌症、更年期综合征患者行星状神经节阻滞后血清中的去甲肾上腺素浓度明显下降，但仍在正常值范围内，而正常人行星状神经节阻滞后，血浆中去甲肾上腺的浓度虽有所改变，但差异不显著，可见星状神经节阻滞只抑制增高的交感神经活性，恢复交感－迷走的平衡。

对心血管系统的调节作用　星状神经节阻滞可以改善异常的血液流变学指标，包括降低全血高黏度及红细胞压积等而加快血液循环。研究发现星状神经节阻滞后大约5min即可出现血管扩张；15min后血流量增加75%达高峰，并可持续70min；15min后血流速度增加58%，持续60min，血管径增加7%。临床上采用星状神经节阻滞配合氦氖激光血管内照射疗法治疗脑血栓患者，可提高体内抗氧化指标，降低自由基含量，激光可使血液内各种成分不同程度激活，而星状神经节阻滞可扩张血管、改善梗死部位血流，增加局部氧含量及被激活的具有清除作用的酶含量，起到抑制和阻断自由基连锁反应和减少酶消耗的作用，同时又将局部产生的大量自由基分解代谢物清除，从理论上讲可减轻梗死灶周围半暗带的神经细胞缺血性损害并促进其生理机能的恢复。此外，在雷诺病、心绞痛、心肌梗死等心血管疾病的治疗中也有应用。

对内分泌系统的影响　神经系统与内分泌系统是紧密联系的，交感神经的紧张程度影响多种内分泌腺的分泌。松果体在一昼夜中周期性分泌松果体素（又称褪黑素），影响机体的睡眠与觉醒。临床观察证实用利多卡因进行星状神经节阻滞能够改善睡眠，治疗失眠。星状神经节阻滞可明显降低疼痛患者血液中皮质醇、醛固酮、血管紧张素Ⅱ、5－羟色胺（5-HT）、P物质的含量。由此不难看出，星状神经节阻滞可调节异常变化的内分泌系统。

对免疫系统的影响　免疫功能在机体防御、自身内环境稳定及调节过程中起着至关紧要的作用。在星状神经节阻滞治疗慢性非特异性溃疡性结肠炎时发现，红细胞免疫功能、淋巴细胞转化率及玫瑰花结、免疫球蛋白等免疫功能指标明显改善。已有星状神经节阻滞用于治疗过敏性鼻炎且有效的报道。

4　操作方法

手卡指压式星状神经节埋线术，以穿刺右侧星状神经节为例进行说明。

体位　常取仰卧位，使枕部与背部处于同一高度或将一薄枕置于双肩下，使头尽量后仰，以充分暴露颈部。面向上方，颏部抬向前。口微张开以减小颈前肌张力，且易触及 C6 横突。操作者应位于患者的右侧。

定位　环状软骨水平，胸锁乳突肌内侧缘，中线旁开约 1.5cm，胸锁关节上平约 2.5cm 处。

定点　术者左手拇指在"定位"处接触皮肤，轻轻按压，以患者可耐受为度，当触及颈动脉波动时，把颈动脉控制在指腹下，将胸锁乳突肌、颈总动脉、颈内静脉推向外侧，使之与气管、食管分开，向下按压，可触及明显的抵抗感，此为 C6 横突前结节，标记之，此为进针点。

穿刺方法　术区消毒，戴无菌手套。术者左手四指与拇指分开，四指抵于薄枕或紧靠于患者颈部，做卡颈状动作，以确保操作时押手的相对稳定；拇指在"定位"处再次做"定点"时的动作，以确保"进针点"的准确性，然后松开拇指，使拇指轻轻触及皮肤；右手持针，针斜口面对拇指，针尖触及"进针点"皮肤，拇指与针尖同时向下移动，拇指将胸锁乳突肌、颈总动脉、颈内静脉推向外侧，触及颈动脉波动，确认已经把颈动脉控制在指腹下；继续向下移动，当到达 C6 横突前结节时有明显的抵抗感，稍做停顿后，左手拇指固定，右手向下快速突破，针尖所到之处即为 C6 横突前结节；退针 0.5cm，右手持针固定不动，左手拇指轻轻抬起，以颈部皮肤随之而起为度，此时标志穿刺获得成功；最后，埋线、出针，按压片刻，创可贴贴敷即可。

应注意穿刺星状神经节时并无异感，故不需寻找异感。

5 适应证

全身性疾病 自主神经功能紊乱、原发性高血压、原发性低血压、甲状腺功能亢进、甲状腺功能低下、厌食症、过食症、体位性血压异常、失眠症、全身多汗症、眩晕、全身性白癣、皮肤瘙痒、脂溢性皮炎、脑卒中后疼痛、多发性硬化、重症肌无力、带状疱疹、单纯性疱疹、传染性单核细胞增多症、慢性疲劳综合征、反射性交感神经萎缩症、幻肢痛、断肢痛、糖尿病。

头部疾病 脱毛症，头痛（包括偏头痛、紧张性头痛、丛集性头痛、颞动脉炎性头痛），脑血栓，脑血管痉挛，脑梗死等。

面部疾病 周围性面神经麻痹、非典型性面部疼痛、咀嚼肌综合征、下颌关节紊乱综合征。

眼部疾病 视网膜血管闭塞、视网膜色素变性症、葡萄膜炎、视神经炎、类囊胞黄斑肿胀、角膜溃疡、白内障、瞳孔紧张症、飞蚊症、视觉疲劳、屈光异常。

耳鼻喉科疾病 慢性副鼻窦炎、急性副鼻窦炎、过敏性鼻炎、突发性听力障碍、渗出性中耳炎、梅尼埃病、良性发作性眩晕、鼻塞、扁桃体炎、耳鸣、咽喉部感觉异常症、嗅觉障碍。

口腔疾病 拔牙后疼痛、舌痛症、口内炎、舌炎、口唇炎、口内黏膜干燥症。

颈肩及上肢疾病 上肢血液循环障碍性疾病（如雷诺病、急性动脉闭塞症、颈肩臂综合征、外伤性颈部综合征、胸廓出口综合征、肩关节周围炎、术后浮肿、乳腺切除术后综合征）网球肘，腱鞘炎，颈椎病，关节炎，掌多汗症，冻伤，冻疮，甲周围炎，甲纵裂症，腋臭。

循环系统疾病 心肌梗死、心绞痛、窦性心动过速、心脏神经官能症。

呼吸系统疾病 慢性支气管炎、肺栓塞、肺水肿、过度换气综合征、支气管哮喘。

消化系统疾病 过敏性肠炎、溃疡性结肠炎、胃炎、克罗恩病、消化性溃疡、便秘、腹泻、痔疮等。

妇产科疾病 月经异常、月经前紧张症、月经困难症、更年期综合征、子宫切除后自主神经功能紊乱症、女性不孕症。

泌尿科疾病 神经性尿频、夜尿症、尿失禁、肾盂肾炎、IgA肾病、游走肾、前列腺炎、男性不育症。

腰及下肢疾病 腰痛症、膝关节痛、足癣、肢端红痛症、鸡眼、冻伤及冻疮。

6 典型病例

病例一: "手卡指压星状神经节" 为主埋线治疗痤疮

某女,35岁,于2014年9月8日就诊。病史:18岁颜面出现粉刺,未经治疗,至20岁病情加重,颜面布满大小不等结节,挤之有豆渣样物排出。同时伴有月经不调、心烦易怒。查:面部密布粉刺,除鼻及眼周外,其他部位均见散在黑头粉刺及米粒至豌豆大小结节隆起,红肿疼痛,尤以经期为甚,舌苔薄黄,脉滑数。诊断为痤疮。第一次治疗选穴:星状神经节,心俞,肝俞,血海,均双侧,2-0号PGLA线5cm,用手卡指压式星状神经节埋线术,获得针感后留线,2周一次。1次症状减半,2次症状消失,局部有色素沉着。第3次选穴星状神经节。4次后面部光洁如新,月经规律,量中色正。

病例二: "三风穴" 为主治疗慢性荨麻疹

刘某,男,60岁,2014年4月初诊。四肢、腰、腹部皮肤反复出现瘙痒性风团2年。风疹反复发作,迁延日久,发作时奇痒难忍,搔抓后风团扩大、增多,相互融合成片,昼轻夜重,风团消退后不留痕迹。查体:四肢、腰、腹部皮肤出现形状不一、大小不等的风团块,融合成片,呈淡红色,边界清楚,舌红少苔,脉细数。诊断为荨麻疹。埋线主穴:星状神经节、风门、风市、风市前(风市穴向前平移三寸,与董氏奇穴之驷马中穴重合)。配穴:曲池、血海、膈俞。用2-0号PGLA线5cm,线体用曲安奈德与利多卡因液体浸泡处理,用线体对折旋转埋线术,获得针感后留线,

2 周一次。患者自述当日晚上瘙痒缓解。为巩固疗效，继续治疗 2 次，随访半年无复发。

病例三："埋线针刀埋线法" 治疗颈椎病

钟某，女，48 岁，干部，2013 年 3 月 16 日来我院就诊。主诉：颈肩痛 9 年，加重半年。感觉颈部经常酸痛，活动颈时伴摩擦音，右手指麻木，后枕部闷困，双眼偶尔视物不清。经多方治疗效果不明显。查：压项试验（＋），引颈试验（＋），旋颈试验（－），臂丛神经牵拉试验右（＋），后枕部压痛（＋），C2 棘突压痛（＋），右侧肩胛骨内上角压痛（＋），冈上肌压痛（＋）。X 线片提示颈椎生理弯曲消失，C4、C5、C6 椎体后缘骨质增生，C2、C3 椎间孔变小，项韧带钙化。诊断：颈椎病（混合型）。分析：软组织方面，后枕部压痛考虑为头夹肌等枕后肌群损伤，C2 棘突压痛考虑为枕下肌群损伤，右侧肩胛骨内上角压痛考虑为肩胛提肌损伤，冈上肌压痛考虑为冈上肌损伤；神经系统方面，后枕部中间以及颈部疼痛区域，考虑为脊神经后支卡压，颈肩部疼痛考虑为肩胛背神经和肩胛上神经卡压；气血方面，多考虑运动时的损伤和静息时本身血运不足，互为因果，导致气滞血瘀；经络方面，督脉、足太阳经、手足少阳经等多条多气多血之经通过，容易感受风寒和内伤，导致局部经络不通，不通则痛。

治疗方案：埋线针刀治疗。选穴：阿是穴或阳性点，即后枕部压痛点、C2 棘突、右侧肩胛骨内上角、冈上肌（秉风）、项韧带钙化点。操作：埋线针刀，4－0 号 PGLA 线 5cm 数段。项韧带钙化点操作，根据影像学判断位置，垂直刺入，针体来回突破钙化点 2～3 下，获得针感且针下有松动感后留线出针；后枕部压痛点操作，针体垂直枕骨骨面，刺入后针尾向人体尾侧倾斜，以针体可以在帽状腱膜下移行为度，穿刺 2～3 下获得针感后留线出针；C2 棘突操作，垂直进针，在 C2 棘突外侧缘和外上缘突破 2～3 下获得针感后留线出针；右侧肩胛骨内上角操作，针体到达内上角骨面后摆动针体，方向为肩胛提肌走向，获得针感后留线出针；冈上肌（秉风）操作，靠近肩胛冈刺入，探索进针，倾斜针尾，针体与冈上肌垂直，在冈上肌与冈上窝之间移动、摆动或者撬动针体，获得针感后留线出针。治疗一次后，症状基本消失，2 周后又巩固一次，2 年后随访无复发。

病例四："八会穴"为主埋线治疗膝骨性关节炎

赵某，女，56岁。主诉：双膝疼痛，右膝较严重，下蹲受限8年，加重3个月。查体：右膝关节浮髌试验（－），髌骨上缘内侧、外侧压痛（＋），外侧副韧带压痛（＋），内外膝眼处压痛（＋），屈伸不利，下蹲明显受限。左膝关节浮髌试验（－），髌骨上缘外侧压痛（＋），内侧副韧带压痛（＋），内膝眼处压痛（＋），屈伸不利，下蹲明显受限，症状轻于右膝。X线片显示：双膝髌骨骨质增生、脂肪垫钙化，胫骨平台骨质增生，踝间嵴变尖；关节间隙不对称，以右膝为甚。诊断：骨性关节炎。治疗："八会穴"为主埋线治疗。主穴：用大杼（骨会）、膈俞（血会）、膻中（气会）、阳陵泉（筋会）。配穴：血海、梁丘、膝眼、阿是穴。操作：用PGLA线体对折旋转埋线法，每2周一次，3次为一个疗程。大杼、膈俞埋线操作：用2－0号PGLA线5cm，向脊柱方向略倾斜，针尖到达椎板，获得针感留线出针；膻中平刺，阳陵泉、血海、梁丘常规埋线；内外膝眼（犊鼻穴），用埋线针刀空针穿刺，酸困感较强为度；阿是穴（内外侧副韧带处），用埋线针刀4－0号线2cm，平刺，垂直于韧带方向穿刺数下，获得针感后留线出针；阿是穴（髌骨上缘内侧、外侧），用埋线针刀4－0号线4cm，内侧点向外侧方向刺入，外侧点向内侧方向刺入，以穿透髌上囊为度，穿刺2~3下留线出针。第1次先治疗症状较重的右侧，2周后反馈右膝症状明显减轻，左膝反而感觉症状较重，第2次治疗左膝，方法同上，又2周后反馈双膝症状明显减轻，右膝感觉症状比左膝重，遂交替各治疗3次后，疼痛完全消失，下蹲动作自如，查体（－）。

7 总 结

本文中关于穴位埋线的基础理论和实践，系统总结了2015年以前穴位埋线疗法的经验，另外，我们曾组织全国23家中医药院校教授和埋线专家，精心编辑出版了我国第一部埋线教材"新世纪全国中医药院校创新教材《穴位埋线疗法》"，各大学逐步把穴位埋线作为本科生选修课程之一，该教材起到了正本清源和指导的作用，改变了过去教学中"片段化""附录化""边缘化"的模式，使之形成完整的、系统的、高层次的新局面，无疑在穴位埋线疗法的发展中具有里程碑式意义。该教材有三大亮点，一是基础、二是临床、三是发展。首先对穴位埋线理论基础的归纳和总结，使之更加清晰和完整化；其次重视并重点介绍了穴位埋线基本技法和特殊技法的内容以提高疗效、防范风险，尤其是其中对穴位埋线特殊技法的精彩描述非常新颖独特；此外对穴位埋线疗法独立发展和协调发展进行了思考和论述，尤其提出"穿刺是注射、埋线、针刀的核心技术"观点，可谓一语道破天机，尤其介绍了埋线与其他疗法协调发展的例证，对拓展临床医生的思路具有重大意义。

手卡指压式星状神经节埋线术在美容中的临床应用

杨才德[1]　赵　达[2]　于灵芝[1]　包金莲[1]　张晓红[3]　周承蕊[1]　朱立云[4]

（1. 兰州大学第一医院东岗院区中西医结合科；2. 兰州大学第一医院肿瘤内科；

3. 甘肃省酒泉市第二人民医院针灸科；4. 金昌市金川区中医院埋线专科）

【基金项目】甘肃省中医药管理局科研立项课题（GZK－2014－83）

【摘要】通过星状神经节可以治疗很多种疾病，星状神经节的治疗作用主要有中枢神经作用和周围神经作用两方面，其作用涉及自主神经系统、内分泌系统和免疫系统的功能调节。对星状神经节的干预也有很多种方法，例如外科手术、神经阻滞、针刺、针刀、穴位埋线等，除手术以外的 4 种方法中，成功穿刺是操作的核心技术，星状神经节的穿刺具有一定的风险，针刺和针刀等反复穿刺也会增加风险次数。近年来，星状神经节穴位埋线广泛应用于临床，适当地回避了上述的风险，并且增强了良性刺激的时间和疗效，得到了临床医生的认可和使用。星状神经节埋线在美容方面的应用，是笔者在长期临床实践中的经验积累，具有操作安全、方便、成功率高而次数少的优点，临床推广以来，受益者众。

通过星状神经节可以治疗很多种疾病，但在美容方面的应用才刚刚开始。近年来，星状神经节穴位埋线广泛应用于临床，得到了临床医生的认可和广泛使用，笔者以手卡指压式星状神经节埋线术为主治疗痤疮、黄褐斑、湿疹等损容性疾病，取得了良好的疗效，现介绍如下。

1　星状神经节的解剖和生理

一般认为星状神经节位于 C7 横突的基部，由颈下神经节与 T1 （部分为 T1、T2 等）神经节合并而成，呈梭形或星状，星状神经节也称为颈下神经节或者颈胸神经节。星状神经节支配的组织器官包括脑膜、眼、耳、咽喉、舌、泪腺、腮腺、舌下腺、肩、上肢、心脏、大血管、气管、支气管、肺、胸壁及头颈部皮肤等。

2 操作方法： 以穿刺右侧星状神经节为例

体位 常取仰卧位，使枕部与背部处于同一高度或将一薄枕置于双肩下，使头尽量后仰，以充分暴露颈部。面向上方，颏部抬向前。口微张开以减小颈前肌张力，且易触及 C6 横突。操作者应位于患者的右侧。

定位 环状软骨水平，胸锁乳突肌内侧缘，中线旁开约 1.5cm，胸锁关节上平约 2.5cm 处。

定点 术者左手拇指在"定位"处接触皮肤，轻轻按压，以患者可耐受为度，当触及颈动脉波动时，把颈动脉控制在指腹下，将胸锁乳突肌、颈总动脉、颈内静脉推向外侧，使之与气管、食管分开，向下按压，可触及明显的抵抗感，此为 C6 横突前结节，标记之，此为进针点。

穿刺方法 术区消毒，戴无菌手套。术者左手四指与拇指分开，四指抵于薄枕或紧靠于患者颈部，做卡颈状动作，以确保操作时押手的相对稳定；拇指在"定位"处再次做"定点"时的动作，以确保"进针点"的准确性，然后松开拇指，使拇指轻轻触及皮肤；右手持针，针斜口面对拇指，针尖触及"进针点"皮肤，拇指与针尖同时向下移动，拇指将胸锁乳突肌、颈总动脉、颈内静脉推向外侧，触及颈动脉波动，确认已经把颈动脉控制在指腹下；继续向下移动，当到达 C6 横突前结节时有明显的抵抗感，稍做停顿后，左手拇指固定，右手向下快速突破，针尖所到之处即为 C6 横突前结节；退针 0.5cm，右手持针固定不动，左手拇指轻轻抬起，以颈部皮肤随之而起为度，此时标志穿刺获得成功；最后，埋线、出针，按压片刻，创可贴贴敷即可。

应注意穿刺星状神经节时并无异感，故不需寻找异感。每 2 周埋线一次，两侧同时进行。

3 星状神经节刺激的作用机制

目前，多认为星状神经节的治疗作用主要有中枢神经作用和周围神经作用两方面：中枢神经作用是其通过调节丘脑维护内环境的稳定功能而使机体的自主神经功能、内分泌功能和免疫功能保持正常；其周围神经作用是由于节前和节后纤维的功能受到抑制，分布区域的交感神经纤维支配的心血管运动、腺体分泌、肌肉紧张、支气管收缩及痛觉传导也受到抑制，此周围神经作用一直被用来治疗头颈部、上肢、肩部、心脏和肺部的一些疾病。随着对星状神经节功能研究的深入，有理由认为，此法可能会成为21世纪一种重要的临床治疗方法。

4 星状神经节埋线为主治疗黄褐斑

黄褐斑也称为肝斑，是面部黑变病的一种，是发生在颜面的色素沉着斑。黄褐斑属于中医的"面尘""肝斑""蝴蝶斑""鼍黑斑"等范畴。中医学认为，本病多与肝郁气滞、阴亏血燥、脾肾不足有关。肝郁气滞，血行不畅，阻于络脉；或后天失调，气血亏虚不能上荣于面而形成。

4.1 埋线治疗

主穴 星状神经节。

配穴 气滞血瘀型取合谷、曲池、肝俞、太冲、血海；肝肾阴虚型取关元、气海、肾俞、足三里、三阴交。

操作 ①星状神经节埋线：手卡指压式星状神经节埋线术；②用 PGA或 PGLA 线体对折旋转埋线法，或者胶原蛋白线注线法，3 组穴位分 3 次使用，每 2 周一次，3 次一个疗程。

4.2 讨论 穴位埋线借助针灸的治疗原理以达到治疗疾病的目的，根据中医证型辨证选穴。气滞血瘀型取穴合谷、曲池、肝俞、太冲、血海。曲池为手阳明之合穴，其性游走通导，主行气血；合谷为手阳明之原穴，能升能散，使轻清之气上浮，合谷之清，载曲池之走，上行头面发挥宣通气血、通经活络的作用；血海为活血之要穴，三阴交为肝脾肾之枢纽，能调和阴阳，精气互补，气血双调。诸穴合用，达到疏通经络、调理气血、祛瘀生新的目的，使腠理得养，肤色光泽，瘀散斑化。肝肾阴虚型取穴关元、气海、肾俞、足三里、三阴交。关元滋补肝肾之阴，调理冲任；气海益肾补气调血；肾俞为肾脏的背俞穴，补益肾气；三阴交为肝脾肾之枢纽，调和气血；足三里调理脾肾，行气活血。诸穴合用，滋补肝肾，调理气血，上荣于面，斑消症愈。

5 星状神经节埋线为主治疗痤疮

痤疮俗称青春痘、粉刺、暗疮，中医古代称面疱、酒刺，是皮肤科常见病、多发病。据统计，在青春期男性有95%、女性有85%患过不同程度的痤疮，所以大家称其为"青春痘"是很贴切的。痤疮（青春痘）是一种发生于毛囊皮脂腺的慢性皮肤病，多发于头面部、颈部、前胸后背等皮脂腺丰富的部位。痤疮（青春痘）的主要临床表现为黑头粉刺、白头粉刺、炎性丘疹、脓疱、结节、囊肿，易形成色素沉着、毛孔粗大甚至瘢痕样损害。影响美容，严重者可导致毁容，给年轻人造成极大的心理压力和精神痛苦。本病早期发现、早期治疗很重要，及时规范的诊治，可以避免或减少皮肤的损害。

5.1 埋线治疗

主穴 星状神经节。

配穴 ①曲池、血海、肾俞；②大椎、胃俞、三阴交；③肺俞、阳陵泉（左）、足三里（右），女性加用关元，男性加用中脘。

操作 ①星状神经节埋线：手卡指压式星状神经节埋线术；②用PGA或PGLA线体对折旋转埋线法，或者胶原蛋白线注线法，3组穴位分3次使用，每2周一次，3次一个疗程。

5.2 讨论

痤疮是一种累及毛囊皮脂腺的慢性炎症性皮肤病，与内分泌、皮脂分泌过多、毛囊微生物及免疫反应等有关，好发于青春发育期男女生。星状神经节的中枢神经作用可以维护内环境的稳定功能，而使机体的自主神经功能、内分泌功能和免疫功能保持正常；其周围神经作用可以调节"腺体分泌"等方面，针对性很强，理应有佳效。

中医认为痤疮的发病多为肺热、肠胃湿热、脾失健运、血瘀和冲任失调所致，与肺、脾、胃、肝、肾及冲、任脉有关，治法以清利胃热、宣肺散结、养肝滋肾为基本原则。初来患者为急性发作期，常用的第一组穴中，曲池疏通阳明经气而泄风热，血海活血行血，是治疗疹疾之主穴，用肾俞以养肝肾、清虚热；第二组穴，大椎通诸经血脉，透达郁热，颜面乃阳明经之分野，用胃俞以和胃而利湿，三阴交扶脾培元，化瘀而散结；第三组穴，肺主皮毛，用肺俞以宣肺而调营卫，痤疮患者多抑郁，郁久而化热，肠胃积热，病情加重，用左阳陵泉、右足三里以疏肝通腑。女性加用关元以调冲任，男性加用中脘以和中，诸穴相合可取得良好效果。

6 星状神经节埋线为主治疗湿疹

湿疹是一种常见的由多种内外因素引起的表皮及真皮浅层的炎症性皮肤病。其特点为自觉剧烈瘙痒，皮损呈多形性，对称分布，有渗出倾向，慢性病程，易反复发作。

湿疹病因复杂，常为内外因相互作用结果。内因如慢性消化系统疾病、精神紧张、失眠、过度疲劳、情绪变化、内分泌失调、感染、新陈代谢障碍等，外因如生活环境、气候变化、食物等均可影响湿疹的发生。外界刺激如日光、寒冷、干燥、炎热、热水烫洗以及各种动物皮毛、植物、化妆品、肥皂、人造纤维等均可诱发。湿疹是复杂的内外因子引起的一种迟发型变态反应。

6.1 埋线治疗

主穴 星状神经节、驷马三穴、足三里、曲池、血海、三阴交。

配穴 湿热型取足三里、水分、曲池、中极、血海；虚实夹杂型（血弱脾虚夹杂湿热）取足三里、丰隆、三阴交、脾俞、阴陵泉。

操作 ①星状神经节埋线：手卡指压式星状神经节埋线术；②用 PGA 或 PGLA 线体对折旋转埋线法，或者胶原蛋白线注线法，每 2 周一次，3 次为一个疗程。

6.2 讨论

湿疹是一种临床常见的变态反应性疾病，根据其疾病表现有急性湿疹、亚急性湿疹、慢性湿疹之分，由于湿疹有反复发作、病程长、易演变成慢性，故本文讨论以慢性湿疹为主，其发病多与湿热内盛或脾虚水湿内生间杂血虚生风有关。本病瘙痒剧烈、反复发作、病程一般较长，患者往往因此痛苦不堪。目前临床治疗方法多样，但都由于治疗时间长，患者依从性差，故多不能坚持治疗。采选穴位埋线治疗，穴位植入可吸收线，可对穴位产生持久的理化、生化等综合刺激，增强了穴位的治疗作用，其效能可能是通过调节机体的神经－内分泌－免疫网络功能。取穴足三里、脾俞、水分等以健脾利湿；曲池、阴陵泉、三阴交、血海等以清热解毒兼补血祛风，故其清热利湿、补血祛风止痒效果明显。选取手太阴肺经、足阳明胃经、足厥阴肝经、足少阴肾经穴位，发挥肺主气，通调水道，外合皮毛；脾主运化，健脾利湿；肝主藏血，养阴清热润燥；肾主水，具有温阳气化、升清降浊、利湿止痒生理功能。共奏调节阴阳、扶正祛邪、宣肺清热、健脾利湿、养血活血、祛风止痒之效，达到治疗目的。

星状神经节埋线对湿疹的治疗作用主要依赖于其中枢作用，使机体的自主神经功能、内分泌功能和免疫功能保持正常，针对的是病因治疗。

7 总 结

星状神经节埋线在美容中的应用才刚刚起步，笔者已经做了有益的探索，因为星状神经节的作用机制比较复杂，有待于更多的学者进行探讨。在美容方面的临床作用机制，除了本文上述的讨论内容外，还与星状神经节善于调节皮肤的毛孔、汗孔、毛囊口等功能有关，显然，星状神经节埋线将为美容业带来福音。

蝶腭神经节埋线治疗变应性鼻炎

杨才德[1]　赵　达[2]　于灵芝[1]　包金莲[1]　张晓红[3]　周承蕊[1]　朱立云[4]

（1. 兰州大学第一医院东岗院区中西医结合科；2. 兰州大学第一医院肿瘤内科；
3. 甘肃省酒泉市第二人民医院针灸科；4. 金昌市金川区中医院埋线专科）

【基金项目】甘肃省中医药管理局科研立项课题（GZK－2014－83）

【摘要】自从李新吾教授在20世纪60年代应用针刺"蝶腭神经节"治疗变应性鼻炎以来，取得了良好的疗效。穴位埋线是针灸的发展和延伸，近年来，杨才德及其科研团队率先利用穴位埋线刺激蝶腭神经节治疗变应性鼻炎并取得了成功。蝶腭神经节埋线治疗变应性鼻炎，不但痛苦小、见效快、疗效好、经济适用，而且无副作用，多数病例疗效持久，对症状有反复的患者还可再行埋线，疗效不受影响，较之常规针刺，蝶腭神经节埋线发挥了"长效针感"的优势，治疗次数少，能有效地缩短疗程，短期内控制病情发展，双向良性调节，成为通过蝶腭神经节治疗变应性鼻炎的首选方法之一。

变应性鼻炎（allergic rhinitis，AR），又称过敏性鼻炎，是发生在鼻黏膜的I型变态反应，以鼻痒、喷嚏、鼻分泌亢进、鼻黏膜肿胀等为主要特点。变应性鼻炎与副交感神经活性增高、腺体增生、分泌旺盛、感觉神经敏感性增强有关。临床以鼻痒、喷嚏、流涕、鼻塞为主要表现，属中医学"鼻鼽"范畴。

西医治疗主要采取避免接触致敏的变应原、药物治疗和免疫治疗（脱敏治疗）；中医综合治疗变应性鼻炎中，李新吾教授在20世纪60年代应用针刺"蝶腭神经节"治疗变应性鼻炎，取得良好的疗效；此后，有许多学者通过封闭、电灼及热凝法等刺激蝶腭神经节，均取得了一定疗效，但存在操作风险大、疗效不确切、易复发等问题。近年来，杨才德等发挥"长效针感"的优势，率先利用穴位埋线刺激蝶腭神经节治疗变应性鼻炎并取得了成功，现介绍如下，以飨读者。

1 应用解剖

蝶腭神经节左右各一，位于颜面两侧深部的翼腭裂内。翼腭裂由下列结构构成的镰刀形狭窄间隙，其前、后、上为骨性结构，前侧壁为下颌骨颊突的后外侧缘，后侧壁为蝶骨翼状突外侧板的前缘，上壁为蝶骨大翼的颞下面，下壁为翼外肌上缘，内侧面为腭骨垂直部，翼腭神经节位于腭骨垂直部外侧。

翼腭裂的中央偏上最宽处为 3cm 左右，称翼腭窝，翼腭窝位于颅底下面，眼眶之后，颞下窝的内侧，内有上颌神经、蝶腭神经节、上颌内动静脉以及填充的脂肪组织。此窝是一个宽 0.3~0.4cm、深约 1cm 的裂隙，呈漏斗状，尖端朝下。翼腭窝的下端缩窄成翼腭管，向下经腭大孔和腭小孔通口腔，上神经位于翼腭窝的上部深处，蝶腭神经节在神经干下方约 2mm。

蝶腭神经节与变应性鼻炎发生的神经解剖关系：三叉神经节上颌支（上颌神经）穿入海绵窦外侧壁，经圆孔出颅，进入翼腭窝。蝶腭神经节不仅源于三叉神经的上颌感觉支，还有来自翼管神经的交感和副交感支。翼管神经的交感成分起于颈动脉丛的颈丛；副交感成分起于脑干上泌涎核，在膝状神经节处分出岩大浅神经，与颈动脉丛的交感神经成分融合形成翼管神经。翼管神经与蝶腭神经节节后纤维（翼腭神经）汇合后，穿过蝶腭孔，其节后纤维共同组成鼻分支及腭分支。鼻分支分布于鼻甲及鼻中隔黏膜；腭分支分布于腭及扁桃体，调节神经内分泌。

蝶腭神经节系属于三叉神经（第 V 脑神经）的第二支（上颌支），为感觉神经。此神经在通过翼突上颌凹时，向下发出两条蝶腭神经，在翼腭窝内又合并形成膨大的、结节状蝶腭神经节。来自翼管神经的交感和副交感支，一同随该神经节的节后纤维分布于上、中、下鼻甲，鼻中隔和鼻咽顶等部位。交感神经有使血管收缩的功能，因而也能使腺体的分泌减少。而副交感神经则有扩张血管的作用，能使腺体的分泌增多。在正常情况下，它们的作用相互制约、随时调节，以适应外界变化的需要，维持两者之间相对的平衡。

2 操作方法

定位 仰卧位、侧卧位或端坐位。

定点 颧弓下缘与下颌骨冠突后缘交界处的体表投影点。押手（拇指）按在下颌骨乙状切迹内（相当于"下关"穴位置），指尖处即为进针点。

消毒 常规消毒，并戴无菌手套。

定向 刺手持针，针刺方向与额状面呈15°，与矢状面呈75°，与水平面呈15°，总的进针方向为前内上。触摸同时，让患者头向对侧适当倾斜，并稍许向后仰，将神经节、进针点、术者视线三点连成一线，即可使进针点抬高至与蝶腭神经节位置等高，只需向前平行刺进，更易命中。

刺入 快速突破，缓慢推进。通过尸体标本局部解剖观察记录，从定点穿刺至蝶腭神经节，经过解剖层次：皮肤—浅筋膜—咬肌—颧弓下缘与冠突后缘交界处—颞肌—翼外肌—翼腭裂外口蜂窝组织—翼腭裂腔隙—蝶腭神经节。

手法 缓慢提插，探索进针，当到达蝶腭神经节时，可获得明显的针感：同侧目内眦下至口角有麻木、胀、重感；齿痛或放电样酸胀感；同侧面部产生剧烈电击感；鼻内有喷水样感；鼻腔紧缩感；鼻内吹风样感，这些针感可单独出现，亦可同时出现。

埋线 获得针感后埋线、出针。可以用胶原蛋白线，亦可用 PGLA 线。每周1次，两侧交替进行，6次一个疗程。

3 讨 论

3.1 变应性鼻炎发病机制 变应性鼻炎发病机制研究方面[3]，基本上阐明了变应性鼻炎虽属Ⅰ型变态反应，但其临床过程常表现为慢性迁延性的机制。另外证实，组胺在变应性鼻炎反应的多个环节中起主导作用。研究表明，鼻分泌物中P物质（CSP）和P物质受体（CSPB）与本病关系密切；血清及鼻分泌物中可溶性白介素–2受体水平明显升高；血浆前列腺素 E_2 及环核苷酸（cAMP）、Ca^{2+} 均参与变应性鼻炎的发病；嗜酸性粒细胞释放的碱性颗粒蛋白可活化变应性炎症反应，从而对变应性鼻炎症状的发生发展产生影响。

3.2 针刺蝶腭神经节治疗变应性鼻炎的机制 近些年关于刺激蝶腭神经节治疗变应性鼻炎机制的研究主要围绕以下几点：蝶腭神经节中含有血管活性肠肽（VIP），刺激蝶腭神经节后会减少其释放，进一步调节人体免疫功能，抑制过敏反应，从而达到治疗 AR 的目的；一氧化氮合酶（NOS）神经元在蝶腭神经节中大量分布，一氧化氮（NO）可能是蝶腭神经节节后神经末梢的基本神经递质之一，并通过神经调节机制参与了 AR 的致病过程；脑啡肽广泛分布在蝶腭神经节中，可能参与头面部内脏运动调节；可降低 P 物质（SP）的释放，缓解 AR 的临床症状。

蝶腭神经节为支配鼻黏膜神经纤维的交汇点，交感神经纤维及感觉神经纤维均由此经过，副交感神经在此更换神经元。蝶腭神经节是支配鼻黏膜感觉、血管舒缩和腺体分泌的主要神经来源，也是鼻腔神经反射的通道。刺激蝶腭神经节具有"反向血流调节作用"，通过神经递质和神经肽的释放，调整鼻黏膜血管的张力和血流，使中枢重新恢复对鼻黏膜血管床及血流的正常控制。

针刺蝶腭神经节治疗本病的作用机制可能为减少了鼻黏膜的分泌并降低了血管的通透性；调整感觉神经功能，降低了感觉－副交感神经反射，同时减少了 VIP 和 P 物质的释放，这些神经肽类物质对血管的舒张和腺体的分泌具有促进作用。另外针刺能调节人体免疫功能，抑制过敏反应，这已为大量临床研究所证实[6]。

在通过蝶腭神经节治疗变应性鼻炎的众多方法中，采用电灼蝶腭神经节、翼管神经切断术及岩浅大神经切断术等方法治疗，均可使鼻内副交感神经兴奋性降低，产生治疗作用，但远期疗效率不稳定，而且手术创伤大，难度高，术后常感眼、鼻、口内干燥不适，难为患者所接受。由于过敏性鼻炎的诱发因素很多，这些阻断疗法不仅不能从根本上改变过敏症状，还阻断了神经递质在蝶腭神经节神经纤维中双向良性调节的通路，所以远期效果不佳。

穴位埋线是针灸的发展和延伸，蝶腭神经节埋线治疗变应性鼻炎，不仅痛苦小、见效快、疗效好、经济适用，而且无副作用，多数病例疗效持久，对症状有反复的患者还可再行埋线，疗效不受影响。较之常规针灸鼻周穴位治疗，蝶腭神经节埋线治疗次数少，能有效地缩短疗程，短期内控制病情发展，双向良性调节，成为目前通过蝶腭神经节治疗变应性鼻炎的首选方法。

4 展 望

埋线所引起的神经－内分泌－免疫调节，为中西医结合治疗和研究变应性鼻炎提供了更好的指导与思路。蝶腭神经节像是调控变应性鼻炎的"开关"，之后借助神经节中的 NO、VIP、P 物质、脑啡肽把刺激信号传导到大脑，并产生反馈调节。所以，探讨蝶腭神经节刺激与神经递质的联系，是我们努力的方向之一。

中医学认为本病发病与肺、脾、肾功能失调有关，以肺阴虚或肺气虚为主，故应辨证论治，配以体穴或者局部选穴进行调理，鼻旁局部选穴及与肺经相表里的大肠经穴为主。例如，颧髎在鼻处，下关为肺经相表里的大肠经穴，有宣肺通鼻之功，二穴为治疗鼻病要穴；足三里、太溪可健脾补肾，提高人体免疫力；还有迎香、印堂、上星等也是常备穴位。

蝶腭神经节是脑干中枢（上涎核）与局部（头部各腺体）承上启下重要的联系枢纽之一，如前局部解剖关系分析，蝶腭神经节与面神经、三叉神经、自主神经及垂体有密切联系，因而其治疗作用可能更广泛。刺激蝶腭神经节，除了治疗各种鼻炎，亦可治疗三叉神经痛，尤其是三叉神经上颌支疼痛；还可治疗面神经麻痹、面肌痉挛等；亦可对眼部、咽部、面部等疾病有影响，有待进一步去发掘蝶腭神经节更多方面的治疗作用与价值。

蝶腭神经节埋线，关键的技术是穿刺，穿刺是一切微创技术的核心，要求操作者必须熟悉解剖，一丝不苟，反复练习，方能得心应手。

穴位埋线的基本技法

杨才德[1]　包金莲[1]　李玉琴[1]　龚旺梅[2]　田瑞瑞[1]　宋建成[1]　于灵芝[1]

程　涛[3]　魏　兵[1]　高振政[4]　侯玉玲[1]　周承蕊[1]

（1. 兰州大学第一医院东岗院区中西医结合科；2. 庆阳市人民医院特色专科；

3. 甘肃省中医药研究院内科；4. 白银市平川区水泉卫生院埋线专科）

【基金项目】甘肃省中医药科学技术研究立项课题（GZK－2012－60）

【摘要】埋线操作过程中操作者必须掌握基本技法，穴位埋线的基本技法是取得疗效的根本手段。基本技法是相对于特殊技法而言的，基本技法是基础，特殊技法则是指术者为达到某种特效而采用的不同于基本技法的技术、技巧和方法。穴位埋线的基本技法和特殊技法应有机结合使用。

【关键词】穴位埋线；操作方法；技巧

仔细观察和思考埋线的全过程，不外乎刺入、切割及针体移动等几个程序。穴位埋线的技法，是指在埋线操作过程中，操作者必须掌握的技术方法，是取得疗效的根本手段。技法有基本技法、特殊技法，其中基本技法是基础，特殊技法则是指术者为达到某种疗效而采用的不同于基本技法的技术或者方法，或者是指术者使用特殊针具而采用的技巧和方法。

针刺方法有着很高的技术要求和严格的操作规程，医生必须熟练地掌握从进针到出针这一系列的操作技术，下面以一次性埋线针为例描述。

1　持针法

常用单手持针法和双手持针法。

单手持针法　适用于针体较短的埋线针。以（右手或左手）拇指和食指的末节指腹相对捏持针柄，其拇指指间关节微屈，食指各节也呈不同程度的屈曲状态，中指和无名指微屈或伸直抵住针体。

双手持针法　适用于针体较长的针，在操作中以单手持针，其准确性和稳定性均较差些，故采用双手持针法。一手的拇指、食指末节指腹相对，捏持针柄，中指、无名指如同单手持针法一样，扶持于近针柄部分的针体；另一手的拇指、食指末节指腹相对捏持于近针针刃部的针体，两手将针持牢，两手协同动作，完成埋线操作。

定向　就是确定埋线针刃口线的方向和针体与参照物的角度方向。

定埋线针刃口线的方向　埋线针有刃口，其主要功能是为了穿刺，当然也有切割功能。无论针刃有多大（只有0.1mm宽）也是刃，是锋利的刃。人体内的神经干，大血管（包括动脉、静脉等）及肌腱等组织是不能切断的，甚至是不能有损伤的。这样，就要求埋线操作者必须熟悉躯干、四肢的重要血管、神经等组织的部位及走行投影等。以此为标准来确定针刃的刃口线。除此而外，针刃对其通过径路的肌、筋膜等组织亦应注意应尽量减少切割损伤。因此，应按下列原则设定刃口线方向，我们把它称之为"逐步优先"原则：第一步，刃口线应与与人体纵轴平行；第二步，刃口线应与与躯干纵轴平行；第三步，刃口线应与腱纤维和肌纤维的走行平行；第四步，刃口线应与大血管、神经干的走行平行

定角度　定针体与皮肤表面所成的角度，这是针刃定向的另一方面。绝大部分进针点是垂直于皮面而进人体内，并到达治疗部位的，是符合进针捷径的原则的；由于某些定点与其体内的治疗部位并不是在一条垂直线上，针体与皮面则形成了一定的角度，这便是针体垂直刺入皮肤后要调整针体与皮面角度的程序；还有一种情况是，为了较容易找到体内标志，而放弃了垂直进针的原来定点意图。在所定进针点将针体调整为某种角度，使埋线针先找到体内深部的标志。当到达体内标志的部位后，再将埋线针调到治疗部位，随之，针体又将成为垂直角度。

2　进针法

临床施术时，刺手和押（压）手常配合使用。进针时一边按压，一边刺入，使针尖透入皮肤，然后按照要采用的各种手法，进行操作。《标幽赋》中说："左手重而多按，欲令气散；右手轻而徐入，不痛之因。"这是前人总结的宝贵经验，说明针刺时左右手协作的重要性。针刺操作时，一般将持针的手称为"刺手"；按压穴位局部的手称为"押（压）手"。临床

施术时是用右手持针，左手按压，故常称右手为刺手，左手为押（压）手。刺手的作用，主要是掌握埋线针。刺手持针的姿势，一般以拇、食、中三指夹持针柄，以无名指抵住针身，一进针时运用指力，使针尖快速透入皮肤，再行捻转，刺向深层。押（压）手的作用，主要是固定穴位皮肤，使针能准确地刺中腧穴，并使长针针身有所依靠，不致摇晃和弯曲。如果运用押手方法熟练，不仅可减轻针刺的疼痛，使行针顺利，而且能调整和加强针刺的感应，以提高治疗效果。

2.1 **单手进针法** 用刺手的拇指和食指持针，中指端紧靠穴位，指腹抵住针身下段，当拇指和食指用力向下按压时，中指随之屈曲，将针刺入，直刺至所要求的深度。

2.2 **双手进针法** 双手配合，协同进针。主要有爪切进针法、夹持进针法、舒张进针法、提捏进针法等几种。

爪切进针法 又称指切进针法，临床最为常用。以左手拇指或食指的指甲掐在穴位上；右手持针，将针紧靠甲缘刺入皮下。如星状神经节埋线就用爪切进针法。

夹持进针法 用左手拇指和食指捏住针身下段，露出针尖；右手拇指和食指夹持针柄，将针尖对准穴位，在接近皮肤时，双手配合，迅速把针刺入皮下，直至所要求的深度。此法多用于三寸以上长针的进针。如腰背部埋线就常用夹持进针法。

舒张进针法 左手五指平伸，食、中两指分开置于穴位上；右手持针从食、中两指之间刺入。行针时，食、中两指可夹持针身，以免弯曲。在长针深刺时应用此法。对于皮肤松弛或有皱纹的部位，可用拇、食两指或食、中两指将腧穴部皮肤向两侧撑开，使之绷紧，以便进针。此法多适用于腹部腧穴的进针。如腹部埋线就常用舒张进针法。

提捏进针法 以左手拇、食两指将腧穴部的皮肤捏起，右手持针从捏起部的上端刺入。此法主要适用于皮肉浅薄的部位，特别是面部腧穴的进针。如头面部埋线就常用提捏进针法。

3 快速刺入，慢速推进

针刺入过程可总结为一快一慢，如果把垂直拔出埋线针的过程也算在内的话，应是一快二慢。

一快 要快速刺入皮肤，这样可以减少疼痛，能否做到快速刺入，与下列条件有关：一是针尖必须锋利，二是使用腕力，三是控制力度，四是控制深度。快速刺入皮肤就是刺过皮肤即停，不能继续快速推进。

二慢 即推进要慢，其中有两层意思：一是针尖进入皮肤后，在推进的过程中应是慢速推进，这是"慢"的一个方面；二是有些部位要摸索进针，在慢速推进的同时，还要时时询问患者的感受和反应，特别是有无窜麻感和电击感出现。一旦出现这种反应，当立即停止推进，这样才能保证安全性和准确性。

停退改进 在遇到针下有异感，或者有异常情况出现时，要立即采取合理的处理方法。停，就是停止推进和下一步的操作；退，就是退针稍许；改，就是改变针尖的方向或角度；进，就是再次慢速推进和继续操作。

4　体会层次感

埋线操作时，针通过的组织不是肉眼所见，而是需要通过手感来体会各组织不同层次的。由于各组织的组成成分不同，结构的致密度不同，实质器官和空腔器官等不同，故针锋通过这些组织时会有不同的手感，这种手感传达给术者的是针锋已到达于某种组织层次。

在临床工作中，许多操作都是靠手感的，尤其是各种试验穿刺的操作，如胸腔穿刺、腰椎穿刺、硬脊膜外穿刺、囊肿穿刺等。这些操作都是在"盲视"下进行的，通过医生的手感，估计穿刺针已到达某一组织层次，然后通过进一步的试验来确定是否到达了预定的目标。这种组织的层次感是在对层次解剖和立体解剖的充分了解下才能更好地体会出来；这种层次感又为操作的埋线针长上了"眼睛"。相反，如果没有这种敏锐的层次感，等于失去了"眼睛"，必须进行必要的训练才行。

当然，也要时刻通过与患者的交流来帮助医生体会层次感，例如，针刺皮肤的主要感觉是刺痛感，通过正常组织是无痛感，接近或刺到神经是麻痛感，接近或刺到血管是刺痛感，接近或刺到病灶是酸胀感，等等。

5　得气、 针感与手感

进针后施以一定的行针手法，使针刺部位产生经气的感应，这种针下的感应，叫做"得气"，现代称为"针感"。针刺必须在得气的情况下，施行适当的补泻手法，才能获得满意的治疗效果。金元时期的窦汉卿曾在《标幽赋》里对于得气的现象做了细致的描述："轻滑慢而未来，沉涩紧而已至。""气之至也，如鱼吞钩饵之沉浮；气未至也，如闲处幽堂之深邃。"得气与疗效的关系是"气至而有效"，"气速至而速效"，说明古代针灸学家对于得气的重视。

针刺得气时，患者在针刺部有酸胀重麻感，有时还会出现不同程度的感传现象。医生持针的手上也会感觉到针下有沉重紧涩的现象。针刺未得气时，患者无特殊感觉，医生感到针下空虚无物。针刺得气的快慢、强弱与患者本身的情况，以及医生的针刺手法等有关。至于不得气，其原因较多，可能由于选穴不准确；或未能掌握好针刺的角度、方向和深度；或由于患者体质虚弱，经气不足，所以气行缓慢，久待不至。危重患者常不易得气，表示经气虚衰。当然针下得气与否和疗效的关系是相对的，由于所取腧穴、针刺条件和手法的不同，以及患者的个体差异等因素的影响，有时虽然得气较弱，甚至没有针感，并不就等于没有治疗效果。在针刺不得气的情况下，除由于选穴不准，或因针刺角度、方向及深度有偏差，需加以纠正外，一般可以运用促使得气的方法，使其得气。

针感是患者的感觉，手感是医生的感觉，通常情况下二者是相辅相成的。掌握手术的针感对手术的准确性和安全性也是极为重要的。进针之后，病变在浅表部位，深度已能达到，若病变在较深部位，或肌肉肥厚处进针后，深度还达不到，还要继续向深部刺入。此时要摸索进针，以针感来判断。针尖所触到的组织，若在组织间隙，患者可诉没有任何感觉；若碰到血管，刺到正常肌肉，患者可诉疼痛；碰到神经，患者诉麻木、触电感时，应及时轻提针，稍移动 1~2mm，继续进针，直到到达所需深度为止，也就是到达病变部位再施行各种埋线治疗；到达病变部位，患者都诉有酸胀感，没有疼痛或麻木、触电感。在治疗过程中，如果遇有疼痛或麻木触电感时，还应立即转换针刃方向。酸、胀感是正常针感；疼痛、麻木、触电感都是异常感觉。如遇异常感觉时，不能进针，更不能进行切割。没有感觉说明针在组织间隙，没有到达病变部位，一般也不要进行松解、剥离等操作。但有不少病变组织变性严重，已失去知觉，在进针和行针时也没有感觉。

针感是针刺入人体后患者的感觉，针的手感是针刺入人体后医生自己手下的感觉，此种感觉对进行正确判断针所到达的部位和组织是极为重要的。如果刺在肌肉上，就有一种柔软的感觉；如果针刺在筋膜和神经上，就有一种柔韧的感觉；如果针刺在病变的结节上，就有一种硬而柔的感觉；如果针刺在血管上，就有一种先是阻力较大然后阻力又突然消失的感觉；如果针刺在组织间隙，就有一种毫无阻力、空虚的感觉；如果针刺在骨头上，就有一种坚硬的感觉。依据这些不同的手感来判断针尖所到达部位不同的组织结构，同时根据解剖层次和针尖所到达部位的手感来判断针尖是否到达需要治疗的部位。埋线操作除了依据精确的诊断，明确病变部位，依据微观解剖、立体解剖、动态解剖、体表定位之外，还依据进针时患者的针感和医生的手感来确保针刺的安全和有效。

6 留针与出针

留针是指进针以后，将针留置在穴位内。在留针过程中还可作间歇行针，以加强针感和针刺的持续作用。留针与否和留针时间的长短主要依据病情而定。一般病症，只要针下得气，施术完毕后即可出针，或酌予留置10～20min。对于一些慢性、痉挛性病症，可适当延长留针时间，或在留针过程中作间歇运针。例如对一些急腹症或破伤风角弓反张者，必要时可留针数小时之久。对针感较差者，留针还可起到候气和催气作用。

在施行针刺手法、埋线或留针后，达到一定的治疗要求时，便可出针。出针，是埋线操作中重要的一道程序。出针时，先以左手拇、食两指用消毒干棉球按于针孔周围。右手持针作轻微捻转并慢慢提至皮下，然后退出。《针灸大全》指出："出针贵缓，急则多伤。"杨继洲认为："凡持针欲出之时，待针下气缓不沉紧，便觉轻滑，用指捻针，如拔虎尾之状也。"

出针后是否按闭针孔；也是针刺补泻的一种辅助手法。用补法时，可以干棉球按闭针孔；用泻法时，则不按闭针孔，使邪气外泄。出针后要嘱患者休息片刻，注意保持针孔部的清洁，以防感染。

颈五针治疗颈椎综合征的临床经验

孙文善

（复旦大学附属上海市第五人民医院）

孙文善，上海交通大学医学院医学博士，加拿大多伦多大学医学院博士后，加拿大精神药物研究中心客座教授，卫生部（现卫健委）"十年百项"项目"穴位埋线临床应用"推广专家，国家"十一五"科技支撑计划项目特邀授课专家，国家中医药管理局继续教育项目"微创埋线技术与临床应用"负责人，现任职于复旦大学附属上海市第五人民医院针灸科。学会任职包括中国针灸学会埋线专业委员会副主任委员，国际针灸发展促进会秘书长，台湾中医临床学会讲座教授，上海针灸学会埋线专业委员会副主任委员，上海中西医结合麻醉与疼痛学会常务委员。孙文善博士是微创埋线创始人，基于深厚的专业针灸医学基础和丰富的现代生物材料学发展现状，2006年回国后将传统穴位埋线与现代生物材料相结合，提出了微创埋线的创新理念（《健康报》2006），探索应用新型生物高分子材料进行临床埋线研究和哮喘、过敏性鼻炎、胃部肿瘤、类风湿、糖尿病、中风后遗症、皮肤病、肥胖病等疑难杂症的治疗，取得了良好的临床治疗效果。在埋线方式中，创立三维层次埋线法、扫散埋线法、奇穴埋线法和多向多线埋线法，丰富了埋线疗法在各类杂病方面的应用。近年来，结合神经生物学和全息生物学理论和临床各家埋线疗法实践，提出了奇穴埋线全新的治疗方式，倡导埋线疗法的科学化、客观化、规范化、标准化，建立了微创埋线技术操作规范（《上海针灸杂志》2012）。已获得埋线技术国家专利5项、发明专利1项。医学专著主编有《微创埋线与临床应用》《临床实用微创埋线技术》《微创埋线减肥》等，在国际知名杂志《Molecular Pharmacology》《Synapse》和国内杂志发表各种学术论文60多篇。

颈椎间盘退行性变、颈椎肥厚增生及颈部损伤等引起颈椎骨质增生或椎间盘脱出、韧带增厚，刺激或压迫颈脊髓和颈部神经、血管而产生的一系列症状，称为颈椎综合征。颈椎关节变性，不但刺激躯体神经，也能直接或反射性地刺激交感神经，所以其他类型的颈椎病多有交感神经功能紊乱的症状。以交感神经功能紊乱症状为主要表现的颈椎病称之为颈椎病交感神经型。交感型颈椎病症状复杂，如头痛或偏头痛、头沉、头昏、枕部痛或颈后痛、肢体发凉、畏冷、心动过速、血压升高。埋线疗法对交感型颈椎病亦有显著疗效，当颈椎症状改善后，这些症状同时得到改善。近年来高血压发病有年轻化倾向，对于青年人高血压，应该考虑到颈椎病因素，颈型高血压采用微创埋线疗法也有良好的效果。

1　颈五针的定位

颈五针是 5 个以颈部夹脊穴为主的治疗颈椎病的特效穴位，包括 C5、C6 夹脊穴及大椎穴。C5、C6 夹脊穴定位于棘突旁开 0.5 寸，临床上常用于治疗颈椎病，具有明显的疗效。颈夹脊穴位于督脉经的两旁，具有舒筋通络、行气活血、祛风胜湿之效。从解剖结构上看，运用针刺颈夹脊穴，可直达患者病变的神经根、椎间孔和退变的椎间盘周围，从而改善患处的血液循环，促进局部代谢，消除炎性介质，减轻或消除神经根炎症和水肿。在临床实践中我们发现，许多临床症状都与颈椎有着密切的关系，例如头痛、头面部疾病、失眠、眩晕、心脏疾病、脑血管病、消化道疾病和高血压等。这些疾病如果从颈椎论治，往往有显著的疗效。

2　颈五针操作方法

患侧 C5、C6 夹脊穴和大椎穴。埋线器械使用一次性微创埋线针，规格 0.9mm；PGLA 线体，规格 2/0，10mm，由上海雅泰医疗器械有限公司提供。操作时分别对 C5、C6 夹脊穴进行标记，常规消毒，然后将埋线垂直针刺入穴位，然后缓缓进针，针刺深度约为 1～3cm，以得气有酸胀感为度，将线体推入穴位。大椎穴埋线时，采用皮肤提捏进针，针尖向上刺入 1 寸，植入皮下。埋线结束后，用棉棒按压穴位，敷以埋线医用胶贴。3 个埋线组每周治疗一次，连续治疗 3 周为一疗程。

3 颈五针的临床应用

颈性头痛　由颈椎间盘、椎间关节等骨性病变及软组织损伤引起的头痛，统称为颈性头痛。据观察，中年后慢性头痛有相当多为颈椎病所致。颈五针配穴：头顶痛配百会，后项痛配奇穴肺头穴（鱼际上掌指关节下方）；偏头痛配中渚、太阳。

颈性眩晕　或称为椎动脉压迫综合征、椎动脉缺血综合征，是因颈椎肥大、椎间孔狭窄、骨刺增生等压迫椎动脉或颈部交感神经受刺激引起椎－基底动脉痉挛，而出现的因椎动脉供血不足所致的以眩晕为主症的病症。颈五针配穴百会、风池、奇穴心头穴（第四、五掌骨之间，少府穴上凹陷处）。

颈性视力障碍　又称颈性视力异常，是由于颈椎疾患所致的颈交感神经受刺激（或受压）引起的一系列眼部症状，出现视力模糊、视力下降、眼胀、眼痛、眼干、畏光流泪、眼睑下垂、复视、斜视、瞳孔不等大、眼球震颤甚至突然失明等眼部症状。眼科检查无明显的器质性病变。本病临床较常见，其患病约占颈椎病的2%。颈五针配穴风池、玉枕、脑空。

颈性血压异常　是指由于颈椎外伤、劳损、感受风寒湿邪、退变等原因，使颈椎间组织失稳或错位，或组织松弛、痉挛、炎症等诸因素直接或间接刺激颈交感神经、椎动脉而引起脑内缺血，血管舒缩功能紊乱而致中枢性血压异常。发病率约占颈椎病的6%，其高血压人数是低血压人数的10倍。多发生在中老年，其次是青年。颈五针配风池、太冲。

颈性耳鸣耳聋　因颈椎急慢性损伤所致的患者自觉耳内鸣响，如闻潮声，或细或暴，妨碍听觉；或听力减弱，妨碍交谈，甚至听觉丧失，不闻外声，影响日常生活者。埋线选取颈五针，配患侧翳风，不仅能很好地改善症状，而且远期疗效较好。

颈咽综合征　又称为"颈性咽部异物感""颈性吞咽困难""颈源性咽炎"等，是由于颈椎的轻度错缝、移位及增生，造成咽喉部的肌肉与黏膜被刺激、牵拉、挤压，使组成咽丛的各神经支及颈交感神经分支紧张，通过神经的反射和传导作用，使咽部发生感觉异常，产生一系列临床症状的病症。埋线选取颈五针，配天突、奇穴内列缺（桡骨茎突内侧，提捏进针）。

颈肩综合征　是一种以颈、胸椎关节失稳及其周围肌肉、韧带劳损所造成的颈后、肩背部疼痛不适甚至颈部活动受限等一系列症候群的疾患，多发于中老年人。埋线选取颈五针，配肩井穴、肝肩穴、蠡沟穴，先将线体植入肩井穴深部，然后用埋线针在皮下扫散 1min。

颈心综合征　因颈椎病变而引起患者以心脏不适主诉及心电图改变为主的一种症候群。由于本病的病因病机、临床症状较为复杂，有颈椎性类冠心病、心绞痛、心律失常等，临证常概括为颈心综合病征。穴位埋线选取颈五针、厥阴俞透督俞，治疗发现年龄在 50 岁以下见效快，效果较明显；病程在 1 年以内治愈、显效率明显偏高。

颈胃综合征　是一组以长期难愈的上腹部胀满隐痛、不思饮食、恶心嗳气为主的胃肠道疾患，同时又存在颈项僵硬不适、肩臂麻木现象，两者病情呈同步变化为主要表现的临床综合征。近年来随着颈椎增生症的低龄化和颈肌劳损患者的不断增加，该病发生率明显提高。穴位埋线选取颈五针，配合中脘、足三里、奇穴心包胃（上臂肱二头肌最高点）。

颈性失眠　与脊柱相关的失眠多见于颈部疾患所致的交感神经受刺激（或受压），使大脑的兴奋性增高，造成睡眠时间不足和（或）睡眠不深。交感神经受刺激常由于颈椎的退变，加上外伤或劳损，使颈椎小关节错位、椎间不稳、颈肌痉挛或炎变，造成创伤性反应引起失眠，故称颈性失眠。其临床较常见，但极易被误诊。穴位埋线选取颈五针，配双侧安眠 2（翳明与风池连线中点）、通里、神门。

4　典型病例

病例一：肩关节疼痛

王某某，女，67 岁。患糖尿病史 20 年，近 2 年来无明显原因出现颈部不适和右侧肩痛，畏寒，活动无受限，活动后减轻，晨起加重，经常服用 6 粒新广片止痛。纳眠可，大便正常。患者血糖控制可。无明显视物模糊，无肢端麻木感，无明显泡沫尿，无明显头晕、心悸。穴位埋线治疗，选穴颈五针、奇穴肝肩、蠡沟穴，腹针中脘、下脘、气海、关元、滑肉门（右）。每周 1 次，连续治疗 3 次后，右侧肩痛消失，无不适表现。

病例二： 失眠

黄某某，女，69 岁。失眠 10 年。入睡困难，曾用阿普唑仑、舒乐安定、百乐眠，服用 1～2 个月后效不佳，现停用。目前入睡困难，睡眠时间 2～4h，午间睡眠 1h。畏寒，食后胃胀（服用吉法酯治疗），颈椎不适，头晕，大便正常。有高血压、脑梗无、慢性萎缩性胃炎（肠化＋）病史，否认糖尿病、冠心病史。穴位埋线：颈五针，上脘，中脘，天枢，足三里，脾俞，胃俞，奇穴心包胃（肱二头肌最高点）。治疗 3 次后，患者可入睡，睡眠时间 6～7h，减午间睡眠。畏寒减轻，足暖，无胃不适，停用吉法酯治疗，颈椎已无不适，无头晕，大便正常。

病例三： 头晕

邬某某，女，71 岁，2014 年 9 月 4 日初诊。1 年前因劳累出现头晕，经中药调理略减轻，7 月因头晕跌倒，后枕部受撞击，症状加重，经住院治疗头晕仍时作，无旋转加重，无头痛，无耳鸣，无房转，无恶心呕吐，偶有左上肢麻木，乏力，寐差，曾有晕厥史。MRI：脑内散在小缺血灶。2014 年 8 月 1 日中西医结合医院：C3/4、C4/5、C5/6 椎间盘突出，颈椎退行性改变，伴部分椎管狭窄。苔薄脉细，有骨质疏松，有胆囊结石病史。选穴：颈五针、风池。

2014 年 9 月 18 日经治疗两次治疗仍头晕，曾出现持续性头晕，无旋转加重。考虑血虚，大脑供血不足，改用：上脘、水分、足三里、心俞、脾俞、风池、百会、C6。2014 年 9 月 30 日持续性头晕稍减轻，无旋转加重，无头痛，无耳鸣，无房转，无恶心呕吐，偶有左上肢麻木，乏力，寐差，曾有晕厥史。继前治疗，3 次。2014 年 10 月 30 日持续性头晕基本痊愈，无头痛，无耳鸣，无房转，无恶心呕吐，左上肢麻木消失，乏力，眠可。

病例四： 高血压伴心悸

张某某，女，60 岁，2014 年 11 月 3 日初诊。双侧太阳穴胀痛 1 个月。颈部疼痛，无明显恶心呕吐，无头晕耳鸣，纳眠可，二便可。患者素有哮喘病史，无高血压病史，经测血压 160/110mmHg。选穴中脘、关元、曲池、足三里、心俞、膈俞、太阳穴、颈五针，奇穴血压点。2014 年 11 月 10 日：血压已下降至 140/90mmHg，无明显头胀，继前调制。2014 年 12 月 30 日：血压进一步降至 130/85mmHg，稍有心悸。加膻中、心俞、内关。2015 年 1

月 5 日：自觉心悸好转，无头胀头痛，血压平稳，为 130/85mmHg。上方去太阳穴，继续治疗，随访 1 年，血压稳定。

病例五： 头痛

孙某某，男，67 岁，2013 年 7 月 18 日初诊。患者素有颈椎病史，3 个月前因感冒出现左侧头痛，感冒痊愈后遗留头痛，后项部较重，眼部胀痛，服用洛索洛芬、甲钴胺止痛片症状可减轻 12h，无手臂麻木，无行走不稳，无头晕，纳眠可，无明显口干，大便正常。既往有高血压、糖尿病、脾大病史。C4、C5 棘突压痛，右侧天柱压痛。穴位埋线：颈五针、左中渚穴、右天柱穴埋线治疗。2013 年 7 月 25 日头痛明显减轻，止痛片减量，无手臂麻木，无行走不稳，无头晕，纳眠可，无明显口干，大便正常。继续治疗。2013 年 8 月 1 日右侧头痛明显减轻，已停止痛片，偶有眼睛胀痛，无手臂麻木，无行走不稳，无头晕，纳眠可，无明显口干，大便正常。治疗同前。2013 年 8 月 8 日右侧头痛偶有发生，仍眼睛胀痛，无手臂麻木，无行走不稳，无头晕，纳眠可，无明显口干，大便正常。治疗同前。2013 年 8 月 15 日右侧头痛已明显减轻，很少有疼痛发生，晨起眼睛胀痛，无手臂麻木，无行走不稳，无头晕，纳眠可，无明显口干，大便正常。治疗同前。2014 年 2 月随访未发生明显头痛。

5　结　语

颈椎病常规治疗以针灸、推拿、牵引为主，但是每日进行针灸推拿治疗对于大多数患者来说极不方便。埋线疗法仅需要每 1 ~ 2 周治疗一次，与针灸疗法需要每日治疗相比，大大节约了患者往返医院的次数和治疗时间，所以更加方便。特别是近年来新型生物可降解材料 PGLA 的使用，不仅提高了治疗的安全性，而且可以实现穴位刺激量和刺激时间的可控性，是针灸医学发展的新方向。颈夹脊穴位于督脉经的两旁，具有舒筋通络、行气活血、祛风胜湿之效。从解剖结构上看，运用颈夹脊穴针刺，可直达患者病变的神经根、椎间孔和退变的椎间盘周围，从而改善患处的血液循环，促进局部的代谢，消除炎性介质，减轻或消除神经根炎症和水肿。奇穴是根据神经生物学、全息生物学和经络学原理发现的一系列位于四肢的穴位，与颈五针结合使用，可以取得更好的临床效果。埋线治疗颈椎综合征效果明确，在改善埋线治疗的过程中，特别是夹脊穴埋线治疗的第 1～2 天内，患者颈部多出现颈部肿痛等现象，这是线体引起局部组织反应的结果，经 1～2d 后肿痛症状自然消失，颈椎病及相应的综合征表现也多有明显改善。在治疗过程中应当嘱咐患者注意日常保健。除了脊髓型颈椎病外，多数患者经过 3～5 次的微创埋线治疗后均有明显的改善，对于症状严重、影响生活、保守治疗改善不佳的患者，应考虑手术治疗。

埋线疗法的行针手法

温木生

（重庆市巴南区中医院）

温木生，男，1956 年生，重庆江津人，汉族，大专文化，中共党员，现为重庆市巴南区中医院主任中医师。长期从事中医及针灸临床工作。现任重庆市巴南区中医药学会理事长，重庆市针灸学会副会长、中国针灸学会埋线专委会首席顾问、中华传统医学会埋线医学专业委员会名誉会长、中华临床医学会副理事长、世界针灸学会联合会埋线专家委员会终身名誉主席等国内外 60 多个学术职务。主编和参编学术专著 25 部，在《中国医刊》《中国针灸》、美国《国际临床针灸》、英国《针灸世界》及世界针联刊物《世界针灸杂志》等国际、国内刊物发表和交流论文 300 余篇，70 余次在国内外获奖，14 次获科技进步奖，曾获"中华医学突出贡献奖章"和"振兴中医科技进步奖章"。被美国《世界名人录》《中华优秀人物大典》《世界医学界名人录》等 200 多部辞书收录，100 余次在中央到地方各级新闻和专业媒介上被报道和表彰。荣获当代世界传统医学杰出人物、中国特技名医、埋线医学领军人物、重庆市劳动模范、优秀专业技术人才、重庆市名中医、巴南区首届杰出专业技术人才、学术技术带头人等荣誉称号，并荣立二等功。

埋线使用埋线针的目的是将治疗线体植入人体，但根据埋线的治疗机理，埋线时会产生针刺效应，这就是埋线针产生的作用，许多人将线体埋入即将埋线针取出了，这样就将埋线针这一重要治疗资源浪费掉了。因此，笔者早在十多年前，就主张在埋线的同时，利用埋线针具对穴位进行一定的手法，以增强刺激效应，提高治疗效果。所以，我提倡使用埋线法时应重视针具对穴位进行必要的针刺手法，就是"行针"。埋线疗法使用行针手法的目的，一是加强针感，二是催气，三是使之产生循经感传，四是进行补泻手法。埋线操作时的手法，由于疾病的不同，采用的手法也可不同，特别是对软组织损伤者，多采用一些小针刀手法，可起到事半功倍的效果。一般埋线疗法的行针基本手法有以下几种。

1 提插法

本法主要用于注线法，其次为植线法和切埋、割埋及扎埋法的一部分程序。当针具进入一定深度后，施行上下进退的动作，反复上提下插，提插的幅度、频率应视病情和穴位局部情况而定，如果穴位下有血管和神经，就应小心慎行，提插幅度不宜过大过快，以患者感到酸胀为宜。在埋线与小针刀法结合时，进行切割和纵行切开法也属提插法范畴。切埋法、扎埋法中血管钳刺激时可部分用提插法。

单纯提插 本法相当于小针刀的纵行切割法。将刀口线与肌肉纤维或附近神经、血管平行，在进针处一提一插反复进行操作。此法可产生针刺时的提插作用，以增加刺激量，促使得气，并可使局部已粘连组织得到切割。

横行提插 将刀口线与肌肉纤维或附近神经、血管平行，进行提插，上提后将针横向移动，再行提插，这样边移边提插，直至病变部位边缘，主要用于肌纤维上呈横行的粘连部位。

纵行提插 将刀口线与肌肉纤维或附近神经、血管平行，进行提插，上提后将针纵向移动，再行提插，这样沿纵轴方向切割，边移边提插，直至病变部位边缘，主要用于肌纤维上呈纵行的粘连部位。

分散提插 将刀口线与肌肉纤维或附近神经、血管平行，进行散乱提插和点刺，这样边移边提插，直至病变部位边缘，使板结的粘连剥开，破坏其病变组织。主要用于面积较大的粘连部位，并可改善局部的紧张状态。相当于通透剥离法和捣刺法。但提插时，只限于病变组织中使用，免伤健康组织。

切割提插 将刀口线与肌肉纤维或附近神经、血管平行进针，到达病变部位时，将刀口线调转成90°角，进行提插切割，以切断少量紧张、挛缩的肌纤维以缓解症状。主要用于肌肉纤维过度紧张或痉挛引起的疼痛。相当于针刀的横切法。

2 摇摆法

本法主要用于注线法，也可用于植线法、切埋法、割埋法及扎埋法的一些程序。即将针体刺入穴位后，上下或左右摇动针体，以加强针感，或使针感向一定方向传导，切埋法、割埋法、扎埋法中血管钳及探针常使用此法在与小针刀法结合时，其横行剥离也属摇摆法。

纵摆法 将刀口线与肌肉纤维或附近神经、血管平行，针体与骨面垂直刺入，进入病变组织后，再进行纵向摆动，以达到松解和疏通的目的。并可按照病变组织面积大小，分几条线进行摆动疏剥。相当于小针刀的纵行疏通剥离法。主要用于肌腱、韧带在骨面的附着点处发生粘连，出现瘢痕而引起的病痛。

横摆法 将刀口线与肌肉纤维或附近神经、血管平行，将针体垂直骨面刺入，刺入病变组织后，再进行横向摆动或撬动，以铲剥粘连的软组织。相当于小针刀的横行剥离法。其摆动支点可以是皮肤处或是针尖处。主要用于当肌肉与韧带损伤后与相邻的骨面发生粘连时，牵拉刺激产生的疼痛。

3 牵拉法

主要用于穿线法。用三角针将羊肠线从穴位两侧穿过后，双手拉住两侧羊肠线，左右来回牵拉，使之产生针感。

4 弹拨法

主要用于切埋法、割埋法，用血管钳或探针左右弹拨，使之产生酸胀感，注线法和植线法也可用弹拨法，与小针刀法结合时，可使软组织的粘连及挛缩得到解除。

5 扫散法

主要用于皮下埋线法。将埋线针刺入穴位皮下，沿皮下进针到需要的深度，再以针眼为中心，将针头左右摇摆，使针体进行扇形扫散。

6 划割法

利用针具的斜面，将刀口线方向与划割组织纤维方向垂直，针体向刀口面对的方向摆动，将病变组织划开。适用于对不同深度及各层次软组织的划割。操作时，应注意划割方向应与局部神经、血管血管的循行方向一致。

7　捻转法

进针后，右手拇指和食指拿住针柄，进行前后搓动，将针体进行左右环形捻转，使之产生针刺得气的感觉。

8　旋转法

以针尖为中心，将针体和针柄进行环形旋转，借以加大刺激量，扩大松解范围。主要适用于疼痛及压痛较局限、部位较浅、解剖关系较简单病灶。

埋线疗法特别是使用微创埋线法时，运用行针手法可起到事半功倍的效果，令人欣慰的是，现在许多埋线工作者已经或正在运用这些手法，有的甚至在此基础上有所发展，创造出许多新的治疗方法，并大力推广。我相信，在广大埋线工作者的努力下，埋线疗法的进一步发展将指日可待。

水针透刺埋线治疗三叉神经痛

赵喜新

赵喜新，男，教授，主任医师，研究生导师。中国针灸学会穴位埋线专业委员会副主委兼秘书长，河南省针灸学会穴位埋线专业委员会主任委员、河南省中医药学会中医及中西医结合美容专业委员会副主任委员、中国针灸学会刺络和拔罐专业委员会常务委员。河南省十佳师德标兵、河南省"五一劳动奖章"获得者。获科研成果12项，其中省部级二等奖1项、三等奖3项，厅级一等奖3项、二等奖2项，其他3项。获国家发明专利1项，国家实用新型专利2项。发表论文60余篇，出版专著8部。从事中医针灸埋线工作40多年，创立透刺埋线疗法，综合应用针灸、贴敷、中西药物等进行减肥，塑身，美容，益智（儿童效佳），擅长治疗颈肩腰腿痛、风湿、气管炎、鼻炎、哮喘、胃肠病、小儿厌食、脑瘫、偏瘫、癫痫、牛皮癣及妇科病症等。

透刺埋线是笔者开创的一种新型埋线方法，与普通微创埋线不同点在于，采用的埋线针较长，用线较长，一线可埋入多个穴位，临床透穴埋线和普通埋线相结合，能产生更好的治疗效果。埋线后可正常生活、工作、学习。埋线一次相当于做1个月的连续针灸，故只需每月埋线一次，方便、省时、省事、效佳，特别适合于慢性病的治疗，如肥胖、高脂血症、高血压、糖尿病、胃肠病、颈肩腰腿痛、风湿病、癫痫、牛皮癣、过敏性疾病、原发性头痛等。笔者已经完成数万病例，均产生很好的治疗效果。

三叉神经痛是以眼、面颊部出现放射性、烧灼样抽掣疼痛为主症的一种疾病，40岁以上多见，无明显季节性，大多为单侧发病。其病因目前尚不清楚，有以下一些认识：①三叉神经出脑干部（三叉神经根部）受异常血管压迫引起，血管的压迫及搏动刺激三叉神经根部，导致三叉神经异常放电，传至面部引起疼痛；②风湿性三叉神经炎、卵圆孔内骨膜发炎导致神经肿胀、受压、缺血；③病毒感染三叉神经。长期以来笔者用水针透刺埋线治疗本病，操作简单，省时省力，立即止痛，一次治愈率高，不易复发。现介绍如下。

1　操作方法

1.1　水针透刺注射

药物配方　曲安奈德针 20mg/2ml + 维生素 B_{12} 0.5mg/1ml + 2% 利多卡因 3ml，共计 6ml。

主穴操作　太阳穴，埋线针接注射器，抽取全部药液，从太阳穴刺入，针尖朝向廉泉穴进入 5～7cm，开始推注药液，边推边回退针，退至入针处 1cm 左右，共推入药液 4ml，拔出针头，按压针孔。

配穴操作　眼支痛，加患侧丝竹空、阳白、印堂，注射器换 4 号针头，穴下各注入 0.5ml 药液，出针按压针孔；上颌支痛，加患侧巨髎、颧髎，注射器换 4 号针头，穴下各注入 0.5ml 药液，出针按压针孔；下颌支痛，加患侧颊车、大迎、承浆，注射器换 4 号针头，穴下各注入 0.5ml 药液，出针按压针孔；扳机点（阿是穴），注射器换 4 号针头，穴下各注入 0.5ml 药液，出针按压针孔。

1.2　透刺埋线

操作　将羊肠线从腰穿针前端穿入，后接针芯，手持腰穿针，针尖对准穴位刺入，进入一定深度后，一手持针管，一手推针芯，有阻力后回退针管，将线体埋入穴位，出针，按压针孔。

主穴操作　太阳穴，针管中装入 3cm 4 - 0 羊肠线，从太阳穴刺入，针尖朝向廉泉穴进入 5～7cm，将线埋入。

配穴操作　眼支痛：针管中装入 0.6cm 4 - 0 羊肠线，患侧丝竹空、阳白向鱼腰刺入 1cm 将线埋入，印堂向下刺入 1cm 将线埋入。上颌支痛：针管中装入 0.8cm 4 - 0 羊肠线，取患侧巨髎、颧髎，垂直皮肤进针 1.5cm 将线埋入。下颌支痛：针管中装入 0.8cm 4 - 0 羊肠线，取患侧颊车、大迎、承浆，针尖向下颌角方向刺入 1.5cm 将线埋入。阿是穴：取扳机点，针管中装入 0.6cm 4 - 0 羊肠线，垂直皮肤进针 1.5cm 将线埋入。

2 关键技术要点

进针、出针时速度要快，这样可以减轻针刺时疼痛；当针芯抵着线后，一定要退针管，不能再推针芯，避免将线推弯或在体内团曲；太阳穴进针后，针尖一定要对准廉泉穴深刺；埋线时一定要顺着水针注射时的针孔埋入。

3 注意事项

原发性三叉神经痛一般埋线后立即止痛，之后 1～3d 中有轻微发作，之后即痊愈。治愈率 90% 左右。15d 后仍有发作者，可如上法再次埋线一次。再次埋线仍不痊愈者，请注意查找原发病。

埋线后 24h 针眼不要见水。埋线 1 周内不能吃发物。个别患者可能会出现皮下结节，一般无须处理，1～2 个月即可消失。

4 典型病例

何某某，男，59 岁，干部，2012 年 8 月 15 日初诊。患者在河南某县医院以三叉神经痛为主病住院治疗半年，采用多种疗法，效果不佳，每天疼痛发作数十次，用药还伤及心脏及胃。经人介绍，邀请医者会诊治疗。治疗时患者疼痛正在发作，痛苦不堪。经查属三叉神经 3 支同时发病，遂用水针透刺埋线治疗，并配以内关、膻中、足三里埋线，调节心脏及胃。术毕，患者疼痛立止，起床就餐。第 2 天电话告知有轻微发作一次，告其不必担心，后效更佳。半个月后电话随访，再未发作。1 年左右，患者到医院找医者，自述有三叉神经痛发作预兆，遂用上法又埋线一次，从此至今再未发病。

透刺埋线减肥技术

赵喜新

（河南中医学院第三附属医院）

肥胖症是指脂肪堆积致体重超过标准体重 20% 或体重指数（BMI）超过 25kg/m²。单纯性肥胖（simple obesity）是指没有发生明显的神经系统、内分泌系统疾病，而是由于机体摄入的热量超过了消耗的热量，造成内脏和皮下脂肪蓄积导致体重超重，常以肥胖为主要临床表现，可伴有代谢方面障碍的疾病。它的发生与中枢神经系统、内分泌系统失调及脂肪代谢紊乱、营养因素等有关。近年来，笔者采用透刺埋线治疗单纯性肥胖取得显著疗效，并培养了很多学员，为使针灸工作者能够掌握此项技术，特介绍如下。

1 诊断标准

1.1 亚太地区肥胖诊断标准　以 BMI 为指标，计算公式：BMI = 体重（kg）／身高（m²）。正常：BMI 18.5～22.9kg/m²；肥胖前期：BMI 23.0～24.9kg/m²；Ⅰ度肥胖：BMI 25.0～29.9kg/m²；Ⅱ度肥胖：BMI ≥30.0kg/m²。

1.2 标准体重法诊断标准　成年男性的标准体重（kg）= 身高（cm）－ 105；成年女性的标准体重（kg）= 身高（cm）－ 110。体重在标准体重 ±10% 之间为正常；体重超过标准体重 10% 为超重；体重超过标准体重 20% 为轻度肥胖；体重超出标准体重 30% 为中度肥胖；体重超过标准体重 50% 为重度肥胖。

2 中医辨证

本疗法的适应范围为体重指数达到前期肥胖以上的患者，或者体重超过标准体重 10% 以上的患者。通过改变生活方式达不到减肥效果，可采用本法进行治疗。在治疗中应根据肥胖伴随症状进行辨证施治。肥胖常分为以下几种证型。

胃肠实热型 肥胖，怕热多汗，口干舌燥，多食易饥，或有痤疮，面部红赤，大便干结，舌红苔干，脉滑数。

气滞血瘀型 肥胖，胸肋胀痛，时有头痛，或有黄褐斑，经前或经期小腹胀痛或腰痛，或有血块，舌色暗有瘀斑，脉涩。

脾虚湿阻型 少气乏力，肢体困重，便溏，肢肿，面色萎黄，白带量多，舌胖大多津，脉濡细。

真元不足型 肥胖，体态臃肿，神疲乏力，头目眩晕，耳聋耳鸣，纳少，身易凉怕冷，月经不调，量少，舌色淡，脉细缓。

3 特色优势

·透刺埋线采用注线法，将可吸收的羊肠线平斜埋入穴位，应用线体较长，可贯穿数个穴位，产生较大的刺激作用。线体长短易于控制，对机体损伤小（仅产生注射针孔样损伤，愈后不留瘢痕），在一般无菌操作条件下不会发生感染，疼痛较轻，患者易于接受。

·改变了减肥必须严格限制饮食的条件，可以让患者采用自然饮食，在没有其他不适的情况下，自然减少饮食。

·本法可根据临床患者情况，灵活地将线体埋入脂肪层和肌层，打破了不得将线体埋入脂肪的限制，巧妙地运用埋入脂肪层的技术，产生局部塑型的效果，特别适应于不想减体重，仅想塑型、缩身的患者。

·埋线减肥不仅能减轻体重，在体重下降的同时还能收紧皮肤。

·本疗法效果好，无毒副作用，简便易学，便于推广。

4 操作方法

选穴 主穴：中脘、梁门、天枢、大横、阴交、水道、章门、京门、次髎、肾俞、脾俞、肝俞、膈俞、心俞、肺俞、肥胖局部阿是穴。

分型配穴 胃肠实热型加合谷、内庭、支沟；气滞血瘀型加太冲、三阴交、地机；脾虚湿阻型加阴陵泉、三阴交；真元不足型加太溪、大椎。

随症配穴 月经不调，痛经加三阴交、地机、曲骨、中髎；肢体肿胀加太冲、阴陵泉、膻中、百会；黄褐斑加血海、风池；便秘加支沟、上巨虚；消谷善饥加内庭、中脘；畏寒怕冷加大椎、膻中。

器械及材料 灭菌埋线包1个（弯盘1只，手术剪1把，镊子1把，洞巾1块，磨平针芯尖部的7号腰穿针1支，乳胶手套1双），创可贴若干，3-0号羊肠线1根。

操作 打开埋线包，戴乳胶手套，将羊肠线剪成3~3.5cm若干段、1~1.5cm若干段、0.7cm若干段。助手将穴位消毒后，埋线处铺敷洞巾，根据埋线穴位下方软组织的厚薄选择适当长度的羊肠线，从腰穿针前端穿入针管，后接针芯。刺手握针，针尖对准穴位，押手撑紧穴位两侧皮肤，迅速将针尖刺入皮肤。腹部和腰背部穴位，刺入后针尖调整向脚的方向，与皮肤呈15°~75°夹角（根据肥胖程度而定）刺入3~7cm（可贯穿本经下部若干个穴位），然后，押手扶持针管，刺手向下轻推针芯，当感觉针芯抵住线体时，抵住针芯不动，押手持针管向后退，推到和针芯复合，迅速将埋线针拔出，消毒棉签按压针孔，避免出血，埋线孔可用输液胶贴敷盖，保持1d。这时线体即植入脂肪层和（或）肌层，局部产生酸胀感和收紧感。肥胖部位的阿是穴埋线方法同上。骶部及四肢穴位采用直刺，其余同上法。

治疗周期 每个月埋线一次，每个疗程3次。一般治疗1~3个疗程。每疗程无间隔。

5 关键技术要点

·进针、出针时速度要快，这样可以减轻针刺时疼痛。

·将线平直地植入穴位，当针芯抵着线后，一定要退针管，不能再推针芯，避免将线推弯或在体内团曲。

·如果只减局部皮下脂肪，线应埋在脂肪内；既减局部脂肪又需要穴位刺激，线应一部分在脂肪一部分在肌肉内；仅穴位刺激，线应透过皮下脂肪层。

·埋入的线体末端应距离皮肤针眼1~2cm。

·刺入穴位时应注意持针之手的手下感，进皮后，针尖在脂肪中行进阻力小，接触筋膜时感到有阻力，刺过筋膜有落空感。根据手下感觉确定所埋线体的位置。

6 禁忌证

·埋线局部有感染、溃疡、瘢痕的患者。

·肥胖合并有严重肺心病、癌症、心脑血管、肝、肾和造血系统等严重危及生命的原发性疾病以及精神病患者。

·处于妊娠期及哺乳期者。

·身材高大、肌肉发达及强健的运动员皮下脂肪不厚但体重超标者。

7 注意事项

·埋线后24h针眼不要见水，3d内不能泡澡。

·埋线后忌口，鱼虾类、羊肉类、辣椒、生葱、生蒜1周内不能食用。

·均衡饮食，早饭要吃，午餐吃好，晚餐少吃，避免暴饮暴食。

·埋线后饮食量有三种反应：一种食欲正常，食量自动减少；一种食欲减退，食量减少；一种食欲增强，食量增加。前两种顺其自然饮食，后一种要控制，不能比埋线前多吃，这种反应大概1周会自动消除，以后饮食量就会减少。

·埋线后个别人会出现线体周围的结节，一般不要处理，不要按压，以后会慢慢吸收掉。

·如果下次埋线结节仍在，结节部位不宜再埋线，其他部位正常埋线。

·埋线后，患者感觉埋线部位酸痛，个别患者可有轻度发烧，一般无须处理，3~5d可自行消除，不影响正常的工作。

·对一些继发性肥胖，在埋线减肥的同时要结合治疗原发病症。

8 典型病例

王某，女，30岁，教师，2009年6月12日初诊。体重101kg，身高170cm。症见：体态臃肿，面色萎黄，少气乏力，肢体困重，便溏，肢肿，月经不调，白带量多，舌胖大多津，脉濡细。曾服用减肥药，服药时体重减轻少许，停药后反弹，比服药前更重，听说埋线可以减肥，即来就诊。经体检没有原发疾病，患者自诉情志轻度抑郁。辨证：体重超标准50%以上，属重度肥胖，脾虚湿阻型。采用透刺埋线疗法。选穴：主穴加三阴交、阳陵泉、臃肿部位阿是穴。2009年7月9日复诊，体重减至94kg。经查体，线体已吸收，遂进行第二次埋线。由于某些原因，患者至2009年11月9日来复诊，体重变为83kg。患者自诉，自第二次埋线后，体重缓慢下降2个月，2个月后不再下降，才抽时间做第三次埋线。遂按照先前处方继续埋线。又隔3个月。患者复诊，体重为71kg，续上法继续埋线治疗。2009年12月15日复诊，体重68kg，患者自诉埋线后一直正常饮食，感觉体力充沛，情志舒畅。查体，尽管体重下降了33kg，皮肤未见松弛。又按上法埋线治疗一次。半年后随访，体重一直维持在65kg左右，未见反弹。

透刺埋线治疗妇科相关病症

赵喜新

埋线是在针刺的基础上发展起来的一种新疗法，具有针刺、埋针、组织疗法等多种效应。透刺埋线是在一般微创埋线的基础上，采用较长的埋线针（一般是将腰穿针针芯磨平改为埋线针，针身长8.5cm，埋线最深达8.5cm，线体最长达8cm），针尖进入皮肤后，调整针尖向特定方向或穴位透刺，至应刺深度后，押手扶针管，刺手推针芯，顶到线体后，押手回退针管，针管针芯吻合后，一起拔出，使线体平直埋入体内。埋入线体可长可短，深浅和组织层次可灵活掌握，达到刺激经脉、络脉特定部位，产生不同作用的目的。

近年来笔者用透刺埋线法治疗妇科常见病取得一定经验，体现出效果显著、方便快捷、经济安全等特点。本疗法主要治疗以下相关的妇科疾病。

痛经 西医分为原发性痛经和继发性痛经两种，原发性痛经又称为功能性痛经，青春期少女及未生育的年轻妇女最为多见。

月经不调 指以月经周期、经期或经量紊乱为特征的常见妇科疾病。

多囊卵巢综合征 是一种育龄期妇女常见疾病，患者多存在内分泌紊乱，具有多样化的临床表现，除月经稀少或闭经外，还有多毛、痤疮、肥胖、不孕等。

慢性盆腔炎 多为急性盆腔炎未彻底治疗所致，主要临床表现为盆腔积液、下腹部及腰骶部酸胀痛、月经紊乱、白带增多及不孕等。

围绝经期综合征 指由于卵巢功能衰退、雌激素分泌减少，导致妇女在绝经前后出现的月经紊乱或闭经、内分泌功能失调、代谢障碍及自主神经功能紊乱等一系列绝经期综合征。

不孕症 夫妇双方生殖系统正常，女性不孕症者。

现将相关技术介绍如下。

1 器具、材料准备

灭菌埋线包 1 个（弯盘 1 只，手术剪 1 把，镊子 1 把，洞巾 1 块，磨平针芯尖部的 7 号腰穿针或一次性埋线针 1 支），灭菌乳胶手术手套 1 双，4 - 0 号羊肠线 1 根或胶原蛋白线若干。打开埋线包，戴乳胶手套，将线体剪成 0.6 ~ 2cm 若干段。助手将穴位常规消毒。

2 取 穴

主穴 天枢、关元、归来、曲骨、横骨、三阴交、次髎、心俞。

配穴 痛经加地机、血海、合谷；月经不调加地机、血海、百会；多囊卵巢综合征加太溪、地机、腰阳关、大肠俞；慢性盆腔炎加阴陵泉、腰奇；围绝经期综合征加太冲、肾俞、肝俞、安眠、百会、率谷；不孕症加中髎、足三里、膈俞、大椎。还可根据临床兼证和证型辨证加减穴位。

3 操 作

将线从腰穿针前端穿入，后接针芯，手持腰穿针，针尖对准穴位刺入，进入一定深度后，一手持针管，一手推针芯，有阻力后回退针管，将线体埋入穴位，出针，按压针孔。

对不同穴位采用不同透刺埋线方法。天枢、关元、归来、肾俞、肝俞、膈俞、心俞：针管中装入 2cm 线，刺入皮肤后，针尖朝向下部穴位于皮肤呈 20°~60°夹角，进入 3cm，将线埋入。腰奇、百会、率谷：针管中装入 1cm 线，刺入皮肤（头部刺入帽状腱膜下）后，针尖朝向下部（百会向前），于皮肤呈 15°夹角，进入 1.5cm，将线埋入。中髎、次髎：针管中装入 2cm 线，刺入皮肤后，调整针尖刺入骶后孔中，进入 3cm，将线埋入。其他穴位：针管中装入 0.6 ~ 1cm 线，从穴位垂直刺入 1.5cm，将线埋入。

4 疗 程

每个月埋线一次，每疗程埋线 3 ~ 6 次。

5 注意事项

· 埋线后 24h 针眼不要见水（不洗澡），3d 内不泡澡；埋线 1 周内不能吃发物。

·个别患者埋线后可能会出现皮下结节，一般无须处理，1~2个月即能吸收掉；出现结节的穴位，下次埋线时不要再埋线，直至结节完全吸收。

·注意埋线时间：痛经在月经前5~10d埋线；月经不调和多囊卵巢综合征在每月阴历十五前后埋线；其他病症没有特殊要求，按月进行即可。

6 典型案例

病例一： 痛经

张某某，女，23岁，在校研究生。患者13岁月经初潮，每次行经前及期间出现小腹及腰骶部疼痛难忍，影响生活，伴经量少，汗出肢冷，喜热恶寒，行经后期好转，舌紫暗苔薄白，脉紧细。治则：温经散寒，行气活血。埋线选穴：天枢、关元、归来、曲骨、横骨、次髎、腰阳关、膈俞、心俞、三阴交、地机、血海。用3-0号羊肠线，按照透刺埋线法，在月经前7d埋线治疗。当月行经时疼痛大为减轻，第二次埋线，行经疼痛消失。按时行第三次埋线，半年后随访，痛经再未出现。

病例二： 月经不调

王某某，女，26岁，未婚。患者3年前开始出现行经不规律，25~60d行经一次，B超未见子宫、附件有器质性病变，内分泌未查，行经量少，有血块，身高160cm，体重70kg，伴情绪不稳定，体胖肢困，时有头胀如裹，舌紫暗苔白厚，脉濡细。嘱其每月阴历十五前来埋线。治则：行气活血、祛痰解郁。埋线选穴：天枢、关元、归来、曲骨、横骨、次髎、腰阳关、膈俞、心俞、三阴交、阴陵泉、丰隆、头维、率谷、百会。用3-0号胶原蛋白线，按照透刺埋线法，每月埋线一次。埋线6次后，基本在阴历每月初一前后月经来潮，体重59kg。半年后随访，月经周期规则，体重60kg。

病例三： 慢性盆腔炎

董某某，女，40岁，已婚，生一胎10岁，计划生育第2胎，不孕。B超显示子宫后位，左侧输卵管积水，盆腔积液，左下腹可触及条索状，轻度压痛，时常下腹坠胀、腰骶部酸痛。月经基本规律，量多，白带量多，有异味，时常头困痛，食欲不振，舌胖有齿痕，苔白，脉滑。嘱其月经后前来埋线。治则：祛湿化痰、调理冲任督脉。埋线选穴：中脘、天枢、关元、归来、曲骨、横骨、次髎、腰阳关、肾俞、脾俞、大椎、三阴交、阴陵泉、丰隆、头维、百会。用 3 - 0 号胶原蛋白线，按照透刺埋线法，每月埋线一次。埋线 6 次，各种症状消除，1 年后随访，产下第 2 胎。

病例四： 围绝经期综合征

赵某某，女，51 岁。绝经 1 年，1 年来情绪不稳，急躁易怒，潮热汗出，失眠头晕，胁肋胀痛，舌红苔少，脉弦。治则：调补肝肾、滋阴降火。埋线选穴：膻中、天枢、关元、归来、曲骨、次髎、肾俞、肝俞、内关、太冲、太溪、三阴交、神庭、安眠、百会。用 3 - 0 号胶原蛋白线，按照透刺埋线法，每月埋线一次。埋线两次，因其他原因，3 个月后前来再诊，自述各种症状减轻，又埋线两次，半年后随访，诸症消除。

病例五： 多囊卵巢综合征

李某，女，25 岁，已婚。患者婚后 1 年不孕，B 超检查，发现多囊卵巢，症状表现：月经不调，量少，体毛较重，少量痤疮，面色无华，腰膝酸软，舌淡苔少，脉细。治则：调理冲任，补益肝肾。埋线选穴：天枢、关元、归来、曲骨、横骨、次髎、腰阳关、肾俞、肝俞、太溪、三阴交、地机、血海。用 3 - 0 号羊肠线，按照透刺埋线法，每月埋线一次，埋线 4 次后月经开始规律，埋线 6 次后失访。1 年后因其他原因来访，自述因怀孕中断埋线，产一男婴已 3 个月，哺乳正常，时见面色润泽，痤疮痊愈，体力充沛。

病例六： 不孕症

徐某某，女，32 岁。患者 28 岁结婚，怀孕后流产一次，以后一直不孕，夫妇双方各种检查均正常，女方月经正常，没有任何不孕体征，只是体态偏瘦，食量偏少。请求用埋线试验性治疗。治则：调理冲任，补益肝肾，健脾和胃。埋线选穴：中脘、天枢、关元、归来、曲骨、横骨、腰奇、中髎、次髎、腰阳关、肾俞、脾俞、肝俞、膈俞、大椎、内关、三阴交、足三里、百会。用 4 - 0 号羊肠线，按照透刺埋线法，在排卵期埋线治疗，每月埋线一次，埋线 9 次后，发现怀孕，足月产下健康男婴。

穴位埋线临床治疗特色

卢 文

卢文，1966年生，女，农工民主党员，主任中医师。1990年从南京中医学院针灸系针灸专业毕业，一直从事针灸临床工作。2006年获南京中医药大学同等学历针灸临床硕士学位，2010年获南京中医药大学针灸医学科学博士学位，中国针灸学会临床分会第三届理事会理事及肥胖病专业委员会副主任委员，连云港市第四届"521工程"培养对象。2004年率先在连云港市开展穴位埋线美容美体疗法，并获连云港市卫生局新技术引进二等奖两项，获连云港市科学技术进步三等奖1项。在国家级及省级期刊发表专业论文25篇，在连云港市报刊发表针灸治疗、保健科普文章20余篇。20余次应中国针灸学会临床分会邀请在其申报的国家继续教育项目"针灸减肥与美容继续教育高级研修班"上作"埋线治疗肥胖病的临床与研究"及埋线美容讲课；近十余年致力于埋线美容美体、亚健康调理及疑难杂症等方面的研究，擅长埋线、火针、刺血、针刀、耳针等美容美体；现任中国针灸学会埋线专业委员会委员，江苏省医学会医疗损害鉴定专家库暨第三届医疗事故技术鉴定专家库成员，江苏省针灸学会耳针分会常务委员，江苏省中医美容主诊医师，南京医科大学康达学院针灸推拿教研室主任，连云港市第一人民医院针灸推拿科主任。

1 穴位埋线临床经验

1.1 埋线刺激量与患者的机体功能状态有关 一般认为埋线的刺激量决定于线体的粗细、长短及个体的敏感度等，笔者最初在临床采用12号、9号针将00号、0号、1号、2号4种不同粗细线体依次递增埋植，对疼痛敏感、耐受力低者则固定采用0号线体，发现似乎并无明显疗效差异。

为系统观察刺激量与疗效的关系，按单纯性肥胖症患者就诊先后分别纳入观察组、对照组，给予不同粗细线体埋植。观察组三组穴位前3次依次采用00号、0号、1号线体埋植，每周1次；后3次采用2号线体埋植，每两周一次；对照组三组穴位连续6次均采用0号线体埋植，前3次每周一次，后3次每两周一次，连续3次穴位不重复。两组各观察了30例，2个月时统计疗效，结果两组在改善单纯性肥胖症患者伴有的症状及减肥疗效方面均无统计学差异。认为埋线可以全部采用0号或00号线埋植以减轻患者痛苦。

刺激量大小还与埋线后是否产生硬结有关，初次埋线有不到5%的患者在某些穴位产生硬结，随着埋线次数增加，产生硬结的人次渐增，埋线6次后，大约50%的患者会产生硬结，硬结随患者机体不同功能状态而变大或变小，例如感冒、过度疲劳、妇女月经期等，硬结会变大，有的已经消失的硬结又再次出现，一般在1~3个月完全吸收，不吸收的硬结会以化脓形式排出体外，针眼处痕迹日久完全消失。说明肠线埋入机体后会随其新陈代谢及免疫功能状态而变化，对机体产生双向良性调节作用。数例耐受力强的患者埋2号线20余次也无硬结产生，说明刺激量更与患者的机体功能状态有关，而不只是线体粗细的问题。

1.2 善用多线和透穴增强治疗效应　临床对于需要加大刺激量又不耐受疼痛的患者采用一穴多线法，即在穴位上直刺埋入1根线体后，在针眼处滴一滴2%利多卡因，再向上、下、左、右埋入4根线体。对于需要透穴以增强治疗作用和病灶面积较大的病症，也可以一穴多线。埋线方法可以是上述一个针眼3~5根线呈爪形、扇形、十字形埋入，也可以穴位为中点用3~5cm线体呈十字形、米字形交叉埋入。

1.3 五脏俞加膈俞巧除面部色斑　黄褐斑中医又称"面尘""黧黑斑""肝斑"等，以女性多见，是临床常见病，目前中、西医均无较好的治疗方法。笔者认为黄褐斑虽表现于面部，但其实是脏腑功能失调的外在表现，所谓"有诸内必形诸外"。概言之，多由情志不遂，暴怒伤肝，思虑伤脾，惊恐伤肾致气机逆乱，气血悖逆，不能上荣于面而生褐斑。就其病机而言，主要与肝、脾、肾三脏关系密切，但肺主气，心主血，要使逆乱的气血恢复正常，治疗亦离不开心肺。又所谓"无瘀不成斑"，膈俞乃活血化瘀要穴，因此治疗选取五脏俞加膈俞，以整体调整五脏功能。脾胃为后天之本，气血生化之源，阳明经又为多气多血之经，因此取曲池、足三里、手三里、天枢、血海以行气活血。"气为血之帅",取气会膻中和气海穴,以达补气调血、气行血行作用。三阴交为肝脾肾三经之交会穴,诸穴合用,使气血调和,斑减症愈。具体治疗方法见下列典型病例。

1.4 辨证调理与局部疏通结合,减肥降脂塑形 肥胖是指由于能量摄入超过消耗,导致体内脂肪积聚过多而造成的疾病,其中无明显内分泌、代谢疾病病因可寻者,称之为单纯性肥胖症,占肥胖总数的95%,是埋线减肥的适应证。中医认为单纯性肥胖症是在内(先天禀赋)外(嗜食膏粱,嗜卧少动)因素作用下,机体脏腑气血阴阳功能失调,导致水湿、痰浊、膏脂等盛于体内所致。其发生与脾、胃、肾三脏功能失调有关,脾胃虚弱则水湿不化,酿生痰浊;胃肠腑热则食欲偏旺,水谷精微被炼成浊脂;真元不足则气不化水,凝津成痰;肝郁气滞,肝木克土而致脾虚不能运化水湿;诸因相兼,遂致痰湿浊脂滞留而形成肥胖及脂代谢紊乱。

1.4.1 辨证分型

脾虚湿阻型 肥胖,疲乏无力,肢体困重,大便溏薄,腹满纳差,脉沉细,舌苔薄腻,舌质淡红。

胃肠腑热型 肥胖,头胀头晕,消谷善饥,大便秘结,口渴喜饮,脉滑数,苔腻微黄,舌质红。

肝郁气滞型 肥胖,胸胁苦满,月经不调,失眠多梦,脉细弦,苔白或薄腻,舌质暗红。

脾肾阳虚型 肥胖,疲乏无力,腰酸腿软,五更泄,阳痿,阴寒,脉沉细无力,苔白,舌质淡红。诊断症候2~3项以上,舌、脉象基本符合者,即可诊断为该型。

1.4.2 选穴治疗 治疗以调整脾胃功能和脏腑气血阴阳为原则,选穴以辨证与辨症相结合。

主穴 ①中脘、关元、大横;②下脘、气海、天枢;③滑肉门、外陵。

辨证配穴 胃肠腑热:①胃俞、足三里;②大肠俞、上巨虚;③小肠俞、下巨虚。脾虚湿阻:①脾俞、阴陵泉;②胃俞、足三里;③心俞、三阴交。肝郁气滞:①肝俞、风市;②胆俞、阳陵泉;③膈俞、地机。脾肾阳虚:①脾俞、阴陵泉;②肾俞、阴谷;③关元俞、三阴交。

随症配穴 头晕加神庭、百会、风池;胸闷加膻中、内关、丰隆;便秘加支沟、上巨虚、腹结；便溏加水分、阴陵泉、三阴交；食欲亢进加上脘、梁丘、下巨虚；月经不调加带脉、地机、三阴交；腹部肥胖加上腹或下腹脾胃经上阿是穴；腰部肥胖加志室、带脉、风市等；臀部肥胖加白环俞、环跳、居髎等；大腿肥胖加髀关、伏兔、殷门、大腿内外侧最胖处等；上臂肥胖加肩髃、臂臑、肩髎、上臂局部最胖处等。

每次按主穴、辨证配穴、随症配穴，在腹部、背部、上肢、下肢选取10~12穴，使之成为左右、上下、前后阴阳交叉之势，连续3次穴位不重复。前3次1~2周治疗一次，以后3~4周治疗一次。

埋线同时给予饮食运动健康处方。早餐必吃，少食多餐，细嚼慢咽，不暴饮暴食，低脂、低糖、高蛋白饮食，但三者配比要适宜，无机盐、维生素供给充足，以满足机体需要。多吃含膳食纤维丰富的食品如蔬菜、水果、菌藻类及豆制品，不吃甜食、零食、油炸食物及夜宵，养成科学饮食习惯，同时据患者自身爱好及身体状况，指导其选择合适的运动，如快走、慢跑、游泳、跳绳、打乒乓球、打羽毛球等，每周3~4次，每次40min以上。

埋线疗法对各种辨证分型的肥胖都有效，尤其在改善肥胖者伴有的临床症状方面具有更好的疗效。

1.5 擅长面部埋线美容，整体调理脏腑 自2005年开展面部埋线美容及损美性疾病的治疗，主要用于面部皱纹早生、皮肤粗糙、色泽晦暗、皮肤松弛、毛孔粗大、眼袋下垂等及各种损美性疾病如黄褐斑、痤疮、化妆品过敏等的治疗，10余年治疗患者近万人次，发现面部埋线不仅具有美容作用，更有全身调节作用。

面部是手三阳经的终点，足三阳经的起点，还是任督二脉交接部位，相当于人体的末梢，具有局部和整体治疗作用。线体埋在面部皮下浅筋膜层，可以调整位于其中的汗腺、皮脂腺功能，使皮肤既不干燥，也不油腻，滑润有光泽；还可以改善面部微循环，达到活血化瘀、美白靓肤、消除痘印和色斑的效果。

总之，面部埋线美容，既可以改善皮肤粗糙、色泽晦暗、毛孔粗大、皮肤松弛、面部皱纹等以达到直接美容效果，又可以治疗损容性疾病，如黄褐斑、痤疮、化妆品过敏、眼睑下垂等，还可以治疗损容损形相关疾病如神经衰弱、过敏性鼻炎、更年期综合征等，是一种标本兼治的美容方法。

2 典型病例

病例一：单纯性肥胖

刘某，男，20岁，高中毕业学生。2009年6月16日初诊，自述：自小一直肥胖，从3年前至今体重一直在130kg左右，身高1.77米。平素食欲一般，疲乏无力，肢体困重，大便溏薄，每日1~2次，舌质淡红，舌苔薄腻，脉沉滑。内分泌科各项化验检查均正常。中医诊断：肥胖症（脾虚湿阻型）；西医诊断：单纯性肥胖。要求其治疗期间配合饮食：不饿不吃，吃则细嚼，饿则必吃，七八成饱，少食多餐，低脂、低盐、低糖、高蛋白饮食，饥饿感明显，可吃含膳食纤维丰富的食品如蔬菜、水果、菌藻类及豆制品，禁饮酒、禁吃油炸食物及夜宵，养成科学饮食习惯。自己在健身房由健身教练据其爱好及身体状况，指导选择合适的运动，每周5次左右，每次60~120min。6月16日、6月23日、6月30日来诊后依次选取下列3组主穴：①中脘、关元、大横、阴陵泉、脾俞；②下脘、气海、天枢、足三里、胃俞；③滑肉门、外陵、三阴交、心俞。前两次体重没有变化，第3次体重128kg，第4次开始隔1~2周一次，依次取上列三组主穴的同时，增加针对局部肥胖的腧穴8~10个，如腹部脾胃经上经穴梁门、关门、太乙、大巨、水道、阿是穴等，腰部肾俞、志室、带脉等，臀部承扶、白环俞、环跳等，大腿部髀关、伏兔、殷门、大腿内外侧最胖处等。连续3次穴位不重复。用9号一次性埋线针将2-0号羊肠线埋入穴位肌层，脂肪肥厚部位直接埋入脂肪层。各次就诊时的体重变化见表1。

表1 患者不同时间的体重

日期	体重	日期	体重
2009年7月14日	125kg	7月28日	122kg
8月11日	120kg	8月27日	117kg
9月12日	115kg	9月26日	112kg
10月30日	109kg	11月16日	107kg
11月30日	106kg	12月15日	103.5kg
12月31日	101.5kg		
2010年1月26日	99kg	2月25日	94kg

日期	体重	日期	体重
3月16日	90kg	4月20日	87kg
6月3日	82kg	7月20日	78kg
8月19日	76kg		

该生本来为淮海工学院大学生，8月通过飞行员体检进入南京航空航天大学学习，其后2年在南京上学，2、3个月来诊一次，体重维持在78kg左右；2013年去美国实训1年，没有埋线治疗，其母反馈体重在80kg左右；2014年毕业前往成都四川航空公司工作，体重基本维持在80kg左右。

病例二：黄褐斑

吴某，女，45岁，技术员，2014年3月5日初诊。主诉：面部长色斑近半年。鼻梁两侧、两颊、颧部对称分布黄褐色片状斑块，平摊于皮肤上，摸之不碍手。伴有月经不调，痛经，月经前1周乳房胀痛，入睡难，凌晨1~3点易醒，大便每日一行，偏干费力，舌质较红，舌苔薄白，脉弦细。中医诊断：黧黑斑（肝肾阴虚型）；西医诊断：黄褐斑。3月5日、14日、21日来诊后依次选取下列3组穴：①肝俞、肾俞、带脉、曲池、血海；②肺俞、脾俞、天枢、手三里、足三里；③心俞、膈俞、膻中、气海、支沟、三阴交。用7号一次性埋线针将4-0号羊肠线埋入穴位肌层，3次治疗后感诸症减轻。3月28日予面部埋线，选穴：印堂、阳白→鱼腰、太阳→颧髎、下关→颊车、颊车→大迎、地仓→迎香、承浆、褐斑分布区阿是穴，共20穴，用6号一次性埋线针将4-0号1.5cm PDO线体埋入穴位皮下浅筋膜层。4月11日来诊，面部皮肤明细亮白，色斑减轻，予上列第①组穴埋线，4月25日、5月10日来诊依次予上列第②③组穴埋线，其后1个月埋线一次，6月7日、7月5日、8月9日依次上列三组穴埋线，色斑逐渐减退，9月5日复予面部埋线，1个月后随访，色斑基本完全消失，临床治愈。

病例三：痤疮

杨某，女，36岁，售货员。2013年3月18日初诊，主诉：面部痤疮忽轻忽重1年余，加重1周。颜面皮肤油腻，皮疹色红，有丘疹、脓疱、结节聚集，伴宿食不消，口臭，便秘尿赤，舌红苔黄腻，脉滑数。中医诊断：

粉刺（脾胃湿热型）；西医诊断：痤疮。嘱其治疗期间清淡饮食，少食油腻、辛辣等刺激性食物，生活作息尽量规律，保持 6h 以上睡眠时间，减少痤疮诱发和加重因素。3 月 18 日、25 日，4 月 2 日依次选取下列三组穴：①曲池、丰隆、天枢、大椎、督俞、胃俞；②阴陵泉、足三里、大横、灵台、心俞、脾俞；③支沟、三阴交、中脘、关元、肺俞、膈俞。用 7 号一次性埋线针将 4 - 0 号羊肠线埋入穴位肌层，埋线后用美容火针对面部脓疱、结节点刺至痤疮基底部，再用痤疮针针尾按压排出脓液，75% 酒精棉球擦拭至针眼处脓液排净，渗出血液。3 次后偶尔有新发痤疮，诸症减轻。4 月 9 日予面部埋线，选穴：印堂、阳白→鱼腰、太阳→颧髎、下关→颊车、颊车→大迎、地仓→迎香、承浆、阿是穴（痤疮及痘印分布区）等选取 20 穴左右，用 6 号一次性埋线针将 4 - 0 号 1.5cm PDO 线体埋入穴位皮下浅筋膜层。4 月 16 日、4 月 30 日、5 月 15 日来诊后依次选取上列 3 组穴，期间几乎没有新发痤疮，痘印明显减轻，诸症缓解。7 月 9 日随访，停止治疗后没有新发痤疮，痘印几乎完全消失，诸症缓解，临床治愈。

高德荣穴位埋线理论及实践

高德荣

　　高德荣，男，生于1954年9月。现在江苏省扬州市第二人民医院中医特色针灸（埋线）科工作，任科主任。曾获"全国首家埋线医学分会副会长""北京国际杏林仁中医研究院研究员""中国特技名医""全国埋线、耳压疗法高级进修班主任""中国埋线医学领军人物""世界针灸学会联合会埋线专业委员会副会长""江苏省中医埋线分会筹备小组组长""全国养生保健指导中心首席专家"等荣誉称号，扬州市企业家摄影协会会员。1996年陆健老师至江苏省扬州市开会，他极力动员陆老师主导成立全国第一个埋线医学学会组织。1997年在世界针灸学会联合会成立十周年学术大会发表论文3篇，并应大会组委会的邀请在会上作了题为"埋线治疗类风湿关节炎疗效观察"的学术报告，受到一致赞誉。先后4次受到世界针灸学会联合会主席邓良月教授的接见和合影留念（1999年、2007年、2012年、2013年）。2000年1月应邀参加中华"百名名医"大会；2005年应邀参加中国医师协会"第二届百名医学家峰会"，并担任理事。2007年埋线治疗类风湿、胆结石、肾结石的成果被收入世界针灸学会联合会成立20周年暨国际针灸产业新技术新成果展览会继续教育项目。2012年高德荣应邀到北京中医药大学金港湾宾馆讲授埋线耳压治疗类风湿关节炎，并多次婉言谢绝了主办方"长期留下讲课"的要求，坚持扎根在临床第一线；2013年中国针灸学会主办的"埋线、耳压新技术治疗胆结石肾结石学习班"在扬州市第二人民医院举办，李维衡会长亲临讲话；2015年高德荣中医师从医40周年，治疗患者18万余人次，擅长穴位埋线、耳穴疗法、火针、拔罐、刮痧、放血等多种中医治疗方法相结合，临床综合治疗类风湿、胆结石、肾结石、头痛症、甲亢、甲减、白发、脱发、秃发、胃癌、肠癌、肌无力等疑难杂症或疑难重症，曾发表过数篇很有学术价值的论文。改良和发明了埋线针，获得了国家颁发的专利证书。

1 学术源流

高德荣中医师自幼聪明好学，博闻强识。1974 年高中毕业，1975 年自学中医针灸，1985 年拜解放军南京政治学院医院副院长、中西医结合专家杨兰绪、洪基光两位副主任医师为师，学习针灸、埋线、耳穴疗法 8 年，1989 年到中国中医科学院针灸研究所参加"第二期全国高级针灸进修班"，拜陆健教授为师学习"陆氏埋线法"。1989 年应聘到扬州市西湖医院开设针灸埋线科……40 年来他根据自己的临床实践，广泛吸取了杨兰绪、洪基光、徐笨人、程莘农、于书庄、贺普仁、田从豁、陆健、杨甲三、郭效宗、刘蕴、王本显、陈汉平、陈巩荪、朱新太等十多位专家教授的学术思想和临床经验，逐步形成了自己的特色。

2 学术思想

2.1 埋线的学术特点

协调脏腑，平衡阴阳 《灵枢·根结》谓："用针之要，在于知调。调阴与阳，精气乃光，合形与气，使神内藏。"如果患者因为内伤或外感等原因使阴阳平衡失调，出现各种疾病，那么要先辨明阴阳，选取适合的穴位来调节阴阳的偏盛或偏衰，使机体转归于"阴平阳秘"，恢复其正常的生理功能，从而达到治愈疾病的目的。

疏通经络，调节神经 《灵枢·海论》篇说："夫十二经脉者，内属于脏腑，外络于肢节。"指出了经络能沟通表里、联络上下，将人体各部的组织器官联结成一个有机的整体。根据经络与脏腑在生理、病理上相互联系，相互影响的机理，在经络循行分布路线和联系范围内选取一些腧穴，进行针刺、埋线等治疗，使经络畅通，营运有度。

补虚泻实，扶正祛邪 《素问·刺法论》说："正气存内，邪不可干。"《素问·评热病论》说："邪之所凑，其气必虚。"说明疾病的发生，是正气处于相对劣势，邪气处于相对优势而形成的。因此高老选穴注重虚者补之，实者泻之之道。扶正与祛邪，方法不同，但二者相互为用，相辅相成，既可先祛邪后扶正，又可先扶正后祛邪，或扶正与祛邪并用。一般以"扶正不留邪，祛邪不伤正"为原则，只有这样，才能取得预期的疗效。

调节机体免疫力 埋线疗法对免疫球蛋白偏低的患者有升高的作用，说明其可以提高免疫功能。高老在治疗类风湿关节炎等免疫系统疾病时，采用羊肠线埋入夹脊穴及一些健脾补肾的穴位，以调节免疫力，取得了良好的效果。

2.2 埋线的处方原则及选穴精要

高老在40年的临床实践中，广泛吸取杨兰绪、洪基光、陆健等专家教授的学术思想和临床经验，逐渐形成了自己埋线、耳穴疗法的特色。在临证时，运用望、闻、问、切四诊，根据阴阳、五行、营卫、气血等基本理论，确定病在何经何脏，再探求病机，辨别标本，然后决定宜针宜灸，应补应泻，选穴配方，进行治疗。根据《内经》"虚则补之，实则泻之；寒则留之，热则疾之；陷下则灸之，菀陈则除之，不盛不虚以经取之"等基本规律，再结合八纲辨证创立了独特的高氏针灸处方原则及选穴精要，总结了不少具有普遍指导意义的选穴原则和简便易行的选穴方法，强调辨症选穴，局部和远端结合，选穴少而精，一般3~6穴，主要选择前胸后背的穴位进行埋线疗法，均取得了很好的疗效。

在治疗胆石症时，埋线主穴选用肝俞、胆俞、脾俞、胃俞、日月、期门、中脘，辅助选穴取肺俞、膈俞、肾俞、心俞、大肠俞、巨阙、足三里、阳陵泉、天枢。同时配合耳压治疗，主穴取胰胆、肝、肾、胃、皮质下、肾上腺。加减：疼痛时，结石1cm以上者加神门或双神门对压强刺激，有妇科病者加内分泌，有心脏病者加心，有便秘者加肺、大肠。辨证选穴，埋线每次3~5穴，最多6穴，耳压每次8~10穴，最多12穴。高老治疗几千例胆结石的经验证明5~6cm的大结石反而很安全！在治疗类风湿关节炎患者时，主穴选取：督脉大椎至长强穴，两侧华佗夹脊穴，合谷透劳宫、太冲透涌泉；上肢可选肩髃、手三里、外关、阳池、养老、后溪透中渚；下肢可选环跳、风市、伏兔、鹤顶、委中、阳陵泉、阴陵泉、足三里、三阴交、太溪、悬钟、昆仑、解溪、阿是穴，经过辨证选穴，每次3~5穴，最多6穴。

在治疗尿石症时，埋线主穴选取背部三焦俞、肾俞、膀胱俞、次髎、命门，配穴可选腹部气海、关元、中极，下肢部足三里、阴陵泉、三阴交、交信、太溪、太冲，根据结石的部位选取同侧穴为主，每次3~5穴，最多6穴。

2.3 埋线手法之精髓 在使用器具方面，高老经过多年的临床实践和研究，在传统埋线针的基础上改良发明了高德荣新式埋线针（专利号：200730026760.0），其针具比传统埋线针更细，可有效地减轻进针痛感，更适合用于比较敏感的部位埋线，为更多患者所接受。所埋药线大部分选取医用羊肠线，少部分是进口线，能更好地溶解吸收，有效地避免了炎症、局部肿块的形成。在线体刺激量和疗效方面，线号越大疗效越好，疗效越长，但要根据患者的体质、年龄、性别、病程长短来使用相应的羊肠线。

在埋线手法操作上，选准穴位，在穴下 1 寸左右为进针点，常规消毒、局麻，左手持钳夹羊肠线段（1～3cm），将线中央置于进针点上，右手持穴位埋线针，缺口向下压线，以 15°～80°向上刺，在获得针感后，将线埋入穴位中，缓缓退针，针眼用高压小棉球和胶布固定，36h 即可自行揭去。

埋线疗效最好是在皮下、肌肉层，如在头面四肢等肌肉较薄的部位则可埋在皮下组织与肌层之间，肌肉丰满的地方可埋入肌层，羊肠线头不可暴露在皮肤外面。根据不同部位，掌握埋线的深度，不要伤及内脏、大血管和神经干，以免造成功能障碍和疼痛。

2.4 耳穴的联合运用 《灵枢·口问》云："耳者，宗脉之所聚也。"人体主要的和大的经脉，都会聚于耳，与五脏六腑、全身组织器官的生理功能和病理变化有直接或间接的联系。刺激耳穴，对相应的脏腑有一定的调治作用，能改善脑功能，加强内脏功能，消除炎症，利于肿瘤、消化系统、泌尿生殖系统、各种皮肤病、各种疼痛等疾病的恢复。

高老在用埋线联合耳穴压丸治疗胆石症时，在 B 超下，可以清楚地看到刺激肝、胰、胆等耳穴后，出现胆囊的收缩，胆总管蠕动加强，肝脏分泌增多，胆囊内压增高，奥狄扩约肌收缩频繁，胆汁流量增多，促使胆汁的排放和胆石的排出。

2.5 埋线疗法的优势 埋线疗法是一种综合性疗法、长效针感疗法，归根结底是中医针灸疗法的方法之一。高老在临床实践中总结出经验：埋线治疗一般腰腿痛效果比普通针刺更好更快，治疗类风湿、胆结石、肾结石亦有很好的疗效，其他方法难以替代。用埋线法治疗类风湿关节炎，其疗效亦十分显著，而且对激素替代治疗也有非常显著的作用。高老还擅长治疗白发、脱发、秃发、肌无力、中风偏瘫后遗症、失语、头痛症、胃癌、肠癌、食管癌、贲门癌等疑难杂症，均取得了满意的疗效。在治疗顽固性疾病时，使用特殊的埋线针法，使埋进去的线呈 U 形，相比一次性埋线针埋线呈一字形手法而言，其疗效可增加 3~5 倍。结合耳穴疗法，在少数患者中结合放血、拔罐、刮痧。

埋线治疗 10d 左右治疗一次，一般无须住院，减少了病员的往返时间和费用，且痛苦小、费用低，不留瘢痕，便于大力推广、应用，深受广大患者欢迎。

埋线、耳压治疗胆石症 4589 例

高德荣[1]　高德贵[1]　高　露[1]　刘晓琴[2]　杨兰绪[3]　洪基光[3]

(1. 江苏省扬州市第二人民医院针灸/埋线科；2. 甘肃省定西人民医院；
3. 解放军南京政治学院医院)

【摘要】目的：探求胆石症非手术治疗的最佳方法。方法：对 4589 例胆石症患者，采用埋线、耳压治疗后，采用 B 超复查结果。结果：愈显率达 87.6%，总有效率 97.9%。结论：埋线、耳压治疗胆石症，不仅疗效可靠，而且可保留胆囊，不但可恢复胆囊的功能，也可协调消化系统的功能，其方法值得进一步研究和推广。

【关键词】胆石症；埋线，耳压；非手术疗法

近年来，由于人们生活水平的普遍提高，饮食结构的改变，胆石症的发病率有所上升，患有胆石症的患者也在逐渐增多，笔者 20 多年来采用穴位埋线配合耳压治疗胆石症 4589 例，疗效满意，现总结如下。

1　临床资料

1.1　**一般资料**　4589 例患者均来自 1986—2008 年我院就诊的门诊患者，男性 1427 例，女性 3162 例；年龄最小 12 岁，最大 85 岁，平均 46 岁，病程最长 51 年，最短 2 年；其中合并胆囊炎患者 486 例，肝内胆管结石、胆结石、胆总管结石、胆肾结石 4103 例，一般结石 1cm 左右，最大直径 6.0cm；发作期来就诊的患者 3307 例。

1.2　**诊断标准**　参照全国医学高等院校教材《外科学》第 7 版有关诊断：①在进食油腻食物或劳累后有右上腹隐痛，或疼痛向右肩胛部和背部放射等症状；②急性发作者有腹痛伴寒战、高热甚者黄疸等；③一般右上腹部有或无压痛，急性期上腹部或右上腹部压痛明显甚者有反跳痛；④实验室检查：一般血、尿、肝功能检查未见异常，急性期可见血、尿常规异常及

肝功能部分指标异常；⑤B超检查发现胆囊内有强回声团，随体位改变而移动，其后有声影者可确诊为胆囊结石，有结石合并有肝内或肝外胆管扩张等可确诊为肝内或肝外胆总管结石。

2 治疗方法

2.1 选 穴

主穴 肝俞、胆俞、脾俞、胃俞、日月、期门、中脘。

辅助选穴 肺俞、膈俞、肾俞、心俞、大肠俞、巨阙、足三里、阳陵泉、天枢。有心脏病者加膻中、内关；有妇科病者加太冲、三阴交；贪凉、风湿、感冒、鼻炎者加合谷、外关、迎香；有牙痛者加合谷、内庭、太溪。

耳压主穴 胰胆、肝、肾、胃、皮质下、肾上腺。加减：疼痛、结石 >1cm 者加神门或双神门对压强刺激；有妇科病者加内分泌；有心脏病者加心；有便秘者加肺、大肠。

2.2 操作方法

埋线 选准穴位，在穴下 1 寸左右为进针点，常规消毒、局麻，左手持钳夹羊肠线段（1~3cm），将线中央置于进针点上，右手持穴位埋线针（高德荣新式埋线针，专利号：200730026760.0），缺口向下压线，以 15°~80° 向上刺，将线埋入穴位中，缓缓退针，针眼用高压消毒的小棉球和胶布固定，36h 即可自行揭去。

耳压 用酒精棉球消毒整个耳廓后，将较大的王不留行籽在选好的穴位上用胶布固定好。并嘱患者每天按揉多次，每次不少于 5min。耳压于埋线时间同步，左右耳可更换。

2.3 配穴原则
辨证选穴，埋线每次 3~5 穴，最多 6 穴，耳压每次 8~10 穴，最多 12 穴。一般 7~15d 埋线、耳压一次为宜。

2.4 注意事项

·埋线深度不要超过针刺的深度。

·埋线后局部有红、肿、热、痛、胀、痒、紧等感觉及现象，36h 左右达到高峰期，以后日减，这是穴位受异物刺激引起的"针感效应"，一般无须处理。

·严格无菌操作，防止感染。

·如有化脓，用埋线针刺入皮下，挤出羊肠线即可。埋线后 5d 左右应禁止剧烈运动，妇女月经期不埋线。

·耳压：按揉不可太过，防止损伤耳软骨。左右耳应更换。

3 治疗效果

3.1 治疗标准 治愈：胆石症状、体征完全消失，1 年左右经 B 超复查结石排净。显效：症状、体征完全消失，1 年左右经 B 超复查结石大部分排出。有效：症状及体征消失，1 年左右经 B 超复查结石减少。无效：2 个以上疗程治疗，症状未见缓解，亦未见结石排出。

3.2 治疗效果 4589 例中，痊愈 2997 例，占 65.3%；显效 1023 例，占 22.3%；有效 472 例，占 10.3%；无效 97 例，占 2.1%。

4 典型病例

病例一：王某某，女，66 岁，家住邗江区杭集镇，该患者于 1995 年 4 月 19 日 B 超检查报告：①胆囊内见数枚大小不等的结石光团，最大 1.9cm×2.0cm，后伴声影；②慢性血吸虫病（肝硬化）。经 15 次埋线治疗，临床治愈。2 年后又巩固治疗 5 次。8 年过去了，现年 74 岁的王老太每天早晨都能挑菜走 10 里路到杭集镇上卖菜，身体健康，每天都能吃肉、吃蛋，认识她的人都说她越活越年轻，王老太整天笑得合不拢嘴。

病例二：丁某某，女，62 岁，邗江区杨庙人。2003 年 3 月 24 日苏北人民医院 B 超检查诊断为胆囊炎、胆结石。其中一枚巨大，直径 6cm，后伴声影，这是我们 30 年来治疗的数千例胆石症中的最大结石，经埋线、耳压治疗 6 次，2003 年 5 月 29 日经 B 超检查结石缩为 4.5cm×3.0cm。

病例三：邵某某，女，48 岁，家住南京六合县某小区。患胆囊炎、胆石症 5 年，一直服用进口药"爱活胆通"，2000 年检查结石只有芝麻大，2001 年 12 月 17 日六合县人民医院 B 超检查报告：胆囊内见数枚增强光团，最大 2.8cm，后伴声影。经一次埋线、耳穴治疗，当场明显好转，下午大便淘洗就见到了 1cm 左右的结石，患者和家属非常满意。

5 体 会

由于腹腔镜微创技术的广泛应用，目前对于胆石症的治疗大多选择手术；技术和条件较好的地方，对于胆管结石的治疗，可以通过胃镜去石，而由于胆囊解剖结构的特殊性，对于胆囊结石的治疗，无论是过去的开腹手术还是现在的腹腔镜的微创手术，在治疗胆囊结石这一疾病取出胆石时，均要将胆囊进行摘除，手术治疗后，虽然去除了结石，但同时患者的胆囊也得不到保留，并且胆结石手术后的患者，由于很多原因部分患者又会发生胆管结石，这样在术后，出现了较多的并发症和后遗症，给患者造成了不同程度的痛苦。

20 世纪 80 年代前后，解放军南京政治学院医院以耳压疗法为主配合针刺、排石汤、脂餐治疗胆石症，风靡全国，为一部分胆石症患者免除了开刀之苦，但由于文化底蕴及治疗水平的差异，各家的说法不一，治疗结果也有很大的差异，致使一部分患者在耳压治疗后出现了复发，最终选择了手术。由于埋线疗法起着一种长效针感的效应，穴位埋线是通过调整机体的生理功能，激发了机体固有的抵御疾病和自我修复的能力，提高了机体的抗病力，消除了病理因素，恢复人体的正常功能，从而起到医疗和保健的作用。"耳者，宗脉之所聚也"，有资料表明，耳穴压丸刺激相应的穴位时，胆道系统运动的变化，在 B 超下，可以清楚地看到刺激肝、胰胆等耳穴后，出现胆囊收缩、胆总管和蠕动加强。耳压后，胆囊开始收缩与胆总管扩张的最佳时间为刺激耳穴后 1～5min。耳压后，肝脏分泌增多，胆囊内压增高，奥狄扩约肌收缩频繁，胆汁流量增多，促使胆汁的排放和胆石的排出，耳压等法治疗后，B 超观察，胆总管内径可扩张 1～4 倍。由于埋线疗法有长效针感的作用，埋线治疗每 7～15d 一次，解决了远途患者的治疗困难；而且不论大小结石都可以在埋线和耳压的共同作用下，在机体的生理作用中，不知不觉地溶解成粉末状或芝麻大小的结石，没有痛苦地随大便排出来。埋线后的局部微痛刺激，不仅唤醒了机体潜在的功能，还刺激了穴位本身的功能，打破了机体原有的病理状态，协同提高了机体的免疫力，疏通了经络中壅滞的气血，使气血得到调和，尤其重要的是，埋线配合耳压，在治疗过程中，不但完整地保存了患者的胆囊，而且通过治疗恢复了胆囊分泌胆汁的功能，也协调了整个消化系统的消化吸收功能，故埋线结合耳压，从根本上解决了胆石症的所有问题——去除结石，恢复胆囊分泌胆汁的功能，协调消化系统的消化吸收功能。埋线、耳压治疗后，约

85%的患者都能在治疗当天再次大便或第 2 天大便时排石。治疗后 3 ~ 5d，结石不断溶解变小，每治疗一次，在 B 超上可见结石有所缩小。

综上所述，笔者认为选择埋线、耳压这样一种微创、省时又无药物毒副作用的治疗方法，在胆石症的治疗上，不仅协调发挥了很好的治疗作用，而且此技术可操作性强、费用低，多数患者不易复发，便于大力推广应用，更利于广大患者接受，是值得探索和完善的一种治疗途径与方法，也有值得大力推广和运用的广阔前景。

穴位埋线为主治疗尿石症

高德荣¹　刘晓琴²

（1. 江苏省扬州市第二人民医院；2. 甘肃省定西人民医院）

尿石症亦称泌尿系结石，是肾结石、输尿管结石、膀胱结石和尿道结石的总称。其病变为结石形成后在泌尿系统造成局部创伤、梗阻或并发感染。临床以疼痛、血尿、小便涩痛及尿出砂石为主症，属中医"石淋"范畴。笔者 1986—2007 年，应用埋线疗法为主治疗尿石症，取得满意疗效，现报道如下。

1　资料与方法

1.1　临床资料　本组 279 例病例均来自医院门诊，年龄 19～71 岁，平均 39 岁；男性 192 例，女性 87 岁，肾结石 213 例，输尿管结石 43 例，膀胱结石 23 例。

1.2　尿石症的诊断标准　本病多由肾虚和下焦湿热引起，病位在肾、膀胱和溺窍，肾虚为本，湿热为标。腹部 X 线平片多能发现结石大小、形态和位置。排泄性尿路照影、B 型超声、膀胱镜、CT 等检查有助于临床诊断。结石合并感染时，可有尿频、尿急、尿痛，伴发急性肾盂肾炎或肾积脓（水）时，可有发热、畏寒、寒战等全身症状。双侧上尿路结石或孤肾伴输尿管结石引起完全梗阻时，可导致无尿。

1.3　疗效评定标准　参照国家中医药管理局颁布的《中医病症诊断疗效标准》中石淋的疗效评定标准。痊愈：临床症状消失，结石排出，腹平片、B 超显示结石阴影消失。有效：临床症状改善，腹平片或 B 超显示结石阴影向下移动。无效：症状无改善，腹平片、B 超显示结石阴影位置未有改变。

1.4　治疗方法

1.4.1　埋　线

　　穴位　背部：三焦俞、肾俞、膀胱俞、次髎、命门；腹部：气海、关元、中极；下肢部：足三里、阴陵泉、三阴交、交信、太溪、太冲。根据结石的部位选取同侧穴为主。

方法 选好穴位，在穴下 1 寸左右为进针点，常规消毒、局麻，左手持钳夹羊肠线段（1~3cm），将线中央置于进针点上，右手持穴位埋线针。

针具 采用高德荣研制的新式穴位埋线针（专利号 2007300267600.0），缺口向下压线，以 15°~80° 向上刺，将线埋入穴位中，缓慢退针，针眼用高压消毒的专用小棉球和胶布固定，36h 即可自行揭去。配穴原则：辨证选穴，每次 3~5 穴，最多 6 穴，一般 8~15d 埋线一次为宜。

注意事项 埋线深度不要超过针刺深度；埋线后局部有红、肿、热、痛、胀、痒、紧等感觉及现象，36h 左右达到高峰期，以后日减，这是穴位受异物刺激引起的"针感效应"，一般无须处理；严格无菌操作，防止感染。

1.4.2 **耳穴** 取肾、肾上腺、心、神门、内分泌、肝、交感、脾、肺贴环留行籽。

1.4.3 **其他疗法** 直径 1cm 以下的结石患者可适量作跳动（上、下楼梯），直径 0.5cm 以下的患者可踢毽子，增加饮水量，每天上午不少于 1000ml，下午适量，加金钱草泡茶效果更佳。不能劳累和进行强体力劳动。每年复查 1 次。

2 治疗结果

279 例中，痊愈 189 例，有效 87 例，无效 3 例，总有效率为 98.9%。

3 典型病例

病例一：俞某某，男，62 岁，江苏省高邮市临泽镇农民，1986 年经高邮市人民医院 B 超诊断为双肾结石，大小 1.8cm×1.6cm、1.7cm×1.6cm，数粒，左肾囊肿，双肾积水。经亲戚（笔者同学）介绍来我处进行埋线、耳压治疗。经过埋线 12 次，耳压 26 次（未做相关复查），一直到 73 岁去世，从未复发过。

病例二：涂某某，男，37 岁，江苏省扬州市郊区居民，扬州市郊区人民医院 2001 年 3 月 2 日 B 超报告：左肾有 0.4cm×0.4cm 小结石，并轻度积水，右肾输尿管上段扩张。经两次埋线、5 次耳压治疗后，B 超复查正常。

病例三：柏某某，女，40 岁，扬州市邗江区某卫生院护士长。2001 年 3 月 14 日 B 超报告：右肾中下盏见 0.7cm×0.4cm、0.8cm×0.4cm、0.7cm×0.5cm 的强光团后伴声影，提示右肾结石。2001 年 4 月 23 日经其患有冠心病埋线有神效的婆婆介绍来我处进行埋线、耳压治疗，经埋线 6 次、耳压 8 次治疗，临床症状消失，复查尿常规及 B 超均示正常，至今未复发。

4 讨 论

目前认为尿石症与饮食结构、水质、药物、机体代谢紊乱等有关。中医学认为尿石症属于淋病中的"石淋""血淋"范畴，多因喜食辛辣肥甘之品，酿成湿热，郁于下焦，尿液煎熬，日久则尿中杂质结为砂石，砂石损伤脉络则尿血；因砂石闭阻，气化不利，气滞不升而发为腰痛或牵涉腹痛。

关于埋线疗法：埋线疗法通过机体埋植入羊肠线，刺激相关腧穴，可促进结石蠕动，通经止痛排石，安全无副作用。

关于治疗后的相关复查：许多患者症状消失后应当进行 B 超等检查，但是多数患者往往从个人经济原因出发，不愿进行复查。然而该疗法确实可明显改善或消除尿石症的临床症状，治愈后不易复发，可为绝大多数患者免除开刀之苦。笔者认为这一方法值得大力推广，但同时其作用机制还有待各位老师和同道们进一步探讨。

穴位埋线治疗类风湿关节炎 2039 例

高德荣[1]　高德贵[1]　高 露[1]　陆 健[2]　杨兰绪[3]　洪基光[3]　田从豁[4]　晋志高[4]

（1. 江苏省扬州市第二人民医院针灸/埋线科；2. 石家庄白求恩国际和平医院；

3. 解放军南京政治学院医院；4. 中国中医科学院针灸研究所）

【摘要】 方法：对 2039 例类风湿关节炎患者，选取华佗夹脊穴、合谷、太冲、足三里、风市、阳陵泉、三阴交、太溪、外关、曲池、天井等穴位埋线治疗，结果不仅使多数患者生活自理，且使一些患者重新走上工作岗位。

【关键词】 穴位埋线；类风湿关节炎

类风湿关节炎（RA）是一种以关节病变为主的全身性自身免疫性疾病，对人体危害很大，目前在国内外仍属难治之症。我们以"埋线针埋线法"为主要方法治疗类风湿关节炎 2039 例（所有患者均经县级以上医院确诊为类风湿关节炎，经药物和多种方法治疗，效果不佳而来就诊），取得了较满意的疗效，现将治疗结果报告如下。

1　临床资料

2039 例中，男性 327 例，女性 1712 例；年龄最大的 74 岁，最小的 16 岁；病程最长 40 年，最短 6 个月。

2　治疗方法

2.1　穴位与器具

主穴　督脉大椎至长强穴；两侧华佗夹脊穴；合谷透劳宫、太冲透涌泉；上肢：肩髃、手三里、外关、阳池、养老、后溪透中渚；下肢：环跳、风市、伏兔、鹤顶、委中、阳陵泉、阴陵泉、足三里、三阴交、太溪、悬钟、昆仑、解溪；阿是穴。

埋线器具　穴位埋线针数支，止血钳数把，备用羊肠线 4 种（00 号、

0号、1号、2号)、5ml注射器数支(一次性注射器)、碘附、酒精棉球、胶布、利多卡因等。

2.2　操作方法

选准穴位　在穴下1寸左右为进针点,常规消毒、局麻,左手持钳夹羊肠线段(1～3cm),将线中央置于进针点上,右手持穴位埋线针,缺口向下压线,以15°～80°向上刺,将线埋入穴位中,缓慢退针,针眼用酒精小棉球和胶布固定,36h即可自行揭去。配穴原则:辨证选穴,每次3～5穴,最多6穴,一般8～15d埋线一次为宜。

注意事项　埋线深度不要超过针刺的深度;埋线后局部有红、肿、热、痛、胀、痒、紧等感觉及现象,36h左右到达高峰期,以后日减,这是穴位受异物刺激引起的"针感效应",一般无须处理;严格无菌操作,防止感染。

3　疗效标准

近期治愈:关节肿痛消失,功能恢复、红细胞沉降率、类风湿因子恢复正常。显效:关节肿痛基本消失,功能活动明显好转,红细胞沉降率明显下降。无效:临床症状与红细胞沉降率、类风湿因子未改变。经埋线后1年或5年做近期疗效观察。

4　治疗结果

近期治愈571例,占28%;显效795例,占39%;好转632例,占31%;无效41例,占2%,总有效率为98%。其中埋线前服用糖皮质激素治疗的有1692例,埋线治疗后完全停服者1582例,占93.5%。

5　典型病例

病例一:李某某,男,60岁,江苏省兴化市陈堡农民,1996年6月2日初诊。风湿痹痛23年,1995年加重,经兴化市人民医院诊断为类风湿关节炎,卧床3月余,病入膏肓。经埋线治疗7次后,手脚开始消肿,重新站了起来,11次埋线(135d)后能挑半担水浇菜,又埋线17次,功能明显改善,总共38次。1998年春外出打工至今,他在砖瓦厂保坯已经9年,其劳动强度远远超过正常人。

病例二：周某某，女，72 岁，江苏省扬州市西湖镇农民，1996 年 1 月 30 日初诊。主诉：双手指关节肿痛、变形、麻木 40 年。逢寒冷、风雨阴天加重，甚至起不了床，经江苏省苏北人民医院诊断为类风湿关节炎，已丧失劳动能力 40 年，服用多种药物治疗都无改变，经过埋线治疗 10 次后，能下田劳动，再经过 16 次的巩固治疗，恢复正常农田劳动，1996 年夏季可下农田拔小秧、收割菜籽。随访 4 年未复发。

病例三：郑某某，女，33 岁，江苏省泰州市农民，1995 年 3 月 20 日初诊。自诉：两手指关节肿胀疼痛、轻度变形 3 年，寒冷和阴雨天加重。经上海、南京等地医院诊断为类风湿关节炎，用多种方法治疗，效果不佳。查体：身体瘦弱，面部轻度浮肿，双手指关节和双足趾关节呈梭形肿大变形。首次埋线治疗后，其丈夫听说该病目前无法治愈，怕白花钱而要求退还已预交的治疗费。数日后，气候突变，连续 3d 阴雨，患者却不像以往那样疼痛得卧床不起，高兴地又来到我科要求继续治疗，经 6 次埋线治疗后，肿大变形的指、趾关节明显缩小，疼痛消失。继续 6 次埋线，以巩固疗效。

病例四：许某某，女，34 岁，江苏省邗江县农民，1996 年 4 月 8 日初诊。自诉：1995 年春生活不能自理，经江苏省苏北人民医院诊断为类风湿关节炎，夫妻离异，留下 7 岁的儿子给原来的丈夫抚养，回归娘家。经过 10 次埋线治疗后可以上班，第 16 次（1996 年 8 月）后基本治愈，重建家庭。又埋线两次，记 18 次，1997 年夏天割麦、栽秧，秋季割稻三亩田，并告"原来肿大变形的大小关节都明显缩小，近于常人"。

病例五：陆某某，女，23 岁，已婚，但未生育，1997 年春初诊。患有类风湿，手、面部溃烂，因多家医院治疗无效，在家中形同废人，万念俱灰，经过我科 12 次治疗而愈，随访 5 年未复发，可像正常人一样劳动。

病例六：黄某某，女，25 岁，未婚，江苏省扬州市广陵区湾头镇农民，1997 年 1 月 3 日初诊。双手指、腕、双足趾等关节轻度肿大变形，晨僵 6 月余，活动受限，经扬州市第一人民医院检查为类风湿因子阳性，服用糖皮质激素药物，效果差，经人介绍来我科要求埋线治疗。共埋线治疗 9 次而愈，经扬州市第一人民医院复查：类风湿因子转阴。停服一切药物，恢复正常生活、劳动，2005 年 8 月，已结婚生子，孩子 5 岁。经扬州市医学检验中心再次检查：类风湿因子（－）。

6 体 会

以"埋线针埋线法"为主，治疗类风湿关节炎疗效显著，而且对激素替代治疗的患者也有非常显著的作用。由于 10d 左右治疗一次，一般无须住院，减少了病员的往返时间和费用，且痛苦小、费用低，不留瘢痕，便于大力推广、应用，深受广大患者欢迎。

埋线治疗面瘫的疗效观察

高 静

（陕西省西安市周至县中医医院针灸科）

【摘要】 目的：观察埋线治疗面瘫急性期的疗效。方法：治疗组采用埋线治疗，对照组用普通针刺。结果：治疗组总有效率为100%，对照组总有效率为95%，两组间差异具有显著意义（$P < 0.05$）。结论：本方法对面瘫有舒通经络、利水消肿、调节气血、加速面瘫恢复的作用。

【关键词】 面神经炎；针刺疗法；埋线疗法

1 资料与方法

1.1 一般资料 76例患者均为我院针灸科住院患者，按就诊顺序随机分为治疗组和对照组。治疗组38例，男性20例，女性18例；年龄最小12岁，最大65岁；发病后7～14d。对照组38例，男性20例，女性18例；年龄最小15岁，最大69岁，发病7～14d。

1.2 诊断标准 参照《临床常见疾病诊断标准》中面瘫诊断标准。以口眼㖞斜为主要症状，患侧睑裂扩大，眼睑闭合不全，患侧额纹消失，鼻唇沟变浅，口角歪向健侧，部分患者患侧耳后乳突处阿是穴压痛（＋）。

1.3 纳入标准 凡符合上述标准，并在急性期（病程≤7d）来我科就诊的患者，经确诊为面瘫者均可纳入本研究范畴。排除孕妇，心功能不全，有出血倾向，2型糖尿病并发肝、肾功能不全等严重并发症，以及依从性不好的患者。

1.4 治疗方法

1.4.1 急性期治疗方案 治疗组（病程≤7d），前2次每10d埋线一次，根据病情选穴埋线，直到痊愈为止。治疗方法如下：取患侧C2、C3横突关节（左右各取一穴），患者俯伏坐位（或俯卧位），用艾尔碘消毒上述部位，先用当归注射液 2ml + 生理盐水 10ml + 利多卡因 1ml 在 C2、C3 横突关节穴位注射，用镊子夹出 3 – 0 号羊肠线 1.5cm（已提前备好），穿入 9 号埋线针孔（退后推柄），用左手定位 C2、C3 棘突间隙，右手持埋线针迅速进入皮下，然后缓慢进入 C2、C3 横突关节，到达关节面，迅速推线出针，用消毒棉签按压针孔，无出血，用创可贴贴敷针孔。风门穴：T2 ~ T3 棘突间隙（单侧选穴），左手定位，右手持针，针尖斜向椎板，到达骨面推线出针，创可贴固定。关元穴：用艾尔碘消毒，左手捏住肚皮，右手迅速进针，让患者鼓气，针尖达到腹部脂肪和肌肉之间推线出针，用消毒棉签按压针孔，无出血，用创可贴贴敷针孔。足三里（单侧选穴）：用艾尔碘消毒，左手定位，右手持针，针尖到骨面推线出针，用消毒棉签按压针孔，无出血，用创可贴贴敷针孔。

对照组急性期 7d 内给予口服糖皮质激素，一般用强的松 30mg，每天 1 次,3d 后减量，每 2d 减量 10mg，用药时间 7 ~ 14d。

1.4.2　恢复期治疗方案　治疗组继续埋线，对照组用常规针刺。

对照组选穴：阳白、地仓、颊车、四白、颧髎、牵正、翳风、合谷、足三里等。面部穴位取患侧，四肢双侧均选穴，选准穴位后，用 75% 酒精常规消毒，用 0.18mm 毫针快速进针并促其得气，以轻刺、浅刺为主。以上治疗每天 1 次，10 次为一个疗程，疗程满后休息 3 ~ 5d，再行第 2 个疗程治疗，治疗两个疗程后统计疗效。

1.5　疗效标准　依据《中医病症诊断疗效标准》拟定疗效标准。痊愈：症状完全消失，表情自如，谈笑时无口眼㖞斜，面部无异常感觉，饮食正常；显效：面部静观基本无异常，做极度鼓腮露齿动作有轻微口歪；有效：症状较前好转，但额纹不对称，谈笑时仍有明显口眼㖞斜症状；无效：症状无改善。

2　治疗结果

治疗组 38 例，痊愈 29 例、显效 5 例，有效 4 例，总有效率 100%；对照组 38 例，痊愈 21 例、显效 5 例，有效 10 例，无效 2 例，总有效率 95%。治疗组明显优于对照组（$P < 0.05$），两组间有明显差异。

3 典型病例

罗某某，男，55岁，2016年3月21日初诊。主诉：左侧面部口眼㖞斜2d，自述2d前受凉后出现左侧面部活动不灵活，左眼流泪，刷牙漏水，吃饭夹食，遂到我科诊治，查体：左眼闭合不全，露睛约3mm，左侧额纹消失，左鼻唇沟变浅，示齿口角向右歪斜，人中沟右偏，诊断：周围性面神经麻痹（左）。应用以上方法急性期埋线，10d后痊愈。

4 讨 论

面瘫，现代医学称"周围性面神经麻痹"，认为多由于茎乳突内面神经非特异性炎症所引起，面部受凉或上呼吸道感染后发病，茎乳突内的面神经急性病毒感染和水肿致使神经受压，或局部血液循环障碍而产生面神经麻痹，出现一侧面部表情肌瘫痪症状。治疗上，西医应用糖皮质激素，急性炎症应用糖皮质激素具有抗炎及抗过敏作用，但其副作用和不良作用较大，可诱发神经精神症状，以及消化系统溃疡、骨质疏松。生长发育受抑制，并发和加重感染，故在治疗疾病的同时，对身体带来较大的负面影响。中医认为面瘫是由于正气不足，脉络空虚卫外不固，风寒或风热之邪侵犯阳明、少阳经脉致经气阻滞、经脉失养、筋肉纵缓不收所致。C2、C3颈神经分支出的枕小神经支配乳突部位和枕部外侧的皮肤，相当于风池、风府穴区域，耳大神经起自C3神经，支配腮腺部及耳后、耳廓部位的皮肤，相当于翳风穴区域，面神经主干穿过腮腺后分为5支，从中医角度来讲"三风"具有很强的祛风通络作用，从神经分布角度来讲，经过神经的传导刺激作用，让水肿、损伤的面神经得以脱水修复，增加关元、足三里是从先天之本和后天之本角度来调理身体的正气、增强免疫力，正气盛邪不可干也，所以面神经炎能很快得以治愈。

弓弦与网眼学说的构建和解构及颈源性疾病临床治疗的机制解析

陈明涛

（河南省新密市针刀医学研究所）

　　陈明涛，男，1947年6月出生于河南省新密市。中西医结合骨伤科主任医师，现任郑州中康医院教学科研处主任兼微创颈腰膝痛治疗中心主任、郑州市康复医学科学研究所副所长、河南省新密市针刀医学研究所所长、陈明涛针刀埋线专业传承工作室终身指导教师。

　　学术地位：北京中医慢性病防治产业发展促进会针刀埋线专业委员会副主任委员、中国针灸学会埋线专业委员会顾问、中国民族医药学会针刀医学分会常务理事、中国骨伤微创水针刀学术委员会副会长、中华中医药学会针刀医学及外治分会常务委员、世界中医药学会联合会针刀专业委员会和疼痛康复专业委员会常务理事、北京汉章针刀医学研究院特聘教授和学术委员会副主任委员、河南省针刀医学临床进修科研基地主任、北京中针埋线医学研究院专业委员会副主任委员、全国颈肩腰腿痛研究会及河南分会常务理事、河南省针刀医学专业委员会常务委员及专家组成员、河南省残疾人康复协会社区康复专业委员会常务委员、陈明涛"五联疗法"培训网技术总监。

　　早年从师：1970年7月参加中国人民解放军举办的"新医疗法"培训班，师从中国人民解放军106医院军医郭述苏教授，学习内容有"长针深刺透穴的新针疗法"和"穴位穿线疗法"；1991年春，师从北京中医药大学针刀医学发明人朱汉章教授，学习针刀医学，由此步入针刀医学的医、教、研漫漫之路；1993年8月毕业于天津中华针灸进修学院出国人员高级专修班；1994夏师从西安医科大学黄枢教授（现任中华中医药学会外治分会主任委员、北京黄枢中医医院院长）学习针法微型外科学；1998年师从上海软组织外科学创始人宣蛰人教授学习银质针疗法，深入系统地学习了软组织外科学理论，成功实现了将针刀医学的动态平衡失调理论和软组织外科学的无菌炎症致痛学说有机结合，从病因入手，根本上解决了经一般药物和物理疗法难以奏效，需经外科松解手术才能治愈的骨伤科顽固性疼痛病症；2000 年 4 月学习研究了"心天排瘀疗法"；2004 年 10 月引进国外脊柱矫正手法技术。自此将以上方法整合为一体，形成"陈氏五联疗法"，即"针刀、银质针、穴位埋线、刺络排瘀、脊柱矫正术"。取长补短，强强联合，并引进射频、臭氧等现代设备疗法，发挥更佳的微创临床疗效。并实行承诺服务："针刀疗法，封顶收费，签约治疗，无效退款，三年复发、再治免费"，这一新概念符合深化医改各项政策签约服务项目。1991 年至今已诊治患者 10 万余人次，并取得了令人满意的疗效。

学术荣誉：1997 年 10 月 1 日，入编原卫生部崔月犁部长题字的"中国著名特色医师"大型辞书并获铜匾；2010 年度获"中国针刀名家最具影响力大奖"；2012 年 2 月入选《新密市名老中医经验选编》一书并任副主编；2012 年 6 月入选郑州市卫生局主编的《郑州市中医良医良方》一书；2015 年 4 月获"汉章针刀名人奖"；2016 年 1 月入编王西林主编中共新密市委史志办公室《郑州市乡镇（街道）图书丛书新密市乡镇图志》人物篇；2016 年 2 月入编孙文善主编的《中华埋线百家名医精萃》。

科研项目和发明专利：创研"陈氏点穴通经理筋术""陈氏拆骨易筋整脊术""针刀骨减压应用术""多功能腰椎复位床"的应用；发明了系列埋线针刀、银针刀、骨减压针、植药针刀、拨筋针、剑形针刀、斜刃针刀等系列针刀器械和润肠通结药油及热塌散等，获国家发明专利 20 项。

出版专著：编著《针刀治疗膝痛病》，与杨才德教授等共同编著《针刀治疗疑难病》《陈氏异型针与刀疗法》《疼痛疾病中医特效疗法》，参编新世纪高等中医药院校创新教材《穴位埋线疗法》任第一副主编，与杨才德教授共同任《穴位埋线系列丛书》（10 本）总主编，主编《穴位埋线治疗颈肩腰腿痛》，参编《新编针灸经穴歌诀》并任副主编。

学术活动： 先后在国内外杂志上发表论文 36 篇，出席国际和全国性学术会议 30 余次，发言交流 20 余次；专题讲座百余次，现场试教 30 余次；《针刀治疗膝痛病间隔时间的实验报告》一文，在 2004 年世界中医药学会联合会针刀专业委员会成立大会上宣读并获奖，首次提出在针刀治疗膝关节病时无须频繁操作，应间隔两周治疗一次，可让人体自我修复的潜能发挥作用，被同道认可，并经临床验证；已带教针刀埋线专业医生 300 余人，参与办班培训针刀埋线医师 3000 余人。

对针刀医学和埋线行业的贡献： ①发明了"系列埋线针刀"（国家专利号：201610094906.3；外观专利号：201630047199.3），解决了原有的埋线针刀不显刃口方向的问题，有了方向性，进行刺、切、松解会更有针对性，不但提高了埋线针的刺激和松解作用，而且又增强了刺切部位的准确性及康复程度，更能达到松解作用，配上线体植入的理化作用，明显减少了针刀治疗的次数，使埋线针和针刀两种工具对施治病种的真正结合，使埋线疗法和针刀疗法相结合方案又一次得到了拓展和提高。②原创性提出"埋线针刀实施关节置换替代术"的新概念，使已达置换程度的膝关节和股骨头坏死病变有了新的治疗方法。除外关节完全坏死和融合者，均可通过埋线针刀标准化、规范化、系统和足时治疗，能达到症状、体征消失或改善，影像趋于正常和病理逆转的理想疗效。使患者避免了置换关节的痛苦，减轻了医疗费用的重负，节省了国家医保和农合的大量资金。由于该技术置于自体的康复，消除了关节翻修的顾虑，该论文在世界中医药学会联合会针刀专业委员会第三届（成都）学术交流会上宣读并获得优秀论文奖。带徒培训针刀医师 300 余人，参与办班培训针刀埋线医师 3000 余人。③探索了寰枢椎位置异常引起的一系列颈源性疾病，如寰枕间隙消失，寰椎前倾、后仰、侧倾和水平位旋转，寰枕后肌筋膜产生挛缩、粘连、瘢痕及轻度钙化的病理现象，即可引起通过此处的交感神经受刺激和椎动脉段变扁或狭窄，使供脑血量明显减少，造成顽固持久的慢性脑供血不足的多种病症和复杂的临床症状，进而引起脑梗死、脑萎缩、血管性痴呆、帕金森病、高血压、头面五官病症及心律失常等慢性疑难病症。这类疾病，中西医药物均解除不了发病原因而成为国内外医学治疗学上的老大难问题。确诊之后，采用埋线针刀颈部辨位施刀术结合术后陈氏颈椎矫正术，可从根本上解除神经受刺激和寰枕间隙狭窄及椎体位置异常，从而验证了颈部整体松解术微创治疗，能消除大部分颈源性疑难病症的痛苦和顾虑，将开放性手术病种转变为闭合性手术病种。

主要特长：对各型颈椎病、顽固肩周炎、腰椎间盘突出症、强直性脊柱炎、腰椎管狭窄症、腰椎滑脱、股骨头坏死、膝关节骨性关节炎、小儿痉挛性脑瘫直足症等疑难杂症的治疗取得了良好的疗效；另外对颈源性三叉神经痛、椎－基底动脉供血不足、癫痫、过敏性鼻炎、咽炎、气管炎、心动过缓、高血压病、失眠、偏头痛等脊柱相关类疾病的治疗亦取得了良好的效果。

1 概 述

自朱汉章教授关门弟子张天民教授提出人体弓弦力学解剖系统及疾病病理构架的网眼理论已 5 年有余。笔者对弓弦力学原理和网眼理论学说的机制作了清晰描述，后续的研究都参照弓弦力学解剖系统及网眼理论进行评价。因此，对这一学说的讨论能够为目前针刀医学基础理论的发展奠定良好的基础，为针刀医学基础领域的发展提供了一个视窗。国家中医药管理局教材办公室，关于启动编写"全国中医药行业高等教育十二五规划教材"的通知发出后，各院校积极响应，教学名师、优秀学科带头人，均积极申报参加。在公开招标、公平竞争、公正遴选主编原则的情况下，朱汉章教授的三位优秀学生郭长青、吴绪平和张天民教授在众多竞争中被选中和承担针刀医学全套教材的主编。自此，这套教材的所有理论和临床经验全部纳入了"十二五规划教材"中。其中弓弦与网眼学说既是针刀医学系列规划教材中的基础入门课程，又是针刀医学理论体系学习中最重要的课程，将对临床医生和在校大学生系统掌握针刀医学的基础理论知识，进一步学习针刀医学打下良好的基础。埋线领域有一部分同行已认识到针刀与埋线的理论基础都来源于中医学，针刀和埋线、理论与工具的结合是顺理成章的，强强联合、互补有缺是我们这代人的必走之路。因此，我们针刀和埋线领域的同行和专家对此必须有深刻认识。

对慢性软组织损伤的动态平衡失调和骨质增生的力平衡失调的研究，为我们描绘出了清淅的基础框架，教材中将弓弦力学解剖系统比喻为一副完整的弓箭，由弓、弦和箭三部分组成。弓与弦的连接处称之为弓弦结合部，一副完整弓弦的力学构架是在弦的牵拉条件下，使弓按照弦的拉力形成一个闭合的弓弦力学解剖系统。弦相当于物理学的柔体物质，主要承受拉力的影响；弓相当于物理学的刚体物质，主要承受压力的影响。射箭时的力学构架是在弦的拉力作用下，使弓随弦的拉力方向产生形变，最后将箭射出。弓弦力学系统学说推动了此后针刀医学理论和埋线领域的研究和发展。

2 早期研究

弓弦力学解剖系统学说的研究始于朱汉章教授对针刀医学的研究工作，研究的重要结论是动态平衡失调和力平衡失调，人类在逐渐进化过程中，各骨骼与软组织的连结方式类似弓箭形状的力学系统，张天民教授将其命名为人体弓弦力学解剖系统。人体弓弦力学解剖系统分为四类，即四肢弓弦力学解剖系统、脊柱弓弦力学解剖系统、脊－肢弓弦力学解剖系统和内脏弓弦力学解剖系统，每个系统由多个单关节弓弦力学解剖系统组成。

2.1 单关节弓弦力学解剖系统

静态弓弦力学解剖单元　一个静态弓弦力学解剖单元由弓和弦两部分组成，弓为连续关节两端的骨骼；弦为附着在关节周围的关节囊、韧带与筋膜，关节囊、韧带与筋膜在骨骼的附着处称为弓弦结合部。由于关节囊、韧带及筋膜本身没有主动收缩功能，它们的作用是保持关节正常的对合面，同时又维持关节稳定性，所以，静态弓弦力学解剖单元是维持人体正常姿势的固定装置。

动态弓弦力学解剖单元　动态弓弦力学解剖单元是由静态弓弦力学解剖单元及超关节附着的骨骼肌构成的，骨骼肌在骨面的附着处称为弓弦结合部。由于动态弓弦力学单元以肌肉为动力，以骨骼为杠杆，是骨杠杆系统的力学解剖结构。骨骼肌有主动收缩功能，所以动态弓弦力学单元是骨关节产生主动运动的力学解剖学基础。

人体弓弦力学解剖系统是物理学力学原理在人体骨关节与软组织之间

的具体表现形式，是人体运动系统的力学解剖结构，它的基本单位是关节。由于人体骨关节周围软组织起止点均不同，在同一部位的骨骼上可以有一个或者多个肌肉、韧带的起止点。同一部位的肌肉韧带可止于不同的骨骼，起于不同骨骼的多条肌肉、韧带等软组织也可止于同一骨骼；各部分的弓弦力学解剖单元相互交叉，形成人体整体弓弦力学解剖系统。

脊柱弓弦力学解剖系统在维持脊柱的生理曲度中具有重要意义，脊柱前、后面软组织损伤是引起脊柱生理变化的始发原因。脊－肢弓弦力学解剖系统找到了脊柱与四肢的力学传导的路径，从力学层面实现了脊柱与四肢的统一。

动、静态弓弦力学解剖单元的关系可归纳为四点，即动中有静，静中有动，动静结合，平衡功能。弓弦力学解剖系统组成部分的慢性损伤，必然引起弓弦结合部受力异常。在弓弦力学解剖系统中，应力集中的部位首先是弓弦结合部即软组织的起止点，其次是弦，即软组织的行经路线，最后是弓即骨关节。这就是为什么骨关节周围的软组织损伤在临床上最为多见，其次才是软组织行经路线的损伤，最后是骨关节本身的损伤，如骨质增生、创伤性关节炎及骨性关节炎等。

2.2 弓弦力学解剖系统的意义 弓弦力学解剖系统的创立，阐明了慢性软组织损伤及骨质增生等临床疑难杂症的病理机制和疾病的病理构架，完善和补充了针刀医学基础理论，将针刀治疗从"以痛为腧"的病变点治疗提升到对疾病整体网络状病理构架的治疗高度上来，解决了针刀治疗有效率高、治愈率低的问题，为针刀治愈困扰全人类健康的慢性软组织损伤性疾病、骨质增生性疾病提供了理论基础。

张天民教授认为，过去所倡导的动态平衡失调和力平衡失调只是功能状态，而针刀治疗的是人体的解剖结构，换言之，针刀治疗缺乏解剖结构与疾病病因病理的内在联系。因此在治疗时必须搞清楚针刀诊疗与人体功能平衡之间的物质基础，为此提出了人体弓弦力学解剖系统。根据弓弦力学解剖系统，认识骨和软组织之间的力学变化关系，神经、血管在骨关节周围及软组织中的行经路线，重新认识慢性软组织损伤性疾病、骨质增生症的病因病理学认识及脊柱相关疾病所引起的多系统、多器官病变的原理。

慢性软组织损伤及骨质增生的根本病因是弓弦力学解剖系统力平衡失调 任何疾病的发生、发展必然有其解剖形态学基础，各种原因引起人体相关弓弦力学系统解剖结构的形态变化，必然引起了弓弦力学解剖系统力平衡失调，才导致慢性软组织损伤性疾病。张天民教授把这种关系归纳为"不正不平，不平则病"。

不正的表现形式 不正指在各种致病因素，如暴力性损伤、积累性损伤、隐蔽性损伤及情绪性损伤等，引起相关的弓弦力学解剖系统受力异常，最终导致弓弦力学解剖系统的组成部分（骨与软组织）形态结构改变，失去正常位置，称为不正。形态学改变如下：

·软组织的形态结构改变，在弓弦结合部（软组织在骨面的附着处）及弦的行经路线（关节囊、韧带、筋膜及肌肉等软组织的走行路线）出现粘连、瘢痕、挛缩、硬节、条索、硬化和钙化等。

·单关节弓弦力学解剖系统主要负责四肢的骨关节力学传导，故它受损后的形态学改变为四肢关节的微小错位，骨质增生，严重的患者表现为关节畸形。

·脊柱弓弦力学解剖系统主要负责脊柱的力学传导，故它受损后的形态学改变为脊柱生理曲度的变化，脊柱各关节在矢状面、冠状面和水平面出现单一或多向性的错位、骨质增生及椎间盘移位等。

·脊-肢弓弦力学解剖系统主要负责脊柱与四肢的力学传导，故它受损后的形态学改变表现：一是脊柱弓弦力学解剖系统受损后的形态学改变，二是四肢弓弦力学解剖系统受损后的形态学改变，如强直性脊柱炎、类风湿关节炎和扭转痉挛等疾病的骨关节畸形。

以上解剖结构的形态学改变可以通过临床物理检查、影像学及显微镜下获得。

不平则病 不平有浅、深两层意义：一是指在不正的情况下，受损的软组织和骨关节的功能在一定限度内可以由邻近的软组织或骨关节代偿，此时临床症状和体征可仅有轻微表现，甚至无临床表现；二是指弓弦力学解剖系统的形态结构异常（不正）超过了人体自我修复和自我调节的极限，破坏了人体的力平衡，导致受损软组织和骨关节的功能异常，卡压行经于弦（软组织）之间的神经、血管，引起各种复杂的症状和体征。这种是由于弓弦力学解剖系统的形态结构异常（不正）导致其受损弓弦力学解剖系统的功能障碍，引起人体力平衡失调称为不平。

3 网眼学说

慢性软组织损伤及骨质增生的根本病因是弓弦力学解剖系统力平衡失调，在此基础上，张天民教授提出了关于慢性软组织损伤及骨质增生的病理构架学说，即网眼理论。网眼理论认为，慢性软组织损伤不是一个点的病变，而是以点成线、以线成面、以面成体的立体网络状病理构架，这个病理构架的解剖学基础就是人体弓弦力学解剖系统。可以将它形象地比喻为一张渔网，渔网的各个结点就是弓弦结合部，是软组织在骨骼的附着点，是粘连、瘢痕、挛缩最集中病变最重的部位，换言之，它是慢性软组织损伤病变的关键部位；连结各个结点的网线就是弦的行经路线。

通过对慢性软组织损伤的病理构架分析，可知：

·慢性软组织损伤是一种人体自我代偿性疾病，是人体在修复损伤软组织过程中所形成的病理变化，骨质增生是慢性软组织损伤在骨关节周围的特殊表现形式。人体的自我修复、自我代偿是内因，损伤是外因，外因必须通过内因才能起作用，针刀和线体的作用只是帮助人体进行自我修复、自我代偿，所以说针刀和埋线治疗是一种扶正的治疗。

·慢性软组织损伤的病理过程是以"点—线—面—体"的形式所形成的立体网络状病理构架，其形态学基础是人体弓弦力学解剖系统。慢性软组织损伤后，该软组织起、止点即弓弦结合部的粘连、瘢痕、挛缩，就会影响在此处附着的其他软组织，通过这些组织的行经路线即弦的走行路线向周围发展辐射，最终在损伤组织内部、损伤组织周围，以及损伤部位与相邻组织之间形成立体网状的粘连、瘢痕，导致弓弦力学解剖系统形态结构异常，影响了相关弓弦力学解剖系统的功能，即由不平引起不正。

·根据慢性软组织损伤的网眼理论，针刀埋线整体治疗也应通过点、线、面和体进行整体治疗，破坏疾病的整体病理网络状病理构架。针刀埋线治疗是以恢复生理功能为最终目的的治疗，而不是仅以止痛作为治疗的目标。

·网眼理论将中医宏观的整体理念与西医微观的局部理念结合起来，

既从整体上去理解疾病的发生、发展，又从具体的病变点对疾病进行量化分析，对于制定针刀埋线治疗慢性软组织损伤性疾病和骨质增生症的整体思路，确定针刀埋线治疗的部位、针刀埋线疗程及针刀埋线术后手法操作都具有积极的临床指导意义。

·根据慢性软组织损伤的病理构架所提出的网眼理论，将针刀埋线治疗从"以痛为腧"的病变点治疗提高到对疾病整体网络状病理构架治疗的高度上来，将治疗目的明确为扶正调平，对于制定针刀埋线治疗的整体思路以及确定针刀埋线治疗的部位、针刀埋线术后手法操作都具有积极的临床指导意义。

4 颈源性疾病临床治疗的机制解析

采用弓弦力学解剖系统和网眼理论指导临床治疗已被验证符合实际，并广为认可。本文仅从颈源性疾病颈椎方面的病症治疗举例如下：应用针刀埋线整体松解术在异病同治的原则下，对不同颈源性疾病采用颈椎大"T"形等系列整体松解术式，治愈了以下不同类型的颈源性疾病，均取得了症状消失、体征改善的效果，影像在治疗前后的对比发生了明显的变化，从而进一步验证了弓弦力学解剖系统和网眼理论的正确性和实用性。现将本组不同的颈源性疾病治疗前后的影像对比报告如下。

病例一：于某某，女，56岁，职员。因阵发性眩晕伴呕吐，于2013年8月14日急诊来我院治疗。诊断为寰椎水平旋转移位引起的顽固性眩晕，治疗前后影像对比，CT扫描轴位片显示治疗前后对比。

病例二：吕某某，女，38岁，职员。因头晕头痛于2013年6月13日而来诊。诊断为寰椎左侧倾移位，引起高血压，治疗前后影像对比。

病例三：袁某某，男，干部。诊断为颈椎生理曲度变直且反张引起的顽固性高血压。多方治疗无效于2013年1月8日来院就诊，当时血压180/110mmHg，头晕、头痛、恶心欲吐。

病例四：丁某某，女，34岁，电厂工人。颈椎曲度过大伴椎体移位、关节失稳引起顽固性过敏性鼻炎、咽炎、气管炎10年。多方治疗并行手术摘除下鼻甲两次，只能维持数月即复发，2005年10月19日来院接受针刀埋线治疗，经采用颈椎大"T"形埋线针刀整体松解术和手法矫正后，颈椎生理曲度恢复正常。治愈了 10 年的顽固病症。至 2014 年 11 月 19 日已 9 年未再复发。

病例五：王某某，男，56 岁，新密市某单位干部。主诉：头晕、头痛、血压增高伴颈肩困痛，间断发作 8 年。症见：腰椎酸困、嗜睡困倦，记忆力减退 5 年，多方治疗无效于 2009 年 11 月 28 日而来诊。查体：血压 160/100mmHg，颈椎六功能检查（+），枕下凹消失，双项下线、双 C1 横突、项韧带僵硬压痛明显；腰椎六项功能检查（+），腰椎挺腹试验（+），双下肢抬高试验左 60°（+），右 40°（+）。X 线显示：颈椎生理曲度变直伴寰枕间隙消失，项韧带钙化及腰椎曲度变直和右腰部肌肉密度增高。TCD 显示：椎 - 基底动脉供血不足。腰椎 CT 扫描显示：L4/5、L5/S1 椎间盘变性并突出。传统诊断：颈椎间盘突出症合并腰椎间盘突出症。针刀医学诊断：颈腰综合征合并颈源性脑供血不足。治疗原则：颈腰综合征急则治其标，缓则治其本，本例先治颈后治腰。治疗方法：①针刀埋线颈椎大"T"形系列整体松解术。②针刀埋线腰椎"回"字形整体松解术。③多功能腰椎复位床，颈腰椎调曲治疗术配合手法拆骨易筋整脊术。④陈氏热塌散颈腰部热敷治疗。2013 年 4 月 13 日 TCD 检查显示：椎基底动脉血流速度显示 36.6cm/s。

病例六：姜某某，男，45 岁，司机。头颈部酸困、疲乏伴右侧头晕痛麻如蚁走感间断发作 4 年，加重 1 个月。于 2015 年 9 月 8 日前来就诊。查体：血压 130/80mmHg，压顶试验（+），牵张试验（+），寰枕筋膜、双向下线、双 C1 横突压痛右（+）、左（-）。MRI 扫描：C4/5、C5/6 椎间盘突出。DR 片显示：张口位显示寰枢椎水平右摆。诊断：颈源性头痛。治疗：埋线针刀颈部小"T"形整体松解术，术后手法悬吊牵引下寰枢椎复位术。每周 1 次，连续 3 周后症状消失，影像显示基本复位。

病例七：申某某，女，63 岁，财会专业。因头晕、恶心、闷气、颈项僵硬不适间断发作 2 年，加重 1 周，入当地医保医院。采用口服药物和输液治疗 2 周效果欠佳。于 2013 年 4 月 21 日来诊。查体：压头旋颈试验阳性。颈椎 DR 片显示：生理曲度尚可，寰枕间隙消失，项韧带密变增高，C3、C4、C5、C6 椎体及后缘增生，寰椎后结节前显现椭圆形孔环，环影左略粗于右。诊断：颈源性头晕。治疗：采用埋线针刀小"T"形颈椎整体松解术后配合手法颈椎矫正术治疗 3 次而获康复，至今 3 年无复发。

病例八：张某某，女，40岁，职员。阵发性右面颊搐搦不适2年余，加重1个月。2年前头颈部不适并常发生上肢瞬间突然无力、麻木，渐觉右面颊感觉明显搐搦难忍，曾在省、市、县级多家医院诊治，采用针灸、电疗、膏药外贴，割治和中西药物内服、外用等方法治疗没有间断过，每种方法都会减轻一段时间，有些方法根本无效。近1个月来病情逐渐加重，有病友介绍来我院接受针刀治疗。MR1扫描显示：C3/4、C4/5、C5/6、C6/7椎间盘变性并突出，硬膜囊受压。DR－X线侧位片显示：寰椎仰旋位，寰齿间隙上窄下宽，寰椎后结节与枢椎棘突较接近。诊断：颈源性面部搐搦症。治疗：采用9号埋线针刀，于颈部大"T"形整体松解术，颈部横线上分排5个点，竖线从C3~C7每个棘突定一点，横竖共10个点。采用2%利多卡因每点1ml局麻。各点均刺切到骨面后，再提起针刀提插刺切变硬挛缩的肌肉至松散感时，留线出针。2周后进行第2次埋线针刀治疗，选点：寰椎后结节下沿和枢椎棘突上沿点，采用"汉章4号针刀"刺切到骨面后，提起针刀刃至硬韧组织层，刺切松解至有松散感时出刀，创可贴固定针口。手法：患者坐位，医者立于患者左侧后位，左手推扶患者下颏，右手拇指顶推寰椎后结节，余指扶持患者右枕颈部，双手同时相挟上提颈部，右拇指顶推同时发力于寰椎后结节，指端感觉寰椎结节上移成功。二次治疗后症状消失。复查颈椎侧位片显示：寰椎已复位，寰齿间隙上下宽窄对称。

5 讨 论

以上为不同类型的颈源性疾病治疗前后影像变化的机制解析。该群患者具有肌型、神经根型、椎动脉型、交感型等疾病临床表现。符合针刀医学颈椎病新分型的项韧带挛缩型、椎枕肌损伤型、寰枢关节移位型、寰椎仰旋型、钩椎关节移位型、颈腰椎综合征等病的临床表现和影像资料的证据。各个患者的颈椎病，都有典型治疗前后的影像资料，治疗后均取得了影像恢复常态和症状、体征改善的确证。我们对本群患者进行了准确地辨位埋线针刀治疗。对混合型颈腰椎病、寰椎水平旋转移位型顽固眩晕，对寰椎侧倾和颈椎生理曲度变直和反弓引起的顽固性高血压病，对颈椎曲度过大引发的顽固性过敏性鼻炎、咽炎、气管炎10年之久的患者，对寰椎仰旋引起的面部顽固搐搦症等，分别采取了各种颈椎病的辨位施术方法，且校有访 5～10 年颈、腰椎影像均保持常态，症状、体征消失，展示了埋线针刀疗法稳固的奇特疗效。

根据该群患者的临床表现和影像学检查资料分析，患者均属于长期积累性损伤，使颈、腰椎后面和侧面的弓弦力学解剖系统受力异常，其椎枕肌、项韧带、斜方肌、头棘肌、头半棘肌，以及侧面的颈长肌，头长肌，前、中、后斜角肌，肩胛提肌，颈夹肌，髂肋项肌，头颈最长肌，头颈半棘肌、多裂肌及腰部肌肉等软组织的受力异常，在弓弦结合部（软组织的起止点）出现粘连、瘢痕、挛缩，造成局部应力集中，使钩椎关节移位、颈椎孔变小、变扁压迫患侧神经根出现单侧受压的神经根型颈椎病的临床表现；颈椎生理曲度变直，寰枕间隙消失是椎枕肌、项韧带损伤的表现，引起寰枕间隙消失是软组织挛缩变硬而挤压椎动脉，导致椎－基底动脉供血不足的颈源性眩晕发作或腰部酸困疼痛不适；寰椎水平旋转移位，导致椎动脉受压和交感神经受刺激而诱发顽固眩晕；寰椎侧倾、颈椎生理曲度反弓刺激交感神经而诱发顽固性高血压；颈椎生理曲度过大亦可牵拉刺激颈椎前侧交感神经，诱发顽固性鼻炎、咽炎、气管炎达 10 年之久的顽固病症；寰椎仰旋压迫颈神经末梢诱发面部顽固性搐搦症等均属颈源性脊柱相关类疑难病症，临床常见、多发且易误诊，造成患者得不到正确的治疗而长期遭受痛苦耗费诊金。

根据针刀医学人体弓弦力学解剖系统和网眼理论，该群患者属于针刀医学分型中力平衡失调型中的寰钩椎关节移位等型的颈稚病。按照头颈部弓弦力学系统的解剖结构和寰钩椎关节移位型颈椎病的网络状立体病理构架，如病例五：我们首次采用颈部大"T"形埋线针刀松解术：T 形横线埋线针刀松解术既松解了附着于枕外隆突的项韧带止点、斜方肌起点粘连和瘢痕，又松解了附着在枕骨上项线周围的头棘肌止点、头半棘肌止点、头最长肌止点以及胸锁乳突肌后侧止点的粘连和瘢痕，同时又松解了枕骨下项线周围的椎枕肌的起、止点。"T"形竖线针刀操作既松解了颈深筋膜的挛缩、瘢痕，又松解了椎枕肌起点、项韧带起点、头夹肌、斜方肌、颈夹肌等肌肉起点处粘连和瘢痕。第 2 次针刀松解了 C3～C7 双侧关节突、关节囊的粘连和瘢痕。第 3 次针刀松解了寰椎软组织附着点，即在寰椎横突上沿松解头上斜肌起点及寰枢椎关节囊韧带等软组织。第 4 次针刀松解了 C3～C7 横突和横突后结节的粘连和瘢痕。通过以上 4 次治疗，从根本上破坏了钩椎关节移位型颈椎病的病理构架，再加上第 5 次针刀松解了左侧冈上肌、冈下肌和大小圆肌的粘连和瘢痕。第 6 次针刀松解了左上肢前外侧的电生理线路上的粘连和瘢痕条索。第 7 次松解了胸腰筋膜，"回"字形整体松解了腰部的挛缩病变软组织。通过以上 7 次系统的分部松解治疗，术后辅以中药热塌疗法和颈腰部保健操的锻炼，帮助人体自我调节，加快排出炎性产物，促进伤口愈合。如此严重的混合型颈腰椎病取得了满意的疗效。寰椎旋转和侧倾采用了小"T"形松解术，主要是对椎枕肌进行松解，从而改变了各型颈椎病发展到严重期需做开放手术的定论。此后数次颈椎埋线针刀保健性治疗，达到了项韧带密度增高、钙化斑块影像消失的效果，恢复了形态学常态影像。TCD 显示治疗后：椎 – 基底动脉血流量明显增加，脉动指数、循环阻力指数均明显下降，颈项部软组织由僵硬变柔软。X 线侧位片显示：寰枕间隙明显增宽，颈椎曲度明显趋于正常，骨质增生和间盘突出未见明显改变，充分说明颈腰椎病变是颈椎弓弦力学解剖系统失衡所造成的，根本病因都是软组织的问题。通过埋线针刀整体松解颈部后面、侧面和腰椎主要受损部位的弓弦结合部分，配合手法和热塌疗法，解除了神经、血管的卡压所致的各种症状，为人体自我调节、自我代偿创造了条件，即治愈了本例和本群内其他各型顽固颈源性疾病，为各个患者解除了痛苦。

该方法是非药物绿色疗法，对人体无害，既能治愈颈腰椎顽症，又能增加脑部血供，达到抗衰老、延年益寿的长远疗效，且社会病源广泛。为此，在今后仍需和针刀埋线同行携起手来，在临床工作中进一步完善、总结、提高针刀埋线治疗颈源性疾病的治疗水平。

6 展 望

我们回顾了弓弦力学解剖系统及网眼理论的一系列内容，也为后期临床工作提供了一些前期工作。评估了弓弦力学解剖系统及网眼理论的重要性及科学性，吸取了部分批判性意见。尽管缺乏全面大量的研究，但我们认为，弓弦和网眼理论为今后临床增加了对疾病诊断和治疗的准确性和信心，特别是认识到，学好弓弦力学解剖系统及网眼理论是做好临床、科研和教学工作不可缺少的重要课程。

埋线针刀整体松解术治疗颈源性眩晕378例

陈明涛　陈晓东　崔秋风　吕合群　陈伟东

（郑州中康医院/河南省新密市针刀医学研究所）

【摘要】目的：观察埋线针刀整体松解术配合热塌疗法治疗颈源性眩晕的临床疗效。方法：将符合纳入标准的颈源性眩晕患者756例，按1:1比例在不同治疗时期内分为埋线针刀整体松解术配合热塌疗法（观察组）和整脊手法配合热塌疗法（对照组）。每例患者连续治疗两个月后，观察两组患者临床症状改善情况、椎－基底动脉颈颅多普勒（TCD）血流变化情况和影像学资料改变程度以评定疗效。结果：观察组总有效率95.23%，对照组总有效率79.62%（$P < 0.05$），并在增加椎－基底动脉血流、促使形态学改变及远期疗效方面明显优于对照组。结论：埋线针刀整体松解术配合热塌疗法治疗颈源性眩晕疗效显著，此法简便廉验，疗效肯定，值得推广。

【关键词】颈源性眩晕；整体针刀松解；热塌疗法；整脊手法治疗

颈源性眩晕是椎动脉供血障碍引起的椎动脉型颈椎病（CSA），是颈椎病的常见类型之一，是中老年人的常见病、多发病，但目前年轻人发病也不在少数。临床以眩晕、头痛、猝倒、恶心、呕吐、耳鸣、耳聋、记忆力减退、视觉障碍等为主要临床表现。近年来，针刀医学疗法治疗本病已广为开展，并取得良好成效。我们对378例CSA使用埋线针刀整体松解术配合热塌疗法治疗，同时与整脊手法结合热塌疗法的对照组378例进行对照观察，现报告如下。

1　资料与方法

1.1　一般资料　病例均来源于2009年1月至2014年10月，5年间，在本院所门诊和住院收治的颈椎患者1674例中，筛选出符合纳入标准的颈源性眩晕756例，并在不同时期将其分为埋线针刀整体松解术热塌疗法378例（观察组），其中男性276例，女性102例；年龄24～74岁，平均年龄

42.5岁;病程1~8年。整脊手法配合中药热塌治疗378例（对照组），其中男性274例，女性104例；年龄26~75岁，平均年龄42.4岁；病程1~7.5年。两组患者一般资料比较差异无统计学意义（$P > 0.05$），具有可比性。

1.2 诊断标准 参照《针刀临床治疗学》中的颈椎病诊断标准[1]。

1.3 纳入标准 具有典型的骨关节移位型中椎动脉受压症状；符合椎动脉受压型的辨证标准；年龄24~75岁；病程在1年以上，8年以下；能积极配合完成临床观察者。

1.4 排除标准 合并有心、脑、肝、肾和造血系统等严重原发疾病及精神病患者；不符合上述诊断标准和纳入标准者；年龄在24岁以下和75岁以上者；妊娠或哺乳期妇女；虽符合诊断标准但同时伴有明显的心、脑、肾及消化系统等疾病的患者；可能影响疗效的观察者；未按规定治疗计划或接受了其他方法治疗，影响疗效的观察者；患有眼、耳源性眩晕患者；椎动脉第一段（进入6横突孔以前之椎动脉）受压所引起的基底动脉供血不足者；神经官能症与颅内肿瘤患者等。

1.5 方法 观察组所有患者均采用埋线针刀整体松解术配合热塌疗法治疗；对照组只采用整脊手法配合热塌疗法治疗。

埋线针刀整体松解术[2] 各点术前均将刃口内放入2cm PGLA线段，术后留线出刀，创可贴固定。颈椎大"T"形松解术（枕后隆凸定1点，双项下线各定2点，共5点）、关节突关节囊松解术（C3~C7棘突点共5点）、关节突后结节松解术（C3~C7双侧共10点）、颈肩臂顽固痛点松解术。每周治疗一次，每次治疗一个部位，4次为一个疗程。

整脊手法治疗 采用整脊颈椎小关节旋搬松解手法，以右侧为例：患者正坐位，医者以右手掌托住其下颌，拇指按置于颧弓下凹陷处，其余四指置于对侧面颊，呈三点夹持式托起头部，左手拇指指尖按压患侧颈椎节段的小关节，此处因颈部深层肌痉挛而使关节突向后隆起、变硬。令患者头颈部前屈并向对侧侧屈，保持适度牵引，此刻病损颈椎节段处于不稳定状态，医者按压该小关节突的拇指指下感觉扭转应力与伸引力传导遇到阻力时，迅速而又轻巧地向患侧后上方旋搬，产生一定剪力，闻小关节弹响声与跳动感随即将头部扶正，镇定片刻。此手法治疗前与压痛点揉压推拿手法结合运用。适应于颈椎病神经根型、颈型、交感型、椎动脉型。每周

1 次,每次另选颈椎节段,共进行 1～3 次即可,手法治疗后无须制动,该手法禁用于脊髓型颈椎病。

热塌疗法 药物组成:葛根、生川乌、生草乌、洋金花、当归等 16 味中药,共为粗面备用。用时取 200g 药面,装入布袋内,米醋浸泡 12h 后,电磁炉蒸药 10min 后,取出放凉至大约 50℃时开始热塌患处,每日 1 次,每次 30min,2 周为一疗程,每周更换一次药物。

1.6 观察时间 治疗前和治疗后 1、3、5、7 个月各检查一次。

1.7 影像形态学表现 ①颈椎侧位 X 线片显示颈椎生理曲度变直或反弓、单一或多个颈椎错位、钩椎关节骨质增生。椎间隙变窄等骨骼形态学变异情况,以及肌肉密度高低以鉴别肌肉异常程度。②MRI 显示椎管狭窄和(或)颈椎间盘突出,压迫硬膜囊。

1.8 经颅多普勒(TCD)检查 采用 TCD 检查各组患者治疗前后椎动脉和基底动脉血流量及血流速度(采用同一医院的设备对比数值)。

1.9 疗效评定标准 根据治疗前后症状、体征、影像形态学表现变化判定疗效。临床治愈:临床症状、体征消失或基本消失,影像形态学表现已经回复常态变化;显效:临床症状、体征明显改善,影像学表现明显变化;有效:临床症状、体征均有好转,影像学表现较前有所变化;无效:临床症状、体征无明显改善,影像学无变化。TCD 检查除无效者无变化外,其余均有不同程度的血流速度增高。

2 结 果

2.1 总体疗效比较 观察组与对照组比较差异有统计学意义($P<0.05$),详见表 1。

表 1 两组疗效比较

	例数	临床控制	显效	有效	无效	总有效率
观察组	378	192	99	69	18	95.23%
对照组	378	101	91	109	77	79.63%

2.2 治疗前后影像形态学变化 各种影像形态学变化在治疗前均有,治疗后曲度、错位均有改善,增生、间隙变窄者治疗后 90% 无变化,详见表 2。

表2　治疗前后影像形态学变化

	时期	生理曲度变直或反张	单个或多个错位	钩椎骨质增生	椎间隙变窄
观察组	治疗前	100%	100%	100%	100%
	治疗后	2%	5%	100%	90%
对照组	治疗前	100%	100%	100%	100%
	治疗后	10%	12%	100%	90%

2.3　治疗前后TCD检查的椎动脉和基底动脉血流速度　治疗后较治疗前除无效者外，余均有血流速度不同程度的增高。

3　典型病例

王某某，男，58岁，新密市某单位干部。因颈肩臂困痛不适间断发作8年。头晕乏力，嗜睡困倦，记忆力减退5年，于2009年10月30日前来就诊。患者8年前因长期低头工作引起上述表现，活动受限，时轻时重。2009年下半年已发展到左臂抬举困难，严重影响写字和开车，每到晚上则疼痛加重，必须让他人按摩后得到缓解才能入睡，一旦醒来就再也不能入睡，曾经省、市、县级多家医院诊治，采用多种方法治疗，时轻时重，终未治愈。多次经多普勒检查显示椎-基底动脉供血不足，整天精神萎靡不振，昏昏沉沉，即使勉强入睡，但醒来仍是头晕脑胀。近5d前因劳累诱发以上症状加重，影响休息和工作，紧急就诊于某医院，经MRI扫描显示为C5/6、C6/7椎间盘突出，TCD显示为椎-基底动脉供血不足。采用输液治疗无好转，颈肩臂痛加重转诊某省级医院，经专家会诊拟定颈椎前路开放性手术治疗，患者未于接受而转我院要求针刀治疗。

X线检查：治疗前颈椎双斜位片示C5/6椎间孔变扁变小；正位片示椎间隙不等宽，棘突不在一条线上，钩椎变尖；侧位片示颈椎生理曲度变直且反张、寰枕间隙消失，C5/6椎间隙变窄并双边征。治疗后X线侧位片示生理曲度恢复，寰枕间隙和椎间隙明显增宽清晰，双斜位片示C5/6椎间孔变大。治疗后1年DR复查显示项韧带钙化消失，肌肉影像密度下降，形态学出现正常影像。

CR检查：治疗前示腰椎右侧肌肉密度明显增高钙化，生理曲度变直。治疗后CR片示腰椎生理曲度出现，腰椎双侧肌肉密度减低相等。

TCD 检查：治疗前示椎－基底动脉血流速度 23cm/s，小脑后下动脉速度左侧 21cm/s，右侧 20cm/s，血流速度减慢。治疗后 2 个月示椎－基底动脉血流速度 25.5cm/s，较治疗前血流速度有所增加。治疗后 1 年示椎－基底动脉血流速度 29cm/s，小脑后下动脉左侧 23cm/s，右侧 25cm/s，较治疗前血流速度明显增加。治疗后 1 年零 3 个月示椎－基底动脉血流速度 36.6cm/s。

4 讨 论

肝肾不足易伤筋动骨，气血亏虚无力周运全身、上濡头目，以致头晕目眩，阴虚致瘀，不通则痛，而出现头晕、颈肩臂痛等症状[3]。术后所用热塌疗法中药包中葛根具有发表解肌、解热生津之功效，适用于头痛无汗、项背强痛等症，现代用葛根治疗高血压脑病，对改善头痛、眩晕、项强、耳鸣、肢体麻木等症状有效；生川乌、生草乌功专祛风湿、散寒止痛，用于寒湿臂痛、头风痛、偏头痛、跌打损伤疼痛等症，生者作用强烈益于外用；洋金花味辛温，止痛镇痉，古时常用于麻醉方剂，与川乌、草乌同用，可用于整骨麻药方剂而镇痛效捷；当归具有补血、活血止痛的功效等[4]。诸药配伍共奏活血化瘀、通经活络、散结消肿、镇静止痛的功效，从而对颈椎病的痛、麻、眩晕诸症局部外用，以直达病所，疗效快捷，又能防止针刀术后瘢痕形成。

依据针刀医学关于人体弓弦力学系统及疾病构架的网眼理论，颈椎病首先是由于颈椎后侧和两侧的软组织起、止点及行经路线产生了广泛的粘连、瘢痕、挛缩和堵塞，使颈椎部位产生高应力点，导致颈椎受力的力线发生变化。根据颈椎的形态学结构将颈椎病重新分为动态平衡失调型和力平衡失调型。动态平衡失调型，是由于颈部的慢性软组织损伤在代偿过程中压迫了神经、血管引起颈椎病的临床表现，这种类型细分为项韧带挛缩型和椎枕肌损伤型；力平衡失调型是软组织损伤后引起颈椎骨关节错位而引发的临床表现，这种类型包括各种骨关节错位，细分为寰枢关节错位型和钩椎关节移位型。钩椎关节移位型可引起骨关节相对位置的变化，从而引起神经、血管的卡压。由于软组织的牵拉，颈椎骨关节应力集中，导致应力集中部骨质的骨质增生，如钩椎关节骨质增生、椎体前后缘的骨质增生等。也可引起椎间孔的位置变化，导致臂丛神经受压，出现神经根型颈椎病的表现；钩椎关节移位可引起横突孔的位置变化，导致椎动脉扭曲，出现椎动脉型颈椎病眩晕的发作；钩椎关节移位可引起椎间盘突出，压迫脊髓后出现脊髓型颈椎病的表现，钩椎关节仰旋或者俯旋移位，牵拉椎体前侧方的交感神经，出现交感神经型颈椎病的表现。

依据针刀医学对颈椎病的新分型，从宏观上体现了软组织损伤在颈椎病发病过程中的重要性和基础性，又从微观的角度阐述了颈椎病的具体病变部位，明确了神经、血管、脊髓被卡压的具体病灶部位，从而找到了看似复杂、严重的混合型颈椎病发病的源头和机制，也找到影像学表现与临床表现不呈正比的原因所在。动态平衡失调型颈椎病与力平衡失调型颈椎病既有区别又有联系，它们的区别是在临床上相对独立，可以引起相应的临床表现，但动态平衡失调型颈椎病影像学没有明显改变，针刀的治疗相对简单，治疗疗程少，治疗点简单；而力平衡失调型颈椎病则有明显的影像学改变，针刀治疗相对复杂，治疗疗程多，针刀治疗点复杂。它们的联系是，动态平衡失调型是颈椎病的发病初期，而力平衡失调型颈椎病则是病情的进一步发展。一旦颈椎病导致椎动脉受压时即可发生眩晕等症状。

依据上述理论，通过埋线针刀大"T"形整体松解各型的病变关键点并留线，留入药线具有长效刺激和理化增强疗效的作用，并具有软化粘连瘢痕的作用。术后辅以手法松解，从而彻底破坏了颈椎病的病理构架，再配合热塌疗法和颈椎康复操锻炼，以促进局部血液循环，加速代谢产物的吸收，从而治愈颈椎病，则可消除眩晕症状。但由于本研究纳入病例不多，积累的经验也较少，仍需在今后的临床工作中完善、总结，进一步提高埋线针刀治疗颈源性眩晕和各型颈椎病的治疗水平。

参考文献

［1］　吴绪平，张天民．针刀临床治疗学［M］．北京：中国医药科技出版社，2009.

［2］　张天民，王凡．颈椎病针刀治疗与康复［M］．北京：中国医药科技出版社，2010.

［3］　万小明，杨阳，刘碧峰，等．椎动脉型颈椎病中医综合治疗的临床体会［J］．中国中医骨伤科杂志，2013，2（2）：34.

［4］　陵一揆．中药学．上海：上海科学技术出版社，1984.

埋线针刀整体松解术治疗萎缩性胃炎并乙肝三大阳2例

陈明涛　陈晓东　崔秋凤　吕合群

（郑州中康医院/河南省新密市针刀医学研究所）

【摘要】 目的：观察埋线针刀治疗萎缩性胃炎并乙肝三大阳病症的疗效，探讨其治疗该病的机理。方法：采取埋线针刀整体松解术治疗萎缩性胃炎并乙肝三大阳患者2例，并判定其疗效。结果：2例患者均取得了良好的效果。结论：埋线针刀整体松解术治疗萎缩性胃炎并乙肝三大阳患者，是通过针刀和线体松解脊柱、腹部和双下肢弓弦力学解剖系统的粘连和瘢痕，调节其力学平衡，从而改善其痉挛状态治疗该病。埋线针刀治疗该病疗效确切，值得临床推广。

【关键词】 埋线针刀；整体松解术；萎缩性胃炎并乙肝三大阳

萎缩性胃炎并乙肝大三阳是萎缩性胃炎病变合并的病症，患者以胃脘撑胀、隐隐作痛、疲乏无力、形体消瘦、食欲减退为主要症状的疾病。萎缩性胃炎是长期慢性炎症损伤导致胃固有腺体数量减少，黏膜层变薄，胃镜下黏膜血管网显露，常伴有化生和纤维组织、淋巴滤泡等的增生。乙肝三大阳就是所谓"大三阳"，是指慢性乙型肝炎患者或乙肝病毒携带者体内乙肝病毒的免疫指标，即乙肝表面抗原（HBsAg）、乙肝e抗原（HBeAg）、乙肝核心抗体（抗HBC）三项阳性，这三项指标阳性往往提示体内病毒复制比较活跃，但是否引起了严重的肝细胞损害，还要看肝功能检测情况和患者的自觉症状，也就是说，并非"大三阳"就表示疾病很严重，只是以上三项指标阳性体现着病毒在机体内存在时的免疫状态。

该病病情轻重不等，轻者可不影响生活和工作，重者可导致生活不能自理或死亡。目前对萎缩性胃炎治疗较多的是通过药物治疗，采用抗幽门螺杆菌治疗、抑酸治疗、胃黏膜保护治疗、抗抑郁药治疗、促胃肠动力药和维生素 B$_{12}$等综合治疗；乙肝三大阳病症的治疗主要是通过增强抗肝脏毒性和促进肝细胞再生的药物起到解毒作用。笔者在 2008 年 8 月至 9 月份接诊患萎缩性胃炎并乙肝三大阳的兄弟俩，采用埋线针刀整体松解术治疗，取得了满意的效果，现报道如下。

1 典型病例

病例一：周某某，男，39 岁，病退教师，江西省潘阳县双桥镇人。因"胃脘疼痛，撑胀不适，顽固失眠 10 年，加重 4 年"于 2008 年 9 月 10 日前来就诊，患者于 10 年前因生活饮食不规律，常有暴饮暴食现象，因不影响工作和生活而未加注意和治疗。近 4 年来，感觉胃脘疼痛，撑胀闷堵，逐渐加重，采用健胃、消炎、顺气药治疗，时轻时重未见好转，全身乏力无精神支撑工作，因此告假全休治疗 10 年，未见减轻而来就诊。入院症见：血压 80/60mmHg，神志清，发育正常，营养差，面黄肌瘦，检查合作，心肺正常，脘腹胀满，肝脾未扪及，腹壁静脉无怒张，无肠管和硬结。南昌大学二附院电子胃镜活检报告显示：萎缩性胃炎（胃窦中度性变），慢性浅表性胃炎。乙肝五项检验报告：1、3、5 阳性（大三阳）。颈腰椎正侧位片显示：颈椎反弓，腰椎侧弯。诊断为"萎缩性胃炎合并乙肝三大阳"完善相关检查后，行埋线针刀颈、胸、腰、骶部、腹部及双下肢整体松解埋线术 14 次。选取穴位：颈胸腰部夹脊穴、上脘、下脘、双内关、双足三里、双阳陵泉等穴。患者颈胸腹部和上下肢穴位埋线针刀松解埋线完毕后，两周感觉腹部撑胀痛开始好转。第 2 次埋线针刀治疗后胃脘撑胀痛明显减轻，饮食增加，全身有力，知饥能食且可安静入睡。从 2008 年 9 月 10 日至 2012 年 8 月 13 日本患者历经 4 年 14 次的全部疗程结束后，患者初诊时的症状、体征全部消失，萎缩性胃炎痊愈，乙肝三大阳转为三小阳。

病例二：周某某，男，34 岁，农民，江西省潘阳县双桥镇人。因"胸闷、腹胀痛 20 年，加重 6 年。"于 2008 年 8 月 3 日来诊，患者于 20 年前发生胃炎致疼痛，经采用多种药物内服效果欠佳，然胃脘疼痛渐加重，曾服用 999 胃泰、吗叮啉片等胃药治疗无效。近 6 年来诸药没少服，胸闷腹胀痛则逐渐加重，精神刺激时更重，已影响生活和劳动，有病友介绍来诊。症见：发育正常，营养极差，痛苦面容，精神忧郁，胃脘压痛（＋），肝脾未扪及，双侧腹直肌压痛（＋）。南昌大学二附院电子胃镜活检报告显示：萎缩性胃炎。乙肝五项检验报告：1、3、5阳性。颈腰椎正侧位片显示：颈椎反弓，腰椎侧弯。诊断为"萎缩性胃炎合并乙肝三大阳"，完善相关检查后，行埋线针刀颈、胸、腰、骶部、腹部及双下肢整体松解埋线术12次，选取穴位：颈胸腰部夹脊穴、上脘、下脘、双内关、双足三里、双阳陵泉等穴。患者颈胸腹部和上下肢穴位埋线针刀松解完毕后两周感觉腹部撑胀痛开始好转。1个月后胃部撑胀明显减轻，能入睡，已知饥，口舌知味，二便正常。第2次埋线针刀治疗后腹胀明显减轻，能正常入睡，心情感觉很好，对治疗信心更足。按首次方案加减穴位坚持治疗。该患者从2008年8月3日开始至2011年12月25日止，历经3年4个月的12次治疗和巩固，萎缩性胃炎痊愈，乙肝三大阳转阴，全身症状、体征消失，体力恢复，能从事务工、农活等一切体力劳动。

2　讨　论

萎缩性胃炎并乙肝三大阳主要临床表现　本病临床表现缺乏特异性，且症状轻重与病变程度不一致。多数患者无任何症状，部分患者表现为上腹胀满不适、隐痛、嗳气、反酸、食欲不佳等消化不良症状，一般无明显规律性，进食后加重。胃黏膜糜烂时出现消化道出血，可伴有消瘦贫血等表现，临床体征多不明显，可有上腹部压痛。乙肝三大阳为病毒携带者，临床症状较轻，且缺乏特异性，无症状者占30%～40%，有症状者可见倦怠乏力、食欲不振、厌食油腻、恶心呕吐、右上腹不适或隐痛、腹胀、轻微腹泻等症状。多呈间歇性，因劳累或伴发病而出现，休息和治疗后可缓解。其中以乏力和食欲减退出现较早且突出。体征多不明显，可有肝肿大及质地改变，部分有脾肿大，肝功能正常或有轻度异常。

针刀医学对萎缩性胃炎并乙肝三大阳的认识　传统中医治疗该病首先考虑其胃部和肝脏的病变，认为与饮食所伤、情志内伤、脾胃虚弱、酒食不节、他病转化密切相关。治疗思路以减轻或消除损伤因子，增强胃黏膜屏障。中医中药治疗以"理气和胃止痛"为原则，延缓萎缩、阻止化生和改善临床症状。乙肝三大阳的治疗重在积极预防和治疗慢性肝病，预防本病的进展，以保护肝细胞，改善肝功能，防止并发症，延长代偿期。中药治疗以"健脾疏肝、行气活血"为主，腹水较多者，采用西药利尿，间断补充白蛋白、氨基酸，同时联用中药可加快腹水的消退，继而用"补气健脾、补肾利尿药"，以防止腹水再发。

然而埋线针刀整体松解术治疗本病主要针对其脊柱夹脊穴和腹部及四肢相关穴位进行治疗，而非对肝、胃进行治疗。本病病因多而复杂，临床表现症状各异。然上述两例萎缩性胃炎并乙肝三大阳患者均为全身衰弱和消化系统症状为主要表现。埋线针刀通过松解脊柱、腹部、四肢相关穴位处的弓弦力学解剖系统相关部位弦的粘连和瘢痕，解除神经的压迫、放松痉挛的软组织，从而降低肌张力，改善关节活动度，临床上取得了很好的疗效。

3 展　望

针刀医学虽为一门新兴学科，但其对疾病的认识确有其独到见解，尤其是像萎缩性胃炎并乙肝三大阳之类的疑难杂症，即便为腔内病变，但是针刀医学更重视腔外和全身的变化，未针对腔内治疗，但起到了意想不到的效果。针刀医学变此不治之症为可治之症，变腔内疾病腔外治，开辟了一条崭新道路，将使无数患者重获新生。

综上所述，笔者认为"辨证选穴的针刀埋线疗法"具有全身整体调节的作用，可增强人体免疫力，而使"乙肝病毒携带者合并萎缩性胃炎"患者获得康复。这与医者和患者的情感共鸣是密不可分的，加之医者对患者的亲情照顾，从接诊沟通，到施治护理、生活细节的照顾，让患者对医者产生了依赖和绝对相信的信念，把治病希望完全寄托到医生身上的时候，就产生了"信医者易治"的奇迹。这对兄弟俩的信念，是笔者和这两名患者之间通过沟通和接触，在施治的全过程产生了医患共鸣的良好协同作用，从而获得患者首次治疗的效果，其关键在于让患者把"坚持治愈疾病的信念和希望"完全寄托到医生身上。有了希望和寄托，患者近10年的抑郁心情开始舒畅，排除了中医学中"肝郁气滞、脾被木克"的病理现象，消除了肝郁，使脾土恢复了（食欲）健运的功能，加上每次认真进行辨证选穴的治疗，有意中的"言行"也触动和影响了患者的"心理逆转"，产生了"向愈之念"。因此，使10年的癌前病变"萎缩性胃炎、胃窦中性变合并乙肝三大阳"的疑难顽症，取得了理想的疗效。

（中国针灸学会穴位埋线专业委员会首届学术交流会论文．郑州，2016）

埋线针刀整体松解术治疗牛皮癣 2 例

陈明涛　陈晓东　崔秋凤　吕合群

（郑州中康医院/河南省新密市针刀医学研究所）

【摘要】目的：观察埋线针刀治疗牛皮癣的疗效，探讨其治疗疾病的机理。方法：采用埋线针刀整体松解埋线术结合病灶局部松解埋线术治疗牛皮癣患者2例，并判定其疗效。结果：2例患者均取得了痊愈的效果。结论：埋线针刀整体松解术治疗牛皮癣患者，是通过针刀松解和线体埋入脊柱夹脊穴及病灶局部十字松解埋线术，松解相关弓弦解剖系统的粘连和瘢痕，调节其力学平衡，从而改善其挛缩状态治疗该病。埋线针刀治疗该病疗效可靠，值得进行临床大宗病例观察总结。

【关键词】埋线针刀；整体松解脊柱夹脊穴和病灶松解埋线术；牛皮癣

牛皮癣又称"银屑病"，是指一种常见的慢性炎症性皮肤病，具有顽固性和复发性的特点，其皮损以红色丘疹或斑块上覆有多层银白色鳞屑为主要特征，是一种有明显季节性的皮肤病症。近十多年来，发病率有上升趋势，多数学者认为，其与精神情绪、生活节奏紧张、工业污染及工作环境有关。中医认为营血亏损、血热内蕴、生风化燥、肌肤失养而成。西医对该病的病因与发病机制至今尚不完全明确。笔者在1983年6月至2010年12月间接诊2例顽固牛皮癣患者，采用埋线针刀整体松解术治疗，取得了治愈的效果，现报道如下。

1　典型病例

病例一：刘某某，男，42岁，煤矿井下职工，河南省新密人。以"胸背及上下肢内侧泛发性大片状鳞屑性皮肤病11年"为主诉，于1983年6月10日开始接受治疗，当时笔者任该煤矿职工医院的院长兼主治医师。患者从18岁开始即从事煤矿井下工作，11年前患上了皮肤病，每食刺激食物和饮酒即急性发作。患病 11 年来，经多家医院（省、市、县专科）中西医皮肤科多种方法治疗，时而有效，时而无效，用去治疗费数万元，终不能消除身上的鳞屑病变。查体症见：除颈项以上和腕踝以下胸腹中线部和上下肢内侧均有 1～3cm 病损，大小斑块上均覆盖有多层银白色鳞屑，轻刮鳞屑有点状出血，胸腹部大部分斑块融合成片，上下肢内侧为散在性形状不规则的斑块，视之明显，触之高出皮肤。诊断为银屑病。治疗经过：首次治疗从 1983 年 6 月 7 日至 8 月 12 日之间，采用上海第九制药厂生产的"新胂凡纳明粉剂"（此药已被淘汰）0.3g＋注射水 5ml 稀释后缓慢静脉推注 5min，每周 1 次，连用 3 次。随后症状减轻，7 次后至 1983 年 8 月 12 日皮损全部消失，停止治疗继续观察期间，严禁辛辣食物和烟酒，忌精神刺激及疲劳过度。

于 1983 年 6 月 10 日开始治疗，4 年后到 1987 年 6 月间一直忌辛辣和酒类食物，1987 年 6 月 2 日因心理防线放松，认为 4 年内无复发，一次在就餐时进食青椒炒鸡蛋，7d 后病情复发而来复诊。

查体：胸腹部病变复发，与 4 年前表现相同，发现该患者病损部位分布在胸腹中部，系督、任两条经络循行部位，病灶密集程度较周围重。治疗方案以督、任经络循行部位为中心进行治疗。

穴位埋线疗法

体位　俯卧位或仰卧位。

体表标志和定点　①躯干前后部位内相对面积较大且厚的病灶部位；②取大椎、双侧星状神经节、双肺俞、双风门、双肝俞、赤医针、双脾俞、双肾俞、双大肠俞、双曲池、双血海、双阳陵泉、双足三里穴等。

术前准备　皮肤常规消毒，戴手套，铺洞巾。

针具　9 号埋线针刀。

麻醉　0.5% 利多卡因大面积局部麻醉。

埋线针刀操作　术前针刀刃口内放入胶原蛋白线 2cm。①背部各点埋线针刀刺入椎板后提起 1mm 注入线段。②星状神经节点采用折叠旋转植入 PGLA 线体 1.5cm。③督脉经上的赤医针穴均采用 9 号埋线针刀放入 12cm PGLA 线折叠进入各点，由上向下通透至 7cm 处旋转留线退出，从原点向下逐点连续刺入留线贯通督脉。

疗程 2 周一次，3 次一疗程，间隔 1 个月进行下一疗程。

效果 该患者 1 个疗程后病灶开始减轻，2 个疗程后全身病灶好转90%，3 个疗程后痊愈。1987 年 6 月 10 日至 2015 年 6 月家庭随访时已经28 年未复发，治疗开始时忌辛辣食物和酒类 12 年。

病例二：王某某，女，50 岁，养鸡专业户，河南省新密人。因"全身泛发性鳞屑病变 20 年，加重 8 年"之主诉于 2010 年 12 月 28 日前来就诊。患者于 20 年前因生产发生子痫引起身体虚弱，病愈 4 年后发现头皮、躯干、四肢伸侧初起淡红色斑点，以后渐成斑片、丘疹，表面覆有多层白色鳞屑，皮损境界清楚，刮去鳞屑后露出一层淡红色发亮的半透明薄膜，刮去薄膜可见小出血点现象，冬重夏轻，瘙痒不重。诊断为：寻常型牛皮癣。完善相关检查后，嘱其低脂饮食，禁酒、烟、疲劳、上感、创伤，保持心情舒畅。

穴位埋线治疗

操作 ①双颈、胸、腰、脊柱双侧夹脊穴和赤医穴贯通埋线法。②双曲池、双血海、双肺俞、双膈俞、双心俞、双肝俞、双肾俞等穴位，采用埋线针刀松解植线术。③胸腹典型皮损处采用十字形埋线针刀松解植线术，每两周治疗一次，三组穴位交替使用，三组操作完为一个疗程。

效果 患者经颈、胸、腰部夹脊穴、四肢相关穴位和病灶局部埋线针刀松解和植线松解后，1 个疗程病情减轻，3 个疗程治疗后皮损恢复正常。2015 年 6 月随访时，已 5 年无复发。

2 讨 论

牛皮癣的主要临床表现 牛皮癣的症状初期为针头或绿豆大小的红色点疹，逐渐扩大，有的点疹互相融合而形成斑片。表面覆盖有干燥的银色鳞屑，轻刮鳞屑，可见小片出血点。临床上多数患者皮疹表现为冬春季加重而夏季自然减轻。与冬春季节气候寒冷、干燥，表面血管收缩，皮肤血供不良，肌肤失养所致。在个体免疫机能失调的情况下，抵抗力低下可成为该病的诱因。

针刀医学对牛皮癣的认识 中医的认识：本病由营血亏损、血热内蕴、生风化燥、肌肤失养而成。西医对病因机制至今尚不完全明确。目前认为是一种由多种因素相互作用的多基因遗传病，通过免疫介导的共同通路最后引起角质形成细胞发生增殖。

然而埋线针刀整体松解术治疗本病主要针对其脊柱夹脊穴和腹部、四肢相关穴位进行治疗。认为本病是由于各种情绪性损伤、理化及环境性损伤引起皮肤局部的软组织皮肤角化过度，使真皮组织及皮下结缔组织纤维化，局部血液循环障碍，表现为瘢痕、挛缩、堵塞的病理改变。通过埋线针刀松解埋线，降低瘢痕内部的高应力，打通血供、软化瘢痕、解除挛缩、疏通堵塞、调节人体皮肤的动态平衡，促使其得到恢复，而使该病得到治愈且不易复发的理想疗效。

3 展　望

针刀医学虽为一门新兴学科，但其对疾病的认识确有独到见解，尤其是像牛皮癣之类的疑难杂症，即便为皮肤病变，但针刀医学更重视全身整体的变化，除针对局部治疗外，更重视全身整体的治疗，取得了意想不到的疗效。针刀医学变此不治之症为可治之症，开辟了一条崭新的治疗路径，将使无数牛皮癣患者重获治愈的希望。

（中国针灸学会穴位埋线专业委员会首届学术交流会论文．郑州，2016）

埋线治疗老年性尿道炎的体会

张永彬

张永彬，1991—1997年在鄂尔多斯乌审旗乌兰什巴台卫生院上班并担任院长。2009年至今自办鄂尔多斯一康医院并担任院长。2010年10月被聘为中国民间中医药研究开发协会埋线专家会委员。2011年1月被中国民间中医医药研究开发协会经络诊疗研究专业委员会评为"推动中国中医特色诊疗事业发展十大杰出人物"。2011年6月在北京市东城区中科中医培训学校学习体液调控放血疗法、中医特色疗法、经络挑治、和谐针灸法各论精讲研修。2011年6月在中国中医科学院针灸研究所作为国医大师程莘农院士高级针灸传承关门弟子接受培训，被评为"优秀学员"。2011年10月受聘为经络诊疗研究专业委员会委员。2012年4月被评为北京世针联康复医学研究院委员，并被授予北京世针联康复医学研究院"泰山行爱心志愿者"荣誉称号。担任中国民间中医医药研究开发协会经络诊疗专业委员会常务理事，同年被北京世针联康复研究院聘为埋线专家委员会委员。2014年6月经考核取得公共营养师二级资格。2014年8月被聘为鄂尔多斯市康复医学会第一届理事会常务理事。2015年6月经鄂尔多斯市卫生人才培训神经训导康复医疗技术培训，于6月6日被鄂尔多斯市医师协会评为2011—2013年度医师定期考核考官。2015年12月拜师于国医大师石学敏院士，成为其传承弟子。2016年3月参加国家名老中医薪火传承培训。2016年4月参加国家名老中医传承培训。

老年性尿道炎是一种多发病，老年人容易受到各种细菌、病毒等侵犯尿道，特别是女性老年人。当细菌、病毒感染会阴部、尿道口就会诱发尿道炎，同时因环境、饮食、七情六欲，长期、慢性、反复感染会阴及尿道口，导致老年性尿道炎多具有顽固性。顽固性老年性尿道炎在中医看来主要是与患者的肝肾不足或亏损、肾气不固导致肾阳不足有关，因此在治疗上主要是调肝、活血、行气、补肾固本，同时兼顾增强免疫、利尿通淋、清热解毒的治疗原则。

老年人因体质虚弱等原因，导致细菌、病毒的侵袭而诱发尿道炎或阴道炎、前列腺等疾病。而埋线治疗老年性尿道炎，可以起到如下作用：

协调脏腑，平衡阴阳 埋线的瞬间刺激、长效刺激、微出血（类似微络放血），通过刺激经络、输入传导使局部血液循环改变，起到了调节人体脏腑功能、多重纠正阴阳偏盛或偏衰，使阴阳相对平衡。

疏通经络，调和气血 阴阳失衡、经络的瘀阻或闭塞、气血失调，通过埋线使经络、气血一通百通，疏通经络中瘀滞的气血。

补虚泻实，扶正祛邪 埋线的多重效应，刺激、兴奋作用，对身体、器官功能减退，免疫力低下者的特殊调理功效，即可起到补虚、祛邪、扶正的作用。

1 临床表现

·尿频、尿急、尿痛、小便淋漓不尽，或尿道部位、耻骨上区或会阴部阵痛或疼痛。

·潜伏期 1~4 周或更长，患者有疲劳、感冒等抵抗力下降，不洁性生活史。

·尿道口红肿，尿道或阴道分泌液、黏液呈脓性，局部充血、水肿或溃疡。

·尿道或阴道分泌物、黏液或脓性米汤样液，也可无症状，无分泌物。

·尿淋试验，第一杯呈浑浊状态，第二杯微清晰，第三杯呈清晰状态，说明是下尿道炎，如果第三杯呈浑浊状态，第一、二杯清晰状态，说明是尿道炎。

·与淋病合并感染，经抗淋病治疗，即可治愈。

·极少数患者可伴发尿道炎、关节炎、角膜炎、结膜炎或皮疹，甚则夜不能寐等并发症。

2 发病机制

随着年龄的增长，膀胱、尿道等组织结构功能的变化、退化，常会导致排尿不尽，残余尿或血尿是细菌、病毒繁殖的良好培养基，大量繁殖有害菌或病毒，引起感染。老年妇女卵巢功能衰退，体内雌激素水平下降，尿道上皮细胞等萎缩变薄，防御能力大大削弱，细菌入侵、繁殖，进而感染。尿道外口处，与阴道口、肛门毗邻，其内的细菌，粪便中的致病菌侵入造成混合感染，诱发尿道炎。

3 典型病例

病例一：王某某，女，62岁，尿频、尿急，小便淋漓不尽，阴部瘙痒难忍，坐卧不宁，阴道壁松弛膨出，劳则加重，小腹下坠，身倦懒言，面色不华，四肢乏力，舌淡苔白，脉沉细。主穴：关元、中极、膀胱俞、三阴交、足三里。配穴：肾虚者配肾俞、三阴交、昆仑穴；湿热重者配阴陵泉、水道、归来、曲池、八髎穴；气虚者配足三里、气海、关元、中脘穴。方义：关元为任脉与足三阴经交会穴，培补元气，固摄下元；中极、膀胱俞为膀胱经之俞募配穴，可振奋膀胱气化功能；三阴交为足三阴经交会穴，可通调肝、脾、肾三经经气，健脾益气，益肾固本。

病例二：赵某某，男，72岁，病程日久，小便频数，滴沥不尽，尿液不清，神疲乏力，面色萎黄，甚则畏寒怕冷，手足不温，大便稀薄。舌质淡，或有齿痕，苔薄腻，脉细弱。主穴：肾俞、三阴交、气海、关元、膀胱俞、中极。配穴：湿热重者配阴陵泉、中极、水道、归来、曲池、八髎穴。方义：气海为任脉穴，可补益精气，调理冲任，益气固本；三阴交为肝脾肾三经交会穴，与肾俞合用，可调补肝肾，关元为任脉与足三阴经交会穴，培补元气，固摄下元，中极、膀胱俞为膀胱经之俞募配穴，可振奋膀胱气化功能；诸穴合用，气血自滋，冲任自调，清热通淋。埋线疗法：每次可用多个穴位，一般18~20d埋线一次。

4 注意事项

·埋线疗法所采用的针具及线体均为一次性医疗用品，一人一针，用后按规定销毁，避免了医源性交叉感染，保证安全卫生。

·埋线后局部出现酸、麻、胀、痛的感觉是正常的，是刺激穴位后针感得气的反应。体质较弱或局部经脉不通者更明显，一般持续时间为2~7d。

·埋线后6~8h内局部禁沾水，不影响正常的活动。

·局部出现微肿、胀痛或青紫现象是个体差异的正常反应，是由于局部血液循环较慢，对线体的吸收过程相对延长所致，一般7~10d左右即可缓解，不影响任何疗效。

·体型偏瘦者或局部脂肪较薄的部位，因其穴位浅，埋线后可能出现小硬节，不影响疗效，但吸收较慢，一般1~3个月左右可完全吸收。

·女性在月经期、孕娠期等特殊生理时期尽量不要埋线，对于月经量少或处于月经后期患者可由医生视情况'辨证论治'埋线。

·皮肤局部有感染或有溃疡时不宜埋线。肺结核活动期、骨结核、严重心脏病、瘢痕体质及有出血倾向者等均不宜使用此法。

·此疗法为绿色疗法，无毒副作用，分为埋线治疗期（15~20d埋线一次，3次一疗程）和埋线巩固保健期（1~2个月埋线一次，3次一疗程）。

·埋线期间主要忌食油、糖；禁食羊肉、猪肉、糖类、面食、核桃、瓜子、花生、咸菜、泡菜、动物内脏、咸鸡蛋、松花蛋等。

·可食用的食物，蔬菜类以黄瓜、冬瓜、芹菜为最好；肉类可选用牛肉、鸡肉、兔肉、鸭肉、虾肉、鱼肉等；蛋奶类以煮鸡蛋、茶鸡蛋、牛奶、豆浆为主；水果类可选草莓、酸梨、西红柿、苹果等。

·埋线后宜避风寒、调情志，以清淡饮食为主，忌烟酒、海鲜及辛辣刺激性食物。

·如果埋线后局部出现红肿热痛者，请与医生联系，及时作相应抗感染处理。

"穴位埋线"配合"松筋针"治疗椎间盘突出症

李军岭

李军岭，出身于中医世家，毕业于郑州医学高等专业学校。师从软组织外科学宣蛰人老先生、针刀医学创始人朱汉章老先生、针刀专家陈贵斌教授、四维三通埋线王子明会长、松筋针发明人朱国庆教授及施晓阳教授等。经过自己的学习研究，如今已是一名高级康复理疗师、高级反射疗法师、高级推拿按摩师、中国针灸学会埋线专业委员会委员、中国针刀委员会会员。从事临床20余年，以针刀埋线、松筋针为主，结合综合性疗法治疗颈肩腰腿痛、疑难杂症、乳腺病、内科病、顽固性软组织损伤、股骨头坏死等病症，并将学习到的思想、理论融会贯通，形成了一套属于自己独特的理论体系、独特的诊断方法、独特的治疗方法。

腰椎间盘突出症是腰椎间盘在退行性改变的基础上，在急性损伤或慢性劳损作用下，纤维环破裂以致髓核向后突出，刺激和压迫神经根及其血管，引起血运障碍、水肿、炎症及致痛化学物质释放，导致腰痛及下肢放射性疼痛、感觉障碍等症状的一种疾病。腰椎间盘突出症是临床常见病、多发病，多以慢性疼痛为主，呈反复发作，病程较长，给患者带来很大的痛苦，严重影响着患者的生活和工作。

1 腰椎间盘突出症的含义

腰椎间盘突出症是西医的诊断病名。中医学典籍中无"腰椎间盘突出症"之名，根据该病的临床表现，把该症统归于"腰痛""腰腿痛""痹证"范畴。腰椎间盘突出，医学全名应该是"腰椎间盘突出症"，其英文名有以下数种：lumbar disc heriation rupture of the lumbar intervertebral disk，slipped lumbar intervertebral disc，herniated lumbar disc，ruptured disc 等。由于名称各异，美国骨科医师学会对腰椎间盘病变的命名作了如下定义：

·椎间盘正常：椎间盘无退变，所有椎间盘组织均在椎间盘内。

·椎间盘膨出（bulging）：椎间盘纤维环环状均匀性超出椎间隙范围，椎间盘组织没有呈局限性突出。

·椎间盘突出（protruded）：椎间盘组织局限性移位超过椎间隙。移位椎间盘组织尚与原椎间盘组织相连，其基底连续部直径大于超出椎间隙的移位椎间盘部分。

·椎间盘脱出（extruded）：移位椎间盘组织的直径大于基底连续部，并移向于椎间隙之外。脱出的椎间盘组织块大于破裂的椎间盘间隙，并通过此裂隙位于椎管内。

国内对腰椎间盘突出症亦有称腰椎间盘纤维环破裂症、腰椎间盘脱出症、腰椎间软骨盘突出症、腰椎软骨板破裂症等称谓。虽然上述疾病名称和含义有所不同，当前仍统一称为"腰椎间盘突出症"。

2 该病的本质

腰椎间盘突出、骨质增生、椎体滑脱、椎管狭窄的实质或本质，经过我们对腰椎病多年的观察，发现有 7 个现象值得思考：

·部分老年人，腰椎 CT 和 X 线片虽有提示，但并无相应的症状。

·腰椎间盘突出治愈患者，经前后 CT 和 X 线片比对，前后并无改变，但症状确实消除。

·如果是椎间盘突出、增生引起的症状，那么手术切除突出的椎间盘、增生，相应症状应该消除；事实上，大部分效果并不理想，甚至有的症状就没改善。

·有部分患者的症状与腰椎间盘突出的症状相似，CT 结果是椎间盘有病变，但病变的椎间盘根本就没有压迫硬膜囊或脊神经根，而却出现了压迫硬膜囊或脊神经根的症状。

·腰椎 CT 和 X 线片显示：曲度变直，并无椎间盘突出或增生，但症状却与腰椎间盘突出相似，其进一步发展，即成为腰椎间盘突出症。

·腰背肌筋膜炎的症状表现，与腰椎间盘突出基本相似，其进一步发展即成为腰椎间盘突出症；几乎所有腰椎间盘突出的前期都有肌筋膜炎，从这一现象可看出肌肉层向骨质层病变的发展。

·外伤，如车祸造成的腰椎间盘突出，腰腿部肌肉在受外伤前没有损伤，我们观察到，这种情况的治疗，效果快且稳定，分析其原因就是车祸前肌肉没有损伤。

从这7个现象得出以下结论：①有椎间盘突出或增生、滑脱，不一定有症状；②有症状，不一定有腰椎间盘突出、滑脱。③肌肉病变与骨病变有一定的先后关系（外伤除外），先有肌肉病变，后有骨病变。

从这7个现象和3个结论我们推论：①症在椎间盘、骨质增生、椎体滑脱，病在肌肉、韧带。②症状或病变的两个阶段（层次）：第一阶段是肌肉、韧带层，第二阶段是骨层（椎间盘突出、增生、椎体滑脱）。第一阶段的进一步发展，是第二阶段；第二阶段是第一阶段的严重发展。其治疗难度也逐层增加，这就是刚出现的腰椎病容易治，多次复发的难治的原因。

腰椎病的实质就是：症在骨，病在肌。解决了肌的病变，骨的症状就解除了。

3　诊断要点

·有腰部外伤、慢性劳损或受寒湿史，大部分患者在发病前有慢性腰痛史。

·腰痛向臀及下肢放射，腹压增加（咳嗽、打喷嚏）时疼痛加重。

·脊柱侧弯，腰生理曲度消失，部分病变椎旁有压痛，并向下肢放射，腰部活动受限。

·下肢受累神经支配区有感觉过敏或迟钝，病程长者可出现肌肉萎缩，直腿抬高或加强试验阳性；膝、跟腱反射减弱或消失，踇趾背伸肌力减弱。

·影像学检查：X线检查示脊柱侧弯，腰生理前曲消失，病变椎间隙可能变窄，相邻边缘有骨质增生、腰椎退行性病变；CT或MRI检查可显示椎间盘膨出、突出。

4　鉴别诊断

腰椎管狭窄症　两者均有腰部疼痛及下肢麻木的症状，但间歇性跛行是腰椎管狭窄最突出的症状，患者自诉步行一段距离后，下肢酸困、麻木、无力，必须蹲下休息后方能继续行走，脊髓碘造影和CT扫描等特殊检查可进一步确诊。

腰椎结核　早期局限性腰椎结核可刺激邻近的神经根，造成腰痛及下肢放射痛，与腰椎间盘突出根性痛症状相似，但腰椎结核有结核病的全身反应，腰痛较剧，影像学检查更利于两者鉴别。

梨状肌综合征　两者均有下肢部疼痛麻木，但梨状肌综合征可在痛侧触摸到紧张的梨状肌，局部可触及条索状隆起，压痛明显，并有放射痛，梨状肌紧张试验多为阳性，而且腰部多无明显压痛。

脊髓肿瘤　二者均有神经根受压症状，而椎管内肿瘤症状呈进行性加重，不因休息而缓解；腰椎间盘突出症休息后症状可缓解，有明显的缓解期。腰椎 CT 及 MRI 检查可协助鉴别诊断。

5　辨证分型

血瘀证　腰腿痛如针刺，痛有定处，日轻夜重，腰部板硬，俯仰旋转受限，痛处拒按。舌质暗紫，或有瘀斑，脉弦紧或涩。

寒湿证　腰腿寒湿重着，转侧不利，静卧痛不减，受寒或阴雨天加重，肢体发凉。舌质淡，苔白或腻，脉沉紧或濡缓。

湿热证　腰部疼痛，腿软无力，痛处伴有热感，遇热或雨天痛增，活动后减轻，恶热口渴，小便短赤。苔黄腻，脉濡数或弦数。

肝肾亏虚　腰酸痛，腿膝乏力，劳累更甚，卧则减轻。偏阳虚者面色㿠白，手足不温，少气懒言，腰腿发凉，或有阳痿、早泄，妇女带下清稀，舌质淡，脉沉细；偏阴虚者，咽干口渴，面色潮红，倦怠乏力，心烦失眠，多梦或有遗精，妇女带下色黄味臭，舌红少苔，脉弦细数。

6　治疗操作

器具　75% 酒精、碘附、9 号或 12 号埋线针、1 号或 00 号羊肠线、松筋针、棉签、无菌纱布。

穴位埋线　选穴肾俞、气海俞、大肠俞、关元俞、环跳、委中、承山。

松筋针松筋　定位：L4/L5、L5/S1 神经外口，臀上皮神经出口，坐骨神经出口。操作：患者俯卧位，以髂后上棘最高点为中心，往上髂后上棘顶点内上角边缘定点（为 L4/L5 椎间孔外口），以髂后上棘最高点与 L5 棘突之间定一点（为 L5/S1 椎间孔外口），在髂后上棘外侧缘有一骨性凹陷处定一个点（为臀上皮神经出口处），每个定点针感向膝关节及小腿部、足部放射。

疗程　治疗一次间隔 15d，一般 2~3 次为一个疗程。

7　理论依据

腰椎间盘突出症多由感受外邪或内伤所致，主要是感受风寒或久居寒冷湿地，浸润经络，或劳累过度，经脉受损，或禀赋不足、年老精血亏衰，精气耗损，发为腰痛等病症。腰椎间盘突出症属中医学"腰痛""痹证"等范畴。

腰椎间盘突出症主要的临床表现是神经根性痛，在临床上常见 L3/4、L4/5、L5/S1 突出，L3/4 突出主要表现为大腿前侧痛及小腿前外侧痛，相当于足阳明胃经循行路线及足阳明胃经皮部分布。L4/5 突出主要是大腿及小腿外侧面痛，相当于足少阳胆经循行路线及皮部分布。L5/S1 突出主要表现大腿及小腿的后外侧痛，与膀胱经脉循行线及皮部分布相吻合。

"神经干刺激针法"以中医理论为基础，在经络学说指导下，参照现代医学神经解剖学，选取神经干及其附近的肾俞、气海俞、大肠俞、关元俞、环跳、委中、承山为主穴，应用针灸埋线操作等，调节肾脏及腰部经络气血，以达到补肾固本、祛邪通络、活血祛瘀止痛的目的。本法选穴较少，可根据不同症状增减穴位，适用于各型腰痛。

8　注意事项

- ·严格消毒，避免感染。
- ·患者治疗后 3d 内不能洗澡，3d 内针眼不能沾水。
- ·要明确诊断，结合影像学检查。
- ·患者埋线后忌口，忌鱼、虾、酒、辣椒、生蒜 1 周。
- ·做好患者保暖工作，勿使局部受风寒，以使病情加重。

9　典型病例

刘某某，男，52 岁，农民，2014 年 10 月 20 日初诊。主诉：腰痛、酸胀5年，疼痛加重半年，伴右下肢麻痛1个月。患者1个月前因在工地干活突然出现剧烈腰痛，活动严重受限，伴右下肢疼痛，在当地诊所输液无效，转县医院住院输液、牵引症状缓解。1周前又因干活腰痛加重，下肢疼痛剧烈，牵引、输液2d无效，来我处诊治检查：L4/5、L5/S1椎间隙及右侧压痛明显，伴放射痛，CT检查示：L4/5、L5/S1椎间盘突出，右侧神经根受压明显。诊断为腰椎间盘突出症，治疗以通经、减胀、减压止痛，选患侧大肠俞、关元俞、环跳、委中、承山、阳陵泉埋线，松筋针松解L4/5、L5/S1外口及臀上皮神经出口处、坐骨神经出口处。该患者治疗1次后症状减轻80%，治疗两次后疼痛消失，随访1年，病情未复发。

穴位埋线结合毫针深刺腰夹脊穴治疗腰椎间盘突出症

张合生

（民权县妇幼保健院针灸科）

张合生，全科医师，执业药师，中国针灸学会埋线委员会委员，优秀共产党员，商丘"优秀医生"，1993 年毕业于河南医科大学职教中心，精通中医针灸，熟知脏腑经络，明晰腧穴，重视辨证选穴，重于穴位埋线，临床工作 20 余年来曾多次参加国内疑难病研讨会，治疗内科慢性病、脊柱相关性疾病赢得了广泛的社会赞誉和广大患者的高度评价及信任。

腰椎间盘突出症是较为常见的腰部病症，主要是腰椎间盘各部分（髓核、纤维环及软骨板）尤其是髓核，不同程度的退行性改变后，在外力作用下，椎间盘纤维环破裂，髓核从破裂处突出（或脱出），于后方或椎管内，导致相邻脊神经根受刺激或压迫，从而产生腰部疼痛，一侧下肢麻木、疼痛等一系列临床症状。近年来，随着人们生活和工作方式的改变，腰椎间盘突出症的患病率呈上升趋势，笔者运用穴位埋线结合毫针深刺腰部夹脊穴治疗腰椎间盘突出症，高效安全，费用低廉，操作简便。笔者从 1999 年以来在临床工作中采取埋线治疗腰椎间盘突出症作了一些探索，现总结如下。

1 临床资料

1.1 **一般资料** 73 例患者均为门诊患者，经 CT 扫描检查确认为腰椎间盘突出症，其中男性 44 例，女性 29 例，年龄最小 28 岁，最大 72 岁，病程 4～5 年，L3/4 椎间盘突出 2 例，L4/5 椎间盘突出 18 例，L5/S1 椎间盘突出 7 例，L4/5 及 L5/S1 椎间盘突出 46 例；腰椎间盘左突或右突 68 例，中央型突出 5 例。将 73 例患者随机分为观察组 40 例，对照组 33 例。

1.2 **诊断要点** 有腰部外伤、慢性劳损或受寒湿史，大部分患者有慢性腰腿疼病史；腰痛向臀及下肢放射性疼痛或麻木，腹压升高或咳嗽、打喷嚏时加重；部分患者椎旁有压痛，向下肢放射，腰部活动受限；下肢神经支配区感觉迟钝，长时间会有肌肉萎缩。直腿抬高试验阳性，膝、跟腱反射减弱或消失，姆趾背伸肌力减弱；X 线示脊椎侧弯，腰部生理前曲消失，病变椎间隙变窄，相邻椎体边缘骨质增生，CT、MRI 显示腰椎间盘突出或膨出。

1.3 **治疗方法** 带无菌手套，用络合碘消毒所选穴位，使用一次性 9 号埋线针，3 条 0 号羊肠线长度约 5mm，放入针头内。左手拇、食指绷紧进针部位皮肤，右手持针快速刺穿皮肤，当出现针感后，推针芯，退出针管，将羊肠线植入穴位、皮下组织或肌肉层内，紧压针孔片刻，创可贴固定针孔。每 15d 埋线一次，每穴 6 次为一疗程，两个疗程后判断疗效。

观察组取双侧相应腰椎的华佗夹脊穴为主穴，配穴取秩边、环跳、殷门、委中、承山、昆仑、风市、阳陵泉、飞扬、外丘，局部用络合碘棉球消毒后，用 0.5cm×7.5cm 毫针，于相应腰椎脊突下旁开 0.5 寸进针，双侧深刺 2.5～3 寸，针尖向脊柱方向透刺，针下碰到骨膜障碍后作缓慢提插，令患者感觉针刺处酸胀得气，直至针感强烈，如向患侧下肢放射效果更好。其余下肢穴位力求每穴针必得气。

对照组根据腰椎间盘向左、向右或中央型突出，取患侧相应腰椎旁的膀胱经穴，如气海俞、大肠俞、关元俞、小肠俞，均与观察组相同，穴位埋线在患侧的经穴上，但腰夹脊穴针刺深度及手法不同于观察组。

1.4 **治疗效果评价** 痊愈：CT 检查示腰椎间盘复位，体征、症状全部消退。显效：腰椎间盘经 CT 检查基本复位，但偶有轻微的体征或症状，不影响日常工作和生活。好转：CT 检查示腰椎间盘复位不合，体征或症状减轻。无效：CT 检查示腰椎间盘无变化，体征或症状无改善。

2 治疗结果

两组临床疗效比较见表 1，两组治愈率（$\chi^2=4.307$，$P<0.005$）和总有效率（$\chi^2=9.855$，$P<0.01$）相比，均有显著性差异。表明穴位埋线为主配合深刺腰夹脊穴治疗腰间盘突出症疗效明显优于常规疗法。

表1　观察组与对照组疗效比较

	例数	治愈	显效	好转	无效	有效率
观察组	40	18	11	9	2	95.00%
对照组	33	7	9	6	11	66.67%

3　典型病例

病例一：杜某某，男，46岁，左腿酸困，疲乏无力约8年，由于工作忙一直没有就医，就诊时检查左侧腓肠肌明显萎缩，周长比对侧小3.1cm，肌张力差、屈颈试验、直腿抬高试验阳性、胭神经压迫试验阳性，跟腱反射消失，CT检查提示L5/S1椎间盘向左后侧突出，硬膜囊神经根受压，左侧侧隐窝狭窄。诊断为腰椎间盘突出症，治疗：L5/S1椎间隙向左旁开2cm，上2/3和L4/L5间隙处确定阿是穴，配承扶、殷门、承山穴常规埋线，15d埋线一次，配合毫针深刺腰椎华佗夹脊穴。3次后复查患者一切症状消失，左侧腓肠肌仍比对侧周长小1cm，嘱其加强锻炼增加肌力。

病例二：张某某，男，65岁，左侧下肢冰凉，疼痛难忍，腰部疼痛可放射至环跳穴，麻木至腿外侧5年。曾在各医院诊治，CT示L5椎间盘突出，用尽各种办法效果甚微，患者痛不欲生，坐卧不定，曾产生轻生念头，做腰椎手术又担心落下后遗症，于2014年3月前来就诊，来时患者拐杖不离手，两人搀扶才能勉强进入诊室，经检查诊断为L5/S1椎间盘突出，L5双侧有明显压痛，经用L5、肾俞、委中、承山等穴位埋线，加用腰椎华佗夹脊穴毫针深刺。术后患者感觉疼痛大减，起来马上可以走路，拐杖忘记在诊室。15d后患者复诊，诉5年腰痛已痊愈，要求巩固治疗，连续治疗3次患者再无疼痛，并可以参加日常工作和劳动。

4　讨　论

腰椎间盘突出症是临床较为常见的腰部疾病，主要是因为腰椎间盘各部分（髓核、纤维环及软骨板）尤其是髓核突出压迫了一侧或双侧脊神经，而导致的一系列临床症状，是神经根性疼痛、坐骨神经痛的常见原因。中医学认为，本病的病位和症状主要表现为腰部及下肢放射性疼痛，是督脉足少阳胆经、足太阳、膀胱经循行部位，故三条经络关系密切，运用针灸、埋线原理，刺激调节督脉、足少阳胆经、足太阳膀胱经上的相应腧穴，从而达到固肾壮腰、舒筋止痛之功，中西医结合，标本兼治。

穴位埋线疗法治疗风湿及类风湿关节炎100例临床观察

王子生

（河南省安阳县）

王子生，全科医生，中国针灸学会会员，优秀共产党员，优秀基层医生，精通中医针灸，熟知脏腑经络，善于穴位埋线；临床工作30余年来，曾多次参加全国疑难病研讨会，治疗内科慢性病，在治疗中风、偏瘫后遗症方面赢得了广泛的社会赞誉和广大患者的高度评价和信任。

类风湿关节炎算是临床常见的一种疾病，该病一般会对患者的身体造成危害。患者若不及时发现类风湿关节炎的早期表现，就可能会导致其病情持续恶化。初发时起病缓慢，有疲倦、乏力、体重减轻、食欲不佳、低热、手足麻木刺痛等一系列类风湿关节炎的早期症状。关节受累常从四肢远端的小关节开始，以后再累及其他关节。这些类风湿关节炎的早期症状比较常见，其中以近侧指间关节呈梭状肿大，最为常见；其次为掌指、趾、腕、膝、肘、踝、肩和髋关节等。风湿性关节炎临床表现：起病急，四肢大关节（腕、肩、踝、膝、髋）出现红，肿，热，痛，或肿胀变形及活动受限，其中以膝、踝关节最为多见。临床具有多发性、游走性、对称性、反复发作等特点。少数病例可累及颈、颞、下颌或手的小关节。兼见证候：部分患者可伴有轻度或中度发热，但多不规则。少数患者皮肤出现红斑，多分布于躯干和四肢内侧，消退较快；或见皮下结节，形如豌豆大小，质略硬，无触痛，多分布在肘、膝、枕后等处。若病变累及心脏，则有心悸、心前区不适等表现，严重者出现心功能不全（见风湿性心脏病）。自1998年至今，笔者应用穴位埋线治疗风湿及类风湿关节炎100例效果显著，现介绍如下。

1 临床资料

1.1 一般资料 100例患者中，男性65例，女性35例，风湿性关节炎

70 例,类风湿关节炎 30 例。患者多属于四肢关节发病,多以下肢为主,均采用穴位埋线。

1.2 治疗方法 运用一次性埋线针,取医用羊肠线 2.0～2.5cm 一段埋入穴位。每次选穴 4～6 穴。上肢取外关、曲池、内关、肩髃、合谷;腰部取肾俞、大肠俞等;下肢取三阴交、阴陵泉、足三里、阳陵泉、风市、环跳、阿是穴。以上穴位交替使用,每 15d 埋线一次,4～6 次一疗程。一般患者一个疗程痊愈,重者需要两个疗程。同时配合抗风湿药物治疗,必要时配合中药独活寄生汤加味治疗。

2 治疗效果

经治疗后,一个疗程治愈 80 例,占 80%,两个疗程治愈 18 例,占 18%,症状减轻、疼痛缓解者占 2%,总有效率 100%,

3 典型病例

病例一:李某某,男,56 岁,患风湿性关节炎 3 年余,在多家医院采取西药、中药等方法治疗两年未愈。经人介绍来我处门诊治疗,就诊时两人抬着来到诊室,检查所见:患者下肢屈伸不利,活动受限,膝关节肿胀,压痛明显,诊断为风湿性关节炎。埋线选穴取阳陵泉、风市、阴陵泉、足三里等穴,半月后患者自行走来诊室治疗,共埋线治疗 6 次治愈。

病例二:刘某某,女,62 岁,患类风湿关节炎 8 年余,双手指关节肿痛,手指变形、晨僵、逢寒冷、阴雨天加重,疼痛严重时起不了床,经郑州市人民医院诊断为类风湿关节炎,服用多种药物治疗不见好转,生活不能自理。埋线选穴取风门、肺俞、脾俞、外关、曲池、合谷、足三里、阳陵泉、风市等穴,手指局部加火针点刺,经过埋线治疗 2 个疗程后,患者能做一些简单劳动,再经过一个疗程的巩固治疗,变形的手指基本恢复正常。随访两年未复发。

4 讨 论

风湿、类风湿多属于痹证,《内经·素问·痹论》云:"风寒湿三气杂至,合而为痹也。"多以关节病变为主,腕、膝、足关节多见,可见关节肿胀疼痛、压痛、僵硬。中医认为，正气不足，风寒湿热之邪侵入筋骨肌肉关节，经络气血闭阻为其病因。西医治疗效果欠佳，笔者治疗此病均以埋线为主，必要时配合抗风湿药物和中药独活寄生汤加减治疗。穴位埋线是针灸的延续，利用异体蛋白，通过经络、穴位调节机体自身免疫，起到舒筋活络、调和气血作用，从而达到治疗目的。

注意要防止受寒、淋雨和受潮，关节处要注意保暖，不穿湿衣、湿鞋、湿袜等。夏季暑热，不要贪凉受露、暴食冷饮等。秋季气候干燥，但秋风送爽，天气转凉，要防止风寒侵袭，注意保暖是最重要的。注意劳逸结合，做到饮食有节、起居有常，劳逸结合是强身保健的主要措施。临床上，有些类风湿关节炎患者的病情虽然基本控制，处于疾病恢复期，但往往由于劳累而加重或复发，所以要劳逸结合，活动与休息要适度。饮食要根据具体病情而有所选择。风湿病患者的饮食，一般应进食高蛋白、高热量、易消化食物，少吃辛辣刺激性食物及生冷、油腻之物。

穴位埋线疗法治疗颈性眩晕

许晓平

（河南省安阳县）

许晓平，执业医师，中国针灸学会会员，共产党员，优秀基层医生，精通中医针灸，善于穴位埋线。临床工作 30 余年来，曾多次参加全国疑难病研讨会，运用中医中药结合针灸埋线综合性治疗颈肩腰腿痛、疑难杂症、妇科病、乳腺病、内科病、顽固性软组织损伤、股骨头坏死等病症，并将学习到的思想、理论融会贯通，形成了一套属于自己的独特的理论体系、独特的诊断方法、独特的治疗方法，赢得了广泛的社会赞誉和广大患者的高度评价和信任。

颈椎病，又称颈椎综合征，是颈椎骨关节炎、增生性颈椎炎、颈神经根综合征、颈椎间盘脱出症的总称，是一种以退行性病理改变为基础的疾患。主要由于颈椎长期劳损、骨质增生，或椎间盘脱出、韧带增厚，致使颈椎脊髓、神经根或椎动脉受压，出现一系列功能障碍的临床综合征。表现为椎节失稳、松动，髓核突出或脱出，骨刺形成，韧带肥厚和继发的椎管狭窄等，刺激或压迫了邻近的神经根、脊髓、椎动脉及颈部交感神经等组织，引起一系列症状和体征。

常见于中老年人，外伤是颈椎病发生的直接因素，不良的姿势是颈椎损伤的另一个原因，颈椎的发育不良或缺陷也是造成颈椎病发生不可忽视的原因之一，它属于中医"痹证""痿证""颈筋急"等范畴。

出现头晕的症状主要是由于病变压迫椎动脉所致，患者会出现头晕、黑蒙等症状，严重者会感觉房屋旋转，重者会有恶心呕吐、晕倒、卧床不起。如果颈椎病病变累及交感神经会出现头晕，头痛、视力模糊、耳鸣也多属交感神经受累所致。颈椎病变累及交感神经严重的情况会出现心动过速、平衡失调、心慌、呼吸困难等一系列症状。

1　典型病例

杜某某，女，56岁，河南安阳人。阵发性眩晕2个月，在市医院超声检查提示左侧颈动脉内中膜增厚。X线片显示：颈椎生理曲度变直，椎间孔缩小。经输液、口服倍他司丁片，对症治疗1个月，稍有好转，经朋友介绍来我处门诊治疗。患者自述：眩晕发作时就会站立不稳，严重时恶心呕吐。诊断：颈动脉型眩晕。治疗原则：关节复位，活血通络。治疗手法：颈椎复位法。患者仰卧位，全身放松，再次仰卧侧颈头推正法。

治疗方法　取左侧C2、右侧C3，用疏通督脉法，太阳穴、百会、三阳络、脾俞、丰隆等穴位埋线。15d埋线治疗一次，1周后，患者打来电话诉症状减轻。共治疗3次痊愈。6个月后随访无复发。

2　颈椎病的常规治疗

药物治疗　止痛剂、镇静剂、维生素B_1和B_{12}，对症状的缓解有一定的效果。可尝试使用硫酸氨基葡萄糖和硫酸软骨素进行支持治疗。

运动　各型颈椎病症状基本缓解或呈慢性状态时，可开始医疗体操以促进症状进一步消除并巩固疗效。症状急性发作期宜局部休息，不宜增加运动刺激。有较明显或进行性脊髓受压症状时禁止运动，特别是颈椎后仰运动应禁忌。

牵引治疗　牵引在过去是治疗颈椎病的首选方法之一，但近年来发现，许多颈椎病患者在牵引之后，特别是那种长时间牵引的患者，颈椎病不但没有减轻，反而加重。

按摩推拿疗法　是颈椎病较为有效的治疗措施。它的治疗作用是缓解颈肩肌群的紧张及痉挛、恢复颈椎活动、松解神经根及软组织粘连来缓解症状，脊髓型颈椎病一般禁止重力按摩和复位，否则极易加重症状，甚至可导致截瘫，即使早期症状不明显，一般也推荐手术治疗。

理疗　在颈椎病的治疗中，理疗可起到多种作用。一般认为，急性期可行离子透入、超声波、紫外线或间动电流等。

温热敷　此种治疗可改善血液循环、缓解肌肉痉挛、消除肿胀以减轻

症状，有助于手法治疗后使患椎稳定。

手术治疗 严重有神经根或脊髓压迫者，应在医院采取手术治疗。

经过多年的针灸埋线临床观察，我们认为针灸埋线是治疗颈椎病及颈性眩晕非常好的一种方法。

穴位埋线治疗万余例癫痫病的临床体会

单　顺　单晋杰

癫痫俗称"羊角风"，是一种常见的发作性神经异常性疾病，遗传易感性为内因，脑损伤后血脑屏障破坏而启动颅内免疫反应是外因，是中枢神经系统短暂功能失常的一种临床综合征。中华医学会神经内科分会专家一致认为，癫痫不可能临床治愈，只有终身服药控制发作。笔者40年来用埋线疗法治疗癫痫 10 063 例，治愈率达到94%，以下就埋线疗法治疗癫痫谈谈自己的看法。

1　临床表现

癫痫的发作类型很多，专家们预言，做一辈子神经内科医生，也不可能亲眼目睹癫痫发作的全部类型，说明癫痫病很复杂，发作类型很多，有些甚至很罕见，现把常见的几种类型介绍如下。癫痫在临床上常分为全身性发作和部分性发作两大类，每类均有若干型癫痫。

1.1　全身性发作

强直－阵挛性发作（大发作）　最为常见，强直阵挛性发作的特点为意识丧失及全身抽搐。

先兆期：患者感眩晕、腹部脏器上撞感或幻觉（火光、难闻的气味、难听的声音）。先兆之后，意识突然丧失，全身肌肉强直痉挛，瞳孔散大及对光反射消失，自动呼吸暂行，口唇发绀，还有唇颊黏膜咬伤、尖叫、尿失禁、跌倒和外伤；接着全身肌肉呈节律性抽动、出汗、口腔分泌物增多，持续1min左右，阵挛停止。

恢复期：在阵挛刚停止时，患者仍呈昏迷状态，然后逐渐清醒。有的患者发作后头痛、疲乏而入睡；所有的患者在清醒后对发作过程均不能回忆。

强直－阵挛发作连续状态　即大发作连续状态，持续发作约30min以上，或一系列发作间歇期意识无改善者可诊为本病。病情危重，病死率约 10%～15%，主要由于改用或停用抗癫痫药不当所致。

失神发作（小发作）　临床上以典型失神发作较多见，表现为精神活动突然中止、患者呆立凝视，正在进行的活动突然停止，或继续进行发作前的简单活动。一般持续 5～15s，发作突然停止，对发作过程完全不能回忆。

1.2　单纯部分性发作

部分性运动性发作　痉挛仅限于某一局部，常见有指、口角或足部抽搐，发作一般仅数秒钟。有的发作范围逐渐扩大和伴有意识障碍的部分运动性发作，有的痉挛从某一局部开始，随后扩展到同侧肢体，并出现意识障碍。

部分性感觉发作　如嗅觉性发作、听觉性发作、眩晕性发作等。

精神性发作　如记忆障碍、情感障碍等。

自主神经性发作（内脏性发作）　常见的表现有腹型发作，多见于儿童，以腹痛、恶心、呕吐等症状为主。头痛发作，儿童及成人均可发病，头胀痛、炸裂痛，可伴有恶心、呕吐、出汗及面色苍白；心血管性发作，可为一过性心律紊乱或出现晕厥等。

1.3　复杂部分性发作或称精神运动性发作
患者有不同程度的意识障碍外，还可伴有咀嚼、吸吮、吞咽及搓手等自动症，还可见自言自语、搬动物品、狂奔等。如果伴有幻视、幻听，患者还可发生自伤、伤人、毁物等。

1.3　婴儿痉挛症
多在 1 岁内发病，持续至 4～5 岁，发作自行停止或转为其他类型癫痫发作。多数婴儿痉挛的发作表现为突然短暂的颈、躯干和下肢扭曲抽动。有的婴儿表现为点头痉挛，发作时患儿双眼凝视，随之哭闹，发作频繁，每日由数次至数十次，智力发育迟滞。

2　诊　断

脑电图、脑地形图、脑 CT 对癫痫诊断有重要价值。

3　治　疗

3.1　传统穴位埋线疗法
选穴　一组穴：腰奇、丰隆。二组穴：癫痫、足三里。三组穴：合谷、配穴。配穴：大发作配鸠尾、涌泉，小发作配心俞，部分性发作配内关，精神运动性发作配神门、三阴交，昼发配申脉，夜发配照海，难治型配长强。

操作 注线法：腰奇、癫痫、鸠尾向上斜刺埋入4号肠线2cm，其他穴位直刺，埋入4号肠线1cm。每周治疗一次，3次为一疗程，若第一疗程未愈，4个月以后再进行第二疗程。

3.2 督脉通贯疗法 督脉位于脊柱的内部，上达项后进入颅内，上行巅顶，临床报道督脉的很多穴位都用于治疗癫痫，如长强、腰奇、脊中、筋缩、身柱、陶道（因能调节免疫）、大椎、哑门、脑户、强间、后顶等，据报道，督脉穴位针刺或埋线，可使大部分癫痫大发作的脑电图趋于规则，对治疗神经系统的头痛、眩晕、失眠、脑瘫、中风、癔病性失语、精神分裂症，特别是癫痫都有良好效果。

选穴 一组穴：督脉通贯（C6透脑户，身柱透大椎，身柱透至阳，悬枢透筋缩，悬枢透腰阳关、腰奇、长强），中脘透鸠尾、内关。二组穴：丰隆、申脉、合谷。三组穴：足三里、照海。

操作 督脉穴位用12号8cm长的一次性埋线针，1号羊肠线长度2cm，选择5个进针点，局麻后分别向上、向下透穴，斜刺进针后调整进针斜度向下平刺至筋膜下，把羊肠线埋在肌层内。其他穴位直刺按常规操作，15d埋线一次，3次为一疗程。

3.3 穴位注射法

选穴 心俞，意舍，至室，内关。

药物 神经生长因子4ml，硝酸一叶秋碱4ml。

操作 每次取4穴，左右交替，每穴位注射2ml，背俞穴注射深度，根据胖瘦约进针0.5～0.8寸，有针感后注入药液2ml。

4 典型病例

病例一：李小兵，女，5岁，舞阳县人，1989年5月30日初诊。患儿1岁半时，午睡中突然两眼上翻，全身抽搐，不省人事，约3min后自行中止。以后约4～10d如上发作一次，发作时伴大小便失禁。智商低下。曾在河医附院做脑电图检查，提示癫痫。诊断：癫痫（大发作型）。于当日行丰隆、腰奇、足三里、合谷药物注入和肠线埋线治疗，2个月后逐渐停服一切药物，随访至今没有发病。1992年入学，学习成绩中等。

病例二：潘某，男，17岁，郾城县孟庙镇人，1989年12月20日初诊。患者1989年9月一次夜间，突然怪叫一声，全身抽搐，眼球上翻，口唇青紫，口吐白沫不省人事，几分钟后发作停止。过后头痛、头晕、全身疲软无力，以后每日发作2~6次。根据以上症状频繁发作，间歇期正常为特点。诊断为癫痫（大发作型）。于1989年12月20日取腰奇、丰隆，27日取癫痫、足三里，1990年1月3日取鸠尾、合谷穴位埋线治疗后痊愈。随访6年未发作。

病例三：侯某，女，18岁，禹州市九山乡人，1990年12月23日初诊。患者1989年11月，一日上午随父在农田干活突觉右上肢不自主抽搐，向后背曲，数分钟后中止如常。超初每日发作1~2次，后来每日数次，严重时发作过程不能回忆。询问无家族史及无头部外伤史。脑电图提示正常。在当地治疗不见好转。诊断为癫痫（单纯部分发作）。治疗按症状辨证选穴，1990年12月23日取腰奇、丰隆，12月30日取内关、足三里，1991年1月6日取合谷、癫痫穴位埋线治疗，疗程完成后，逐渐停服药物，随访8年未复发。

5　讨　论

癫痫是一种慢性脑部疾病，以脑部神经过度放电，中枢神经系统短暂功能失调为特征的一种临床综合征。病因很复杂，随着临床检测手段的不断进展，国内外临床研究证实，癫痫的发病主要由遗传易患为内因，脑损伤后血脑屏障破坏而启动免疫反应为外因。祖国医学认为"风"和"痰"为癫痫的主要病因。肝风内动则抽搐，痰蒙心窍则神昏。因此，采取药物注入和肠线埋线中西医结合的治疗方法，循经选穴，调节神经，改善免疫，以息风止痉、化痰开窍为治疗之本，予以药物处理之肠线，加强了对穴位的刺激，增强了穴位效应，加之穴位的辨证施治，在治疗中收到了事半功倍的效果。

近20年来，对难治性癫痫，单用穴位埋线疗效欠佳者，配合穴位注射疗法，取得了较好效果。2004年，笔者在北京出诊时，有一扬州来的周姓患者，男性，36 岁，因车祸致颅脑外伤，双目失明，癫痫频发，每日十数次，埋线后症状减轻，但有偶然发作，配合穴位注射治疗，隔日 1 次，2 个月后症状消失，4 年未发。

笔者从医 40 年，治疗癫痫 10 063 例，仅就近 10 年来采用前述穴位埋线治疗癫痫 1942 例。临床分析如下：1942 例中，痊愈 1670 例，有效 156 例，总有效率为 94%。其中男性 1114 例，女性 828 例；儿童时期发病 936 例，青春期发病 614 例，成年期发病 381 例，老年期发病 11 例；病程最短 7d，病程最长 44 年。114 例做过 CT 检查，发现异常者 26 例；曾做过脑电图的患者 706 例，发现异常 311 例。发作分类：儿童部分发作 482 例，复杂部分性发作 18 例，大发作 1104 例，失神性发作（小发作）130 例，特殊类型发作 208 例。特殊类型中记忆障碍型 46 例，哭笑奔跑型 28 例，内脏功能障碍型 49 例，反射性发作 32 例，头痛性发作 53 例。

星状神经节埋线配合穴位埋线治疗梅尼埃病

单　顺　单晋杰

【摘要】目的：观察穴位埋线治疗梅尼埃病的临床疗效。方法：以星状神经节埋线为主，配合头部全息穴眩听区、翳风、四渎、内关、足三里穴位埋线治疗梅尼埃病。结果：两例患者一次埋线治疗后均痊愈。结论：星状神经节配合穴位埋线治疗梅尼埃病疗效显著。

【关键词】梅尼埃病；星状神经节埋线；疗效观察

梅尼埃病是膜迷路积水为主的内耳眩晕综合征。本病以发作性眩晕、耳鸣、耳聋或眼球震颤为主要临床症状，眩晕有明显的发作期和间歇期。多数为中年人，性别无明显差异，发作突然，可在任何时间发作，甚至入睡后也可发作。睁眼时，感觉房子或周围物体都在转动，闭目时自觉身体也在旋转，眩晕来势猛烈时可使患者倒地。

本病中西药治疗疗效欠佳。以往笔者治疗本病，行星状神经节阻滞治疗，需要 4~10 次方可治愈，一般隔日治疗一次，治疗需时较长，远路门诊患者十分不便。现采用穴位埋线治疗，病效稳定，现报道如下。

1　临床资料

病例一：女，38 岁，教师。2012 年 6 月一天上午 8 时许，突发眩晕，站立不稳而倒地，伴恶心、呕吐、出汗、面色苍白，急诊入院治疗，住院3d 病情稳定出院在家休息。以后反复发作，发作时伴耳鸣，听力也下降。经某医院检查提示左侧膜迷路积水、前庭功能减退，诊断为梅尼埃病。2014 年 4 月门诊埋线治疗，取双侧星状神经节，头针全息眩听区透角孙、翳风、四渎、内关、足三里穴位埋线，埋线当日眩晕立止，次日诸症消失，观察 1 年无反复。

病例二：男，63 岁，退休企业职工。一天深夜突感床在晃动，继而眩晕、呕吐，住院 4d 后缓解。以后半年时间内数次发作，本次发作持续 1 周以上，症状仍不减轻。经病友介绍来我处采取星状神经节阻滞可治好眩晕。来时患者仍眩晕，呕吐不止，便采取星状神经节及穴位埋线治疗，次日症状完全消失，6 个月无复发。

2 治疗方法

星状神经节埋线法 采用前入路穿刺进针（气管旁接近法），患者取仰卧位去枕，定位于胸锁关节上方约 3cm，中线旁开 1.5cm，常规皮肤消毒，术者位于患侧，左手食指消毒后，从胸锁乳突肌内侧触知颈总动脉并将其卡在外侧加以保护，将气管、食管推向内侧，继续深触，至有骨质抵触感，即为 C6 横突，此时，将已穿有 1cm 2 号羊肠线的 2 号一次性埋线针，针的斜面对着食指垂直进针，有骨质抵触感时将羊肠线埋入，退针后用左手食指压迫针孔 10min，用埋线贴固定。用同样操作方法进行对侧埋线。

晕听区埋线法 在耳尖直上 1.5cm 处，向前及向后各引 2cm 的水平线为穴，皮肤常规消毒，从前向后进针 4.5cm 透过角孙穴，平行埋入 1 号胶原蛋白线 4cm，双侧同时进行。其他穴位常规操作，依法埋入 3 号羊肠线 1～2cm。

3 治疗效果

星状神经节配合穴位埋线，共治疗两例患者，均在 1～3d 内症状完全消失，有效率达 100%。

4 体 会

梅尼埃病又称梅尼埃综合征，主因是膜迷路积水，引起膜迷路积水的主要原因可能与病毒感染、血管神经因素、内分泌因素、循环障碍等有关。星状神经节埋线后，面部及上肢出现温热感，说明有效改善了局部血液循环功能，增加了内耳的血流量，改善局部代谢，从而很快使膜迷路积水消除。星状神经节施术后对改善内分泌、调节免疫更是其优势。中医学认为眩晕症的发生与人的脏腑有关，肾阴不足水不涵木；脾阳不振运化失司；肝阳上亢诸风掉眩；清浊升降不调，聚湿痰积必眩晕。眩晕的患者多为虚证，因此取足三里、内关补脾阳，振运化，降逆止呕；取四渎清肝阳，祛诸风清眩；取翳风使耳部局部微循环加速，消除局部水肿、炎症，膜迷路积水消失，眩晕停止。头针全息穴晕听区，主治耳鸣、眩晕，又可透角孙，驱散耳内水湿之气，穴位埋入药线，加强走窜通经，活血化瘀，祛顽疗痼，所以两例患者均经一次治愈，说明星状神经节埋线的疗效得以验证。

四联疗法治疗股骨头缺血性坏死

单　顺

股骨头缺血坏死（又名无菌性骨坏死、扁平髋）具有较高的发病率，引起了国内外学者高度重视。近十几年来人们对其临床表现、病因、流行病学、组织病理学及骨微循环等方面进行了深入研究，已成为骨科临床的重要课题之一，对股骨头血液供应损害在骨坏死发病机制中的作用已得到了明确、肯定的结论。早诊断、早治疗能终止或逆转病变，保留股骨头和髋关节的功能。中医学认为，本病外因是跌打损伤，气血瘀滞，内因为肝肾亏虚而致。由于肾主骨，骨生髓，肝主筋、藏血，肝肾亏虚，则筋骨失养，故见骨质坏疽，筋骨枯萎，屈伸不得，经络闭阻，不通则病。

笔者应用四联疗法治疗股骨头缺血性坏死 830 例，一疗程治愈 60 例，占 7.2%，二疗程治愈 420 例，占 50.6%，三疗程治愈 190 例，占 22.9%。对病程长的畸形残存期患者疗效也很显著，可缓解疼痛，改善功能，提高生活质量，但需较长时间治疗。对于股骨头缺血坏死的理想治疗，应在股骨头塌陷之前采取有效措施。以下对四联疗法进行详细介绍。

1　关节腔内注射

操作　患者取仰卧位，穿刺点定位于腹股沟韧带中点向足端 2~2.5cm，再向外 2~2.5cm。用左手食指触及股动脉并加以保护，右手持 7 号 8cm 长针垂直皮肤快速刺入达关节腔。关节腔内如有积液，可先将积液抽出，再注射消炎镇痛液 10ml（因长期服用糖皮质激素所造成的股骨头缺血坏死者不用糖皮质激素）。注射后被动活动髋关节，以利于药物扩散。每周注射一次，一般用药 2~3 次配合其他疗法症状可消失。一般一次注药后疼痛可减轻 50%~80%。

药物配方　2% 利多卡因 3ml，维生素 B_6 200mg，维生素 B_{12} 1mg，得宝松 1ml，细胞生长肽 1 支，玻璃酸酶 1500U。

2 水针关节周围注射

药物配方 维丁胶性钙 6ml，山莨菪碱 5mg，骨肽粉针 30mg，脉络宁 6～10ml，利多卡因 5ml。

注射部位 大转子顶点与髂前上棘连线中点压痛处，腹股沟韧带内下压痛点，股骨大转子后方压痛点。

作用机制 改善骨股头内缺氧状态，解除小血管痉挛状态，促进骨细胞和骨基质的合成，促进生长细胞活性和数量的增加。

3 穴位埋线

穴位 肾俞、环跳、髀关、阿是穴（即压痛点）2～3 个。

操作 常规操作，用 16 号一次性注线针，4 号药制羊肠线，从标定穴位处进针，阿是穴透向股骨头部位，进针 2 寸，埋 4 号药线 2.5cm。2 个月可重复一次，共 3 次。

4 活骨膏贴敷疗法

活骨膏组方 桂枝、延胡索、川羌活、牛膝、桃仁、穿山甲、乳香、没药、川乌、草乌等 20 余味中药。熬制成膏，每贴 50g，每贴敷 1 周，停 2d 再进行下次治疗。3 个月 1 疗程，一般一疗程显效，根据病情治疗 3～4 个疗程。

注意事项 治疗期间需卧床（急性期）3 周，避免下肢负重，过早负重是加速股骨头缺血、坏死、塌陷的原因之一。因此治疗期间患者应注意休息，并加强床上下肢功能锻炼，扶拐行走需 3～6 个月。

穴位埋线疗法治疗膝关节骨性关节炎

刘文涛

刘文涛，男，1982年生，毕业于洛阳孟津中医骨科学校，执业医师，中国针灸学会会员，穴位埋线专业委员会委员，北京王子明中医研究院副院长，安阳惠民针灸埋线医疗中心副主任。从事中医针灸、穴位埋线、整脊工作10余年。先后进修于北京中医药大学、河北省白求恩国际和平医院、安阳矿务局总医院，运用穴位埋线、药刀、九针治疗疑难顽症，从事脊柱相关疾病的预防和治疗。刘文涛精通骨科，尤其擅长软伤科、脊柱相关疾病的研究，采用穴位埋线、针刀、整脊等综合方法治疗颈椎病，腰椎间盘突出症，骨质增生，风湿、类风湿关节炎，股骨头坏死，支气管炎哮喘，偏瘫后遗症，胃溃疡，鼻炎，鼻息肉，三叉神经痛等多种顽疾，疗效确切。曾多次参加国家级学术研讨会，他在省级和国家级医学刊物上发表的论文有《穴位埋线治疗腰椎病》《穴位埋线治疗膝关节疼痛》《埋线治疗股骨头坏死》等论文。因成绩突出，荣获"跨世纪特色专科医师"，被中国民间中医药研究会评为特技人才，年年被卫生系统评为先进工作者。

膝关节骨性关节炎是日常生活中常见于中老年人的多发病，主要表现出关节局部疼痛、肿胀、僵硬、活动受限为主的一系列症状。目前治疗此病方法颇多，笔者采用中医针灸、穴位埋线疗法进行临床诊疗，效果明显且复发率少。

膝关节骨性关节炎分为外伤性和劳损性，其特征为关节局部疼痛、僵硬、活动受限，严重者无法行走；X线片显示骨关节间隙变窄、韧带不同程度的钙化、关节腔内积液。符合以上表现均可诊断为此病。骨性关节炎是关节周围骨骼退变、韧带钙化、肌肉劳损、局部循环障碍，从而引起关节活动受限等表现。

1 典型病例

病例一：闫某某，女，65 岁，安阳县人。因长期下地劳作，双侧膝关节疼痛变形，近期加重，无法行走。拍片显示：关节间隙变窄，韧带有不同程度钙化。口服消炎止痛药后，效果不佳，随后来我院就诊，经详细检查后，确诊为膝关节骨性关节炎。埋线选穴：鹤顶、阳陵泉、犊鼻、膝关节阿是穴。常规皮肤消毒，局部麻醉后，将药物蛋白线用特制四维三通埋线针注入选定穴位，无菌粘贴术部。患者下床后，疼痛消失，心中倍感欣慰，嘱患者近期可进行轻微活动，15d 后加强一次。经两次治疗，患者行走自如，可日常生活。

病例二：郭某某，男，60 岁，安阳县人，2015 年 9 月来我院就诊。患者自述平素偶有关节疼痛，口服消炎药止痛后缓解。2d 前，因走路不慎扭伤膝关节，次日关节部肿胀疼痛，即来诊治。X 线检查示关节处有不同程度的骨质疏松、钙化及明显发亮液体。确诊为膝关节骨性关节炎，伴关节腔内移位。埋线选穴：梁丘、犊鼻、阿是穴、阴陵泉、足三里等穴。常规皮肤消毒，局部麻醉后，将药物蛋白线用特制四维三通埋线针注入选定穴位，无菌粘贴术部。一个疗程后患者结束治疗，8 个月后随访无复发，活动如常。

2 总　结

膝关节骨性关节炎是由多种原因引起的无菌性炎症，如骨关节退变、韧带钙化、软组织损伤等。穴位埋线对于各种骨关节、软组织病变及损伤效果显著。治疗方法简便，痛苦小，疗程短，见效快，复发率低，患者易于接受，可大力推广应用。

穴位埋线、针灸结合中药治疗三叉神经痛

齐 研

齐妍，辽宁沈阳人，从事针灸临床工作十余载，勤求古训、博采众长，擅长应用穴位埋线、针灸，配合中药治疗颈椎病、肩周炎、腰椎间盘突出、足跟痛、风湿痛、顽固性头痛、面瘫、中风偏瘫、冠心病等常见病，多发病和疑难杂症，针药结合，能最大限度发挥中医治病的优势。

【摘要】 本文依据传统中医理论重点分析三叉神经痛的病因、病理和发病表现，再结合治疗案例，论述采用穴位埋线、针灸及中药等治疗手段对于治疗三叉神经痛疾病的良好效果。

中医认为三叉神经痛属"头痛""偏头痛""面痛"等范畴。颜面痛从病因病机来看，多为风气挟寒或挟热上攻于阳明经所致。从经络循行看，颜面为手足阳明经循行部位。手阳明"从缺盆上颈贯颊，入下齿中"。足阳明"起于鼻，交頞中，旁约太阳之脉，下循鼻外，入上齿中，还出挟口环唇"，因为巅顶之上，唯风可及，外感风寒之邪，上犯巅顶。精神因素亦可诱发此病，肝郁气滞，郁久化火，火热风动，风火挟痰上扰致清阳不得舒展。本病在疲劳或紧张时发作频繁，如闪电、刀割、钻刺、火灼突然出现的阵阵剧痛。时间从数秒钟到数分钟，一日数次。本病发病率高，女性多于男性，发病率可随年龄增加而增长。疼痛局限于一侧三叉神经一支或多支分布区，以右侧及二、三支区多见，两侧疼痛者少见，多先后患病，同时疼痛者更少，自愈者少见。

1 典型病例

病例一：苑某某，男，64岁，三叉神经痛，病史1年。此次因爱人生病住院上火犯病5d，曾在它处针灸，口服卡马西平，效果不理想。经人介

绍来我处治疗。第一支（额角处）、第三支（口旁）疼痛。不敢洗脸、吃饭、漱口、刷牙、说话，时时痛重，睡眠尚可，二便正常。有糖尿病史，面瘫25年。脉急数，舌苔黄，饮食正常，性格急躁。线疗患侧阿是穴，30号线0.5cm；火针面部阿是穴、唇内侧、肩井穴、C3、C4、至阳、肝俞、脾俞、肾俞。针灸曲池、合谷、太冲、头维等，辨证选穴。一个疗程后，唇内、牙龈痛减轻，面积缩小，说话多了，洗脸时碰眼眶也不痛了。患者反馈见效快，很满意，自觉身体一天比一天好，可以去打太极拳了。两个疗程过后，症状基本消失。

病例二：崔某某，女，93岁，三叉神经痛十余年。曾多处治疗，效果都不理想，花销很大，有高血压、哮喘史，口服卡马西平。右侧耳前痛，颧骨下痛，便秘，性格急躁，吃饭时疼痛加剧，脉急数，舌胖大。治疗：埋线取C2、C3、肩井穴、大椎、曲池、足三里；背部火针，针灸四神聪、外关、太冲。经过两个疗程治疗，可以正常吃饭、刷牙，患者和家属很满意。

2 技术操作及疗程

器具 一次性毫针（规格为0.35mm×40mm），一次性埋线针，棉签，75%酒精或碘附。

体位 采取先仰卧后俯卧。

穴位 选取面部板机点、翳风、攒竹、鱼腰、四白、颊车、大迎、地仓、肝俞、脾俞、肾俞、至阳、气海等。

疗程 埋线每15d或20d一次，针灸每周2～3次。中药组方：白芍15g，当归9g，陈皮10g，黄芪12g，桂心5g，白术9g，炙甘草6g，熟地黄5g，人参9g。调补气血，其病自愈。

3 小 结

采用穴位埋线、针灸和中药结合治疗三叉神经痛，患者痛苦小，见效快不易复发，无副作用，能够保留神经，是比较理想的治疗方法。应注意避风寒，保持情志调畅，忌食生、冷、油腻之品。

埋线微创术治疗癫痫的临床体会

王立国　王子越　王子育　王子岩　王子庚

（黑龙江省肇东市四站镇巨蒙一组卫生室）

笔者自 2001 年 2 月至 2010 年 3 月，采用埋线方法治疗癫痫 16 例，一般埋线 1~2 次见效，1 个月埋线一次，3 次为一个疗程，根据复发频率决定治疗疗程。

1　临床资料

16 例癫痫患者中，女性 10 例，男性 6 例，年龄最小者 15 岁，最大者 45 岁，病程最短 3 年，最长 23 年，全部病例来自门诊患者。

2　治疗方法

选穴　癫痫穴、鸠尾穴、双臂穴。

操作　患者采取侧卧位或俯卧位，在标志处皮肤常规消毒，用 5ml 注射器，抽取 1% 利多卡因，在穴位上方和下方各 1cm 处。注射 0.5ml。穿线方法：羊肠线均在五香排毒液浸泡 1 个月后应用，医者用左手拇指和食指捏起两皮丘间皮肤，用持针钳夹住穿有羊肠线的皮肤缝合针，从一侧局麻点刺入，穿过穴位下方皮下组织肌层，从对侧局麻点穿出，捏起两端羊肠线牵拉，使穴位产生酸、麻、胀感后，将羊肠线紧贴皮肤剪断，放下两针孔间皮肤，使线头缩回皮内，用无菌纱布包扎 5~7d，防止感染。

3　治疗结果

16 例患者中，显效 11 例，占 68.75%，有效 3 例，占 18.75%，无效 2 例，占 12.50%，总有效率 87.50%。

4　体　会

癫痫病是临床常见疑难病之一，长期反复发作，严重影响着患者身心健康。癫痫俗称"羊癫疯"，现代医学认为是脑细胞过度放电所引起反复发作的、突然而短暂的脑功能失调，呈发作性精神异常。中医认为，癫痫发作，以风、火、痰、瘀、虚为主，尤以风、痰为要。癫痫穴，为督脉穴，《素问·骨空论》言："督脉为病，脊强反折。"此穴为主穴，配任脉鸠尾穴、手阳明经臂臑穴，这几个穴位有调节阴阳、疏通督脉气血之功；再加五香药物浸泡羊肠线，有开窍通神、长期刺激、抑制效应，临床上取得了满意疗效。

穴位埋线结合正骨治疗腰椎间盘突出证疗效分析

徐好清

（安徽省亳州市百膏堂）

徐好清，1977 年生，男，汉族，安徽省亳州人，本科学历，毕业于蚌埠医学院，高级营养保健师，高级推拿按摩师，徐氏祖传中医外科继承人，全国针刀医学委员会会员，百膏堂创始人。

出身于中医世家，从小拥有丰富的梦想，拥有许多选择人生道路的机会，却选择了医学，虽然深知学医不是一条轻松之路。由于自幼酷爱祖国传统医学，深受祖父徐化南和父亲徐彦军的熏陶，精心研读《黄帝内径》《医宗金鉴》《本草纲目》《千家妙方》等专著；立志"不为良相，宁为良医"，由于天生聪颖、勤奋好学，很受长辈的爱戴，故祖父徐化南为其取名"好清"（方言：治愈的意思）。学生时代便时常观察前来应诊的患者，把他们所患病症的经过及治疗过程都一一记在心里，每当先辈们炮制加工各种膏、丹、丸、散时总是站在一旁，瞪大眼睛观看，这些都为他从小准备做一名好医生打下了坚实基础。后来在蚌埠医学院深造，取得西医临床本科学历。终于子承父业，现已是一名擅长中西医结合的新一代全科医生，践行中医悬壶济世的精神。不仅在中医传统疗法上拥有了坚实基础，而且已经开始，积极探索，运用现代医学理念，为广大患者寻求更佳的治疗方案；不仅注重传统的继承，更致力于中西医结合的行医思路，不停拜访全国各地的名老中医，集百家所长，总结出自己的思路和理念，施展中医绝技，灵活应用于临床。

学术源流：先后师承针刀朱汉章老师（于北京针刀总院进修学习）、埋线王子明老师（埋线启蒙老师）、靳氏截针靳庆东老师、董氏奇穴邱雅昌老师、针灸大师冯大为老师等。

1999 年 12 月份开始行医，采取西医的视触叩听和三大件（血压计、听诊器、温度计）服务本村及周围村民，每天就是治疗一些常见病、多发病，感觉成就感和荣誉感不大，太普通了，作为一名医生只能处理这些远远不够，2009年有幸认识了恩师王子明医师，开始跟师学习，看到埋线疗法的确很神奇，通过半月的努力学习，很快掌握了埋线疗法的基本操作和注意事项，之后在诊室一直开展埋线疗法至今。

对埋线疗法的整体认识： 认识埋线疗法还是来源于患者，一名腰椎间盘突出症患者，经多方治疗无效，后来到河南某地采取了埋线治疗后，症状明显改善，达到了临床治愈，我就开始对埋线疗法产生了浓厚的兴趣，了解埋线疗法的简单、方便、廉价、效验的特点。针灸一个点，刮痧一条线，埋线能治一大片，看到了埋线的多重效应。

对针具和材料的使用认识： 之前的切开埋线法比较麻烦，采取的都是羊肠线等，又有排异、过敏反应等缺点，之后的U形埋线法，也有部分不足之处，柱状埋线法采取的针具以16号，12号居多，线是3号、2号等，这样给患者带来的痛苦较大。鉴于以上情况，我开始运用较细的7号针和00号线，大大减轻了患者扎针的痛苦，患者基本都能接受治疗，受到患者普遍欢迎。

处方配穴思维方式方法： 配穴方法，多采取针灸的原理去操作。宁失其穴勿失其经、阴阳选穴、八会选穴、募腧选穴、上下选穴、平衡针法选穴、多取奇穴、选穴少而精、明确诊断、病根选穴等。

特殊埋线针法： 颈椎病多采取"风池透"埋线法，大椎穴多采取"扇形"埋线法，截针埋线法结合得气、松解、剥离手法。

对个别擅长疾病的认识和治疗经验： 颈椎病多采取手法复位后埋线会事半功倍，颈肩腰腿痛患者一定要补肾、舒肝理气、调和脾胃，原因是肾主骨、肝主筋、脾胃统肌肉，并对症解决酸、麻、胀、痛、凉等问题。对一些皮肤病，如神经性皮炎、牛皮癣等，采用自血输注结合埋线效果很好。

腰椎间盘突出症是临床常见病、多发病，随着现代影像诊断技术的快速发展，该病的诊断越来越明确，治疗方法也越来越多，我诊所每年诊治大量腰椎间盘突出症患者，取得了理想的疗效，积累了一定的经验。然而，由于人们生活节奏的加快，工作压力增加，还有一些距离比较远的患者，没有时间、精力每天来治疗，使得部分患者无法坚持治疗，只得中途放弃，极大地影响了疗效。穴位埋线是一种痛苦小、省时、安全、费用低廉、行之有效的治疗方法，我诊所自 2009 年以来，开展运用穴位埋线配合正骨治疗腰椎间盘突出症，取得了满意效果，现总结报告如下。

1 一般资料

选择病例 120 例，其中男性 65 例，女性 55 例，年龄 20～80 岁，单纯腰椎间盘突出症患者 93 例，腰椎间盘突出伴椎管狭窄患者 10 例，腰椎间盘膨出患者 17 例，病程 3 个月至 15 年。

2 治疗方法

选穴 主穴取病根穴、原发点；配穴取环跳、秩边、委中、阳陵泉、足三里、承山、三阴交、昆仑等。每次各选 2～3 个穴位。

器具 ①埋线器具：型号为 9 号、12 号专用埋线针，镊子两把。②医用羊肠线 0 号、1 号各剪成长约 1～2cm 数段，浸泡在五香排毒液（自制）中备用。

操作 ①选准穴位做好标记，在穴位下 0.5 寸处为埋线进针点。常规皮肤消毒。②局麻：用 2% 利多卡因每穴注入 1～2ml。③埋线操作：左手持镊将羊肠线完全放入针孔，后接针芯，将针头快速刺入穴位处肌层，稍做提插，患者有针感时，将针芯向前推进，边推针芯边退针管，埋入穴位中。用干棉球压针孔后贴上创可贴，嘱 3d 不洗澡，以防针孔感染。⑤埋线后配合手法正骨，行腰部斜扳法治疗，每周 1 次，4 次一疗程。

疗程 每 15d 埋线一次，4 次为一疗程。

3 疗效观察

疗效标准 参照《中医病症诊断疗效标准》腰椎间盘突出症的疗效标准。痊愈：疼痛完全消失，活动自如，直腿抬高试验正常。显效：疼痛基本消失，腰椎活动轻微障碍，直腿抬高试验大于 80°。无效：治疗前后症状无明显改善。

次数观察 埋线 1～2 次痊愈，症状完全消失 1 年以上无反复者占

30%；埋线一个疗程症状完全消失 1 年以上无反复者占 90%；经 2~3 个疗程后无效者极少。总有效率为 98%。

4 典型病例

病例一：李某，女，48 岁。头痛、呕吐、眩晕 3 个月，经多方治疗无效，2012 年 12 月 8 日前来就诊，症状表现：头痛、呕吐、眩晕。经辨证论治及压颈试验（＋），确诊为椎动脉型颈椎病，经埋线疗法，给以大椎、风池透风池，C4、C5 横突旁埋线治疗一次后，症状明显好转。后又变换穴位，取肾俞、曲池、血海交替选穴，3 次埋线治疗结束，颈椎和头部无任何不适。

病例二：窦某，男，36 岁，因左下肢疼痛 1 个月加重 7d 来诊，四大生命体征正常，左腿抬高试验阳性，加强试验阳性，自带某县人民医院 X 线检查和 CT 报告：L4/5 椎间盘突出，相应硬膜囊受压。2013 年 2 月 22 日经 L4/5 周围膀胱经肾俞、大肠俞埋线，左下肢取环跳、委中、承山、昆仑等穴位埋线一次症状明显减轻。2013 年 3 月 7 日复诊，取脾俞、胃俞、足三里、肾俞、环跳穴适当改变进针点再次治疗。之后一直复诊。1 个月后其邻居来我诊室治疗颈椎病时说窦某已经外出务工了。

病例三：某女，62 岁，2009 年 8 月 9 日来我处就诊。主诉：腰及骶部疼痛反复发作数年，加重 1 个月，伴双下肢麻木、疼痛。近一周更重，夜不能眠，不能久坐、不能行走、不能翻身。曾内服中药数剂，经输液、牵引、按摩等治疗，症状亦无明显改善。今慕名来我处就诊，来时被家人抬着进来，查 L4~S1 棘突有深压痛并向双下肢放射，直腿抬高试验阳性。依上法将蛋白线埋入病根穴、原发点、环跳、风市、委中、阳陵泉等穴。治疗后当场下地行走，晚上腰痛消失，睡了个好觉，但下肢仍有麻木；第 2 次仍遵原方。经两次治疗后各种症状消失，1 年后随访未复发。

5 讨 论

近年来针灸治疗腰椎间盘突出症已有大量的临床报道，取得了很好的疗效，确实是一种行之有效的疗法。但随着现代生活节奏的加快，每天到医院治疗又使人难以接受。笔者旨在为临床提供一种比常规针灸省时有效的治疗方法。

　　埋线疗法是以针灸理论为依据，以线带针刺激穴位，产生针刺效应，羊肠线进入穴位后，即刻参与人体自然组织的生物、生理、化学反应后融为一体，同步循行，再液化、分解直至被吸收，可对穴位产生持久而温和的良性刺激作用。埋线时由于针头粗、进针深、针感强，放出局部瘀血，可使局部血液循环加快，使血瘀状态得到改善，加上线在穴位内长期刺激，使针感直达病所，共同起到疏通经络、活血化瘀、消肿止痛的作用，使突出的椎间盘周围血管扩张，微循环改善，血流增加，组织间隙水肿消除，病变的髓核收缩，使突出的髓核部分还纳或使突出髓核的炎性水肿吸收缩小，从而解除硬膜囊和神经根症状，得以痊愈。在治疗过程中大部分患者在埋线后的 1 周内，局部留有柔和又舒适的酸胀感，相当于留针时得气感，从另一方面说明，穴位埋线比针灸更能持续有效地刺激穴位，因而更利于疗效巩固。本疗法安全可靠，无一例发生感染或神经损伤等异常反应，偶有低热发生是线这种异体蛋白在体内的反应，属正常现象，一般 2 ~ 3d 自然缓解。

埋线疗法治疗面肌痉挛 12 例

韩书萍

（邯郸市肥乡县）

韩书萍，主治医师，中国针灸学会会员，从事针灸临床工作十余载，勤求古训、博采众长，擅长应用针灸和穴位埋线治疗颈椎病、肩周炎、腰椎间盘突出症、内科病、顽固性软组织损伤、乳腺病、妇科病等疑难杂症，并将学习到的思想、理论融会贯通，形成了一套属于自己独特的理论体系、独特的诊断方法、独特的治疗方法。

面肌痉挛是以一侧面部肌肉不自主地阵发性、无痛性抽搐为特征的慢性疾病，属中医"筋惕肉瞤"范畴。本病多发于中老年人，尤以女性多见。临床表现为阵发性、快速不规律的面肌抽搐，逐渐向口角、整个面肌扩展，严重者甚至可累及同侧的颈阔肌。抽搐的程度轻重不等，可因疲劳、遇寒、情志等发作或加重，既不可自行模仿，也不可自行控制，但入睡后抽搐停止。本病易反复发作，缠绵难遇。笔者在临床实践中用埋线疗法治疗本病12 例，疗效满意，现报道如下。

1 临床资料

12 例均为女性，年龄最大者83 岁，最小者44 岁；病程最长10 年，最短 1 个月。

2 治疗方法

2.1 **手术器械及物品准备** 9 号一次性埋线针，穴位记号笔，2% 碘酒棉球，75% 酒精棉球，无菌镊子，创可贴，五香排毒液浸泡的 2－0 羊肠线，长度 1.2cm。

2.2 **操作步骤及疗程** 一般采用坐位或仰卧位，确定穴位，用记号笔做标记，碘酒、酒精消毒，用镊子夹取 2－0 羊肠线放入埋线针前端，将羊肠线植入相关穴位，针眼贴创可贴。主穴：C2、C3、C4、大椎、风池、合谷。配穴：面肌痉挛重配颧髎，上口唇痉挛配禾髎，下口唇痉挛配承浆，上睑痉挛配阳白、太阳，气血不足配足三里，肝肾亏虚配肝俞、脾俞。15d 一次，6 次一疗程。

3 中医辨证分型

风寒阻络 患侧面肌拘紧，眼睑瞤动，常因阴雨天气症状加重。舌质淡红，苔白，脉缓或弦紧。

气血不足 患侧眼睑瞤动，面肌抽搐，伴心悸眩晕，乏力自汗，面色无华，纳呆，便溏，舌淡，脉细弱。

肝肾阴虚 患侧眼睑瞤动，面肌抽搐，时发时止，伴耳鸣健忘，失眠多梦，腰膝酸软。舌红，少苔，脉细数。

4 疗效分析

4.1 **疗效标准** 痊愈：经治疗后症状完全消失，随访 1 年无反复；显效：经治疗面肌痉挛症状明显减少；无效：症状无改善。

4.2 **治疗结果** 经一个疗程治疗观察 12 例，其中痊愈 9 例，显效 2 例，1 例无效，后诊断为桥脑肿瘤，面肌痉挛为继发性，不属于埋线治疗范围。总有效率为 100%。

5 典型病例

牛某某，女，79 岁。左侧面部肌肉抽动 3 年，3 年前不明原因出现左侧下眼睑肌肉抽动，逐渐出现左口角、面肌抽动，每遇劳累、情绪变化抽动频繁，每天数十次到几十次不等，用中西药针灸等治疗症状无明显减轻。查体：精神不振，左侧眼睑及左面部肌肉不自主抽动，面肌抽动时口角向左侧歪斜，饮食，睡眠可，二便无异常，舌淡红，苔薄，脉细。取 C2、C3、大椎、双合谷、左侧太阳穴埋线两次，面肌痉挛明显减轻，一个疗程后症状完全消失。随访 1 年，未见复发。

6 讨 论

面肌痉挛的发生与风邪关系密切，多由于正气不足，外邪乘虚而入，致使筋脉拘挛；或素体脾胃虚弱，气血生化不足，使肌肉失养，或肝肾亏虚，筋失濡养，虚风内动，导致面部肌肉抽动。埋线疗法以针灸理论为依据，以线代针刺激穴位，产生针刺效应，羊肠线令入穴位后，即可参与人体自然组织的生物、生理、化学反应后融为一体，同步循环，在其液化、分解直至被吸收过程中，对穴位产生持久而温和的良性刺激。埋线能持续有效地刺激穴位，疗效巩固。值得推广。

脾胃虚寒型腹泻运用子午流注选穴加埋线的临床观察

周　钰　方丽娜

（新疆医科大学第一附属医院针灸推拿科）

周钰，女，硕士研究生，新疆医科大学第一附属医院针灸推拿科主任，副主任医师。现任中华中医药协会亚健康分会常务委员，世界中联亚健康专业委员第二届理事会理事，中华中医药学会针刀医学分会常务委员，全国儿童中医养生保健专家委员会第一届理事会委员，新疆自治区自然基金评审专家，《新疆医科大学学报》评审专家。擅长穴位埋线治疗小儿脑瘫、小儿消化不良、脑血管病后遗症、慢性腹泻、月经不调、子宫肌瘤、慢性支气管炎、哮喘、慢性咽炎、过敏性鼻炎、湿疹、银屑病、风疹、荨麻疹、红斑狼疮、颈肩腰腿痛等疾病。在核心期刊上发表论文20余篇，专著3部；主持省部级课题2项、市级课题1项、校级教改课题2项、院级课题1项。

【摘要】目的：观察万年子午流注选穴卡择时选穴并采用艾灸治疗脾胃虚寒型腹泻的临床疗效。方法：运用周铭心教授1986年研创的万年子午流注选穴卡，将78例慢性腹泻患者随机分为三组，每组26例。治疗组子午流注择时选穴埋线加口服蒙脱石散（思密达）；对照组子午流注择时选穴针灸加口服蒙脱石散；药物组单纯口服蒙脱石散。子午流注选穴主要采用纳子法按时循经法。治疗组埋线一次；对照组每日针灸一次，连续治疗15d。三组于治疗后分别将治疗率及大便、腹胀恢复时间做为评价指标。结果：治疗组总有效率为92%，对照组总有效率为88%，药物组总有效率为76%。三组治疗后，大便及腹胀恢复时间治疗组与对照组比较无显著性差异（$P > 0.05$），治疗组、对照组与单纯药物组比较均有显著性差异（$P < 0.01$）。结论：子午流注选穴埋线与子午流注选穴针灸疗效基本相同，但这两组与单纯药物组比较疗效更为显著，说明运用子午流注选穴治疗慢性腹泻有确切

疗效。子午流注择时选穴卡操作简便，精确性高，结合埋线长时间刺激穴位的优势，可排除针刺的紧张心理及未能坚持治疗等因素，大大提高临床疗效，此法可推广应用于临床，供临床治疗和研究。

【关键词】子午流注；腹泻；脾胃虚寒；埋线

虚寒型腹泻多为功能性腹泻，以大便次数增多和大便性状改变为特点，且发病慢病程较长，是内科常见病之一。现代医学在治疗慢性腹泻方面做了许多有益的研究，众多医家将针刺结合药物、针刺结合艾灸及腹针、腕踝针等单纯针刺疗法治疗慢性腹泻，虽各具优势，但仍反复发作，缠绵难愈。且操作者选穴主观性强，缺乏标准性及治疗时间的统一性。本研究采用的周铭心教授1986年研创的万年子午流注选穴卡[1]，此方法简便精确，排除以往推演方法繁琐耗时，导致研究运用受到局限，缺乏标准性、时间统一性的缺点，不背口诀，对新老中医皆用。此法治疗本病疗效明显，利于临床推广。本研究主要针对脾胃虚寒型泄泻的患者，进行子午流注择时选穴加埋线治疗，探讨子午流注选穴配合埋线治疗虚寒型腹泻的临床疗效，现将本研究报道如下。

1 资料与方法

1.1 **一般资料** 选择新疆医科大学第一附院中医内科、针灸推拿科门诊及病房患者78例，采用随机对照单盲试验。分为三组，每组26例。治疗组男性11例，女性15例；病程6~10年。对照组男性12例，女性14例；病程6~11年。药物组男性15例，女性11例；病程6~9年。三组患者一般资料差异无统计学意义（$P > 0.05$），具有可比性。本研究治疗组按照子午流注择时选穴只给予埋线一次，15d线体基本吸收；对照组每日按照子午流注择时选穴进行针灸，共15d。

1.2 **诊断标准**

1.2.1 西医诊断标准参照罗马Ⅲ标准[2] 病程≥6个月，近3个月持续出现腹部不适或腹胀腹痛，最近3个月内每个月至少有3d出现症状，并伴有排便后腹胀、腹痛症状改善，粪便性状发生改变或不成形或为糊状/稀水粪。

1.2.2 中医诊断标准按照《中药新药治疗腹泻的临床研究指导原则》[3]临床证候表现为脾胃虚寒型腹泻，表现以大便稀溏，甚如水状，或完谷不化，饮食不节或遇冷即发或加重为特征，兼见形寒肢冷，食欲差，食则腹胀，神疲懒言，气短乏力，舌淡，苔薄白，脉细弱。

1.3 **纳入标准及排除标准** 纳入标准符合腹泻的西医诊断及脾胃虚寒型腹泻的中医诊断标准：病程>6个月；无严重的心、肝、肾等脏器损害；愿意并签署知情同意书。排除标准：不符合慢性腹泻的中医、西医诊断标准；感染性腹泻、炎症性肠病、寄生虫感染、大便潜血阳性者、结直肠肿瘤、吸收不良综合征及全身性疾病导致的腹泻；病程超过10年患者；中途自行放弃或未能坚持的患者，并提出效果不佳患者。

1.4 **方 法**

1.4.1 治疗组采用子午流注择时选穴埋线加口服蒙脱石散（思密达） 选用周铭心教授1986年研创的子午流注选穴表，因本病证型确定病变的经脉为脾胃经，采用其中的纳子法定穴约期，主选脾胃经穴，选足三里、天枢、水道、三阴交，在子午流注卡的"纳子法"表中按时循经栏内找到既定经脉标位，其对应的地支为"巳时（9:00~11:00）"和"辰时（7:00~9:00）"，即每天脾经和胃经开穴的时辰，由于北京时间比新疆时间早2h，因此按北京时间算巳时为11:00~13:00，辰时为9:00~11:00，按照这个特定循行时间在脾胃经上给予足三里、天枢、水道、三阴交穴位进行埋线。

穴位埋线 选用一次性使用埋线针［镇江高冠医疗器械有限公司，生产许可证：苏食药监械生产许20010244号，注册证：苏食药监械（准字）2012第2150627号，产品标准：YZB/苏0480-2007］。本组按照子午流注择时选穴只给予埋线一次，15d线体基本吸收。

口服蒙脱石散1包，每日3次，5d一疗程，1~2个疗程。

1.4.2 对照组采用择时选穴针灸加口服蒙脱石散（思密达） 子午流注按时循经选穴加以针灸治疗，选穴与治疗组相同，针刺操作手法均以补法为主，口服药物同治疗组。

1.4.3 药物组单纯口服蒙脱石散（思密达） 服用方法及疗程同治疗组和对照组。

1.5 **疗效判断标准** 显效：大便成形，肠道功能正常，食欲好，全身症状消失。好转：症状见好，大便次数及水分减少，粪便性状基本正常，食欲可，全身症状改善。无效：症状未见减轻，大便次数、性状及排便过程均有明显异常。

1.6 统计学分析 采用 SPSS13.0 统计分析软件处理数据。计量资料以均数±标准差（$\bar{x} \pm s$）表示，组间比较采用 t 检验；计数资料以百分比（%）表示，组间比较采用卡方（χ^2）检验。以 $P < 0.05$ 表示差异有统计学意义。

2 结 果

三组患者疗效比较，治疗组总有效率为 96.2%，对照组总有效率为 88.5%，药物组总有效率为 76.9%。从表1中可看出治疗组与对照组治疗后无显著性差异（$P > 0.05$），治疗组与药物组治疗后差异显著（$P < 0.05$）。子午流注择时选穴埋线与子午流注择时选穴针灸疗效无显著变化，而子午流注择时选穴埋线比单纯药物组疗效显著。

表1 三组患者疗效比较

	例数	显效	有效	无效	有效率
治疗组	26	8（30.8%）	17（65.4%）	2（7.7%）	96.2%
对照组	26	7（26.9%）	16（61.5%）	3（11.5%）	88.5%*
药物组	26	6（23.1%）	14（53.8%）	6（23.1%）	76.9%#

与治疗组比较 * $P > 0.05$，# $P < 0.05$

三组患者治疗后，在大便恢复时间和腹胀恢复时间上，治疗组与对照组比较无显著性差异（$P > 0.05$），说明子午流注择时选穴埋线和子午流注选穴针灸治疗后效果相当；对照组与单纯药物组比较（$P < 0.05$），治疗组与药物组比较（$P < 0.01$），差异均有统计学意义，说明治疗组与对照组疗效基本相同，但与单纯药物组相比疗效显著。

表2 三组治疗后症状体征恢复时间

	例数	大便恢复时间（d）	腹胀恢复时间（d）
治疗组	26	6.38 ± 0.53	4.35 ± 0.63
对照组	26	6.96 ± 0.54*	4.75 ± 0.58*
药物组	26	9.37 ± 0.46#	5.20 ± 0.47#

与治疗组比较 * $P > 0.05$，# $P < 0.01$

3 讨 论

脾胃虚寒型慢性腹泻属中医学"慢性泄泻"范畴，典型症状是反复发作的便稀腹泻及脘腹隐痛，以夏秋季多见。多因感受外邪或内伤饮食导致脾胃虚弱而出现[4]，主要病变在脾胃，以本虚为主，具有病程较长、易复发等特点，严重影响患者的学习、工作和生活质量。因此本研究主要研究子午流注选穴加埋线治疗脾虚慢性腹泻的临床疗效。

穴位埋线疗法是针灸的一个重要组成部分，是将可被人体吸收的医用羊肠线植入相应腧穴，通过羊肠线对腧穴的长期持续刺激作用，提高腧穴的兴奋性和传导性，达到良性、双向性调节的目的[5]，其机制为异性蛋白埋入穴位后可提高机体营养代谢和应激、抗炎、抗过敏、抗病毒的能力，以达到治病的目的。人体以脾为消化、吸收排泄的总调度，统领气血。治疗泄泻的基本法则为运脾化湿、温化脾阳，故脾胃虚寒型腹泻选用足阴阳胃经、足太阴脾经之穴。选取胃经之足三里、天枢、水道穴，足三里为胃经之下合穴，可调理脾、胃、肠，理气化湿，补益气血，为强壮要穴，能提高机体免疫力。天枢为大肠之募穴，《千金方》云："天枢，主疟振寒，热盛狂言。天枢，主冬月重感于寒则泄，当脐痛，肠胃间游气切痛[6]。"此穴是阳明脉气所发，主疏调肠腑，恰为人身之中点，为升降清浊之枢纽，人的气机上下沟通、升降沉浮均过于天枢穴，因此有双向调节作用，对胃肠疾病便秘、腹泻等均有显著功效。配足三里，更有和中止泻之功。胃经经水在此经循经下流，为胃经水液通行的道路，故名水道；取其有利小便以实大便之意。脾经之三阴交为肝、脾、肾三脏交会穴，不仅可健脾利湿止泻，而且可补益肝肾、调理阴阳脏腑气血达到理肠止泻的目的。将子午流注选穴法结合穴位埋线，用长时间刺激并加上穴位本身的功效，更能提高治疗效果。

子午流注的运用是根据人体时时开阖、气血循环的原理，在天人相应、阴阳消长、五行生克的理论指导下，与人体十二脏腑的气血运行及五输穴的开合进行结合，在一日十二时辰之中人体气血首尾相衔不断地循环流注，用天干、地支演变的规律推算人体每天气血流注盛衰与经穴开阖的时间，选择最佳经络、穴位进行治疗[7-8]。本研究运用子午流注的时穴开阖理论，将选中的脾胃经上的足三里、天枢、水道、三阴交穴，采用子午流注卡内纳子法定穴约期法，在其"纳子法"表中按时循经栏内找到既定经脉标位，算出每天脾经和胃经开穴的时辰，即脾、胃经络经气循行的特定时间，在这个时间段脾胃经正在运行，且经络之气最足。加之埋线特殊兴奋传导性的功效，来长时间刺激足三里、天枢、水道、三阴交脾胃经穴位，将该经穴有关的身体各部病邪，都可借子午流注择时选穴埋线的方法宣通气血，疏调肠腑，恢复脾胃肠道气血运行功能，从而提高患者免疫力，增强体质，减少并发症，消除腹泻的目的。《素问·八正神明论》说："凡之法，必候日月星辰四时八正之气，气定乃刺灸之。"所以开穴时治病，效果最佳[9]。

研究结果表明，子午流注选穴埋线及子午流注选穴针灸这两种方法疗效基本相同，但这两组较单纯药物组疗效更为显著，说明应用子午流注选穴在治疗慢性腹泻中确有疗效。由于目前社会的发展趋势，人们的工作及生活状态繁忙，导致多数患者不能按时就诊，延误治疗，且部分患者对针刺的紧张和恐惧都是造成不能坚持针灸治疗的因素，而通过穴位埋线不仅可极大地减少患者对针刺的紧张和疼痛感，还延长了对经穴的有效刺激时间，埋一次线可以达到15d左右的刺激、吸收，且副作用小，疗效显著，因此这种"针感"效应的持续，对于人体慢性、顽固性疾病疗效显著，对于因事务繁忙而不能坚持每天针刺的患者是一种很好的治疗选择，从而大大提高了治疗效率和患者的依从性。

本研究所用新疆医科大学中医学院院长周铭心教授1986年研创的万年子午流注选穴卡，此方法简便精确，排除了以往推演方法烦琐耗时、运用受限的弊端，不用背口诀，对新老中医皆用。表中有多种子午流注选穴法能够用于临床治疗，具有选穴少、疗效高、理论深、联系面广的特点。笔者于前期运用此表对小儿腹泻进行了临床研究，也取得了较好的疗效，后期将运用子午流注选穴卡其他开穴法配合埋线研究消化系统疾病。希望此法能向临床推广，供临床治疗借鉴和研究。

参考文献

[1]　周铭心. 万年子午流注选穴卡 [J]. 新疆中医药, 1986, 18 (11): 58－61.

[2]　Longstreth G F, Thompson W G, Chey W D, et al. Functional bowel disorders [J]. Gastroenterology, 2006, 130 (5): 1480－1491.

［3］ 郑筱萸．中药新药临床研究指导原则［M］．北京：中国医药科技出版社，2002．

［4］ 张秀花，逄丽华，綦淑英．参苓白术丸与香砂养胃丸联用治疗脾胃虚寒型慢性肠炎［J］．中国煤炭工业医学杂志，2013，8（3）：313－314．

［5］ 张兴明．穴位埋线疗法的治疗原理与临床应用价值［J］．西部医学，2009，21（5）：852－854．

［6］ 《健康大讲堂》编委会．白话《千金方》［M］．哈尔滨：黑龙江科学技术出版社，2015．

［7］ 张丽，杨金生．浅谈针灸保护的主要文化精髓和诊疗技术［J］．中国针灸，2007，27（12）：871－874．

［8］ 管遵惠，易荣，叶建．子午流注开穴对中风患者心肌缺血影响的研究［J］．中国针灸，2005，25（11）：823－824．

［9］ 王磊，陈进法，王硕硕．子午流注与生物节律的相关性［J］．中华中医药杂志，2011，26（11）：2485－2487．

埋线治疗疑难病症 3 例

周 钰

【基金项目】缺血缺氧幼鼠的头针结合灸法治疗与基因蛋白表达相关性的研究，新疆维吾尔自治区自然科学基金－医学联合基金，项目编号：2015211C082。

病例一：木巴热克，女，维吾尔族，42 岁，公务员。2015 年 5 月 8 日来就诊，患者诉 8 年前产后体虚出现腹泻便溏，目前怕冷、怕风、气短乏力，偶有胸闷，肢体困重，月经量多，色红，舌质淡苔薄黄，脉弦细。于 2015 年 5 月 8 日行第一次穴位埋线治疗，选穴：中脘、天枢、大横、气海、关元、足三里、肾俞、带脉、腰阳关等穴位后。2015 年 5 月 25 日第二次行穴位埋线治疗时自诉身体、肢体困重症状较前好转，怕冷较前改善。2015 年 6 月 8 日行第三次穴位埋线时患者大便已成形，随访半年未复发。

病例二：张毅，女，汉族，58 岁，退休教师。近 3 个月持续出现腹部不适或腹胀腹痛，并伴大便不成形，症见：形寒肢冷，食欲差，神疲懒言，气短乏力，舌淡，苔薄白，脉细弱，并伴有失眠及面部色斑。患者于 2015 年 3 月 19 日行第一次埋线治疗，选穴：天枢、气海、关元、足三里、脾俞、肾俞、肺俞、水道、足三里等。第二次 2015 年 4 月 2 日穴位埋线时，患者腹部不适或腹胀腹痛、大便不成形，睡眠较前有所改善，减少胆俞及太冲穴穴位埋线。第三次 2015 年 4 月 16 日穴位埋线时患者诉睡眠明显改善，无形寒肢冷、食欲差、神疲懒言、气短乏力症状，面部色泽较前红润。患者较满意，此后每 3 个月行穴位埋线一次进行调理，且睡眠一直保持良好。

病例三：杨广，男，汉族，42 岁，教师。身高 175cm，体重 90kg，就诊主要目的是减肥、改善高血脂。患者 2015 年 3 月 12 日第一次就诊，腹围 110cm，BMI 29.4%，属于肥胖。症见：患者无明显不适，体检提示肥胖，血脂高。患者于 2015 年 3 月 12 日行第一次埋线治疗，选穴：天枢、大横、梁门、滑肉门、气海、关元、足三里、上巨虚、丰隆、足三里等。2015 年 4 月 9 日第二次穴位埋线时，患者体重降至 80kg，原穴位不变，埋线 3 次后体重降至 75kg，复查甘油三酯等血脂指标较前明显降低，建议患者清淡饮食、适当运动。随访 3 个月后患者体重无反弹，减肥及降血脂效果理想。

穴位埋线结合关节腔灌注治疗膝骨关节病

梁建军

（河北省河间市建军中西医结合医院）

梁建军，男，中华特色名医，现任中国针灸学会穴位埋线常委，全国中华中医药学会疼痛分会委员，全国中华针刀医学会委员，中国埋线专业委员会副秘书长，河北省针刀医学会副秘书长，河北省手外科骨科研究协会委员，沧州市埋线疗法康复专业委员会主任委员，沧州市颈肩腰腿疼痛康复专业委员会主任委员，沧州股骨头坏死研究所副所长。河间建军中西医结合医院创始人，1997年在河间进行了首例断肢再植并获得成功，被载入河间县志。针对颈腰椎病独创梁氏六脉通脊疗法，发表论文数十篇，多次参加国家级、省级学术研讨会。

学术思想：穴位埋线疗法是针灸学理论、中药学和现代物理学相结合的产物，它通过针具和药线在穴位内产生的生物物理作用和生物化学变化，将其刺激信息和能量及中药通过经络传入体内，而达到治疗疾病的目的。实际上埋线疗法是一种容多种疗法、多种效应于一体的复合性治疗方法，其长久刺激穴位，起到"健脾益气、疏通经络、调和阴阳气血"的作用，从而调整了患者的自主神经和内分泌功能，达到祛病、保健的目的。广泛应用于多科别，而在疼痛相关疾病上的使用更是效果显著，并且积累了非常多的临床实例。

在临床治疗膝关节病的过程中，发现此病治疗普遍起效快，但反复性强，容易复发。单纯使用埋线疗法远远不能解决复杂的关节病变，故此，尝试性结合关节腔灌注，从膝关节内、外环境分头入手，获得比较满意的临床效果。

膝关节是全身最大的关节之一，由股骨、胫骨和髌骨构成，它是人体的主关节，也是最易损伤的关节之一。膝关节是全身发病率最高的关节。

膝关节疼痛不仅涉及关节内的各种病损，也常因各种关节外因素引起。膝关节产生的症状往往不具有特异性，如疼痛、打软腿、关节交锁等症状，既可能因为交叉韧带、半月板损伤引起，也可能因为髌骨关节异常、关节软骨病变引起，甚至可能仅因为异常增生滑膜的嵌顿而引起。膝关节病主要包括骨性关节炎、滑膜炎、髌骨软化、半月板损伤等。笔者近几年来运用穴位埋线结合关节腔灌注治疗本类病症1157例，治疗后满2年即行随访，疗效满意。

1 资料与方法

1.1 一般资料 本组病例均选自我院门诊及住院患者，男性585例，女性572例；双侧396例，单侧761例；年龄37～78岁，平均年龄57.5岁。所有病例均排除手术治疗（膝关节镜下探查并清理术、膝关节置换术）适应证。

1.2 诊断标准 ①膝关节有反复劳损或创伤史。②有以下典型症状：膝关节疼痛症状伴关节活动受限；膝关节肿胀或积液；膝关节间隙有压痛或叩击痛；关节活动有弹响摩擦音；关节挛缩或股四头肌萎缩。③X线片可见骨性改变，关节间隙变窄，韧带钙化，胫骨踝间嵴变尖，有时可见骨质疏松，有时可见关节内游离体。

1.3 治疗方法 患者取舒适体位，暴露埋线选穴（膝前：血海、梁丘、鹤顶、足三里、内侧副韧带、外侧副韧带；膝后：委中、承筋、承山、股二头肌肌腱附着点、肌腹部）部位，穿刺部位按常规进行皮肤消毒，医生戴无菌手套，铺消毒洞巾，用消毒镊子将PGLA线体置入一次性埋线针前段，根据穴位不同，左手绷紧或提捏起穴位处皮肤，右手将针快速刺入穴位，得气后，压下针芯将线体留置于穴位内，拔出针头，用无菌棉球按压。膝关节灌注采用髌骨外上缘、外下缘穿刺法，以髌骨中心点，做水平线和垂直线，其第一和第二象限，各做45°的平分角，该平分线与髌骨外缘的交点，即为进针点，用2%利多卡因作局部麻醉。用7～9号注射针头，一般于髌骨外上方，由股四头肌腱外侧向内下刺入关节囊；或于髌骨下方，由髌韧带旁向后穿刺达关节囊。抽液、注入药物。术后用消毒纱布覆盖穿刺部位，再用胶布固定。

1.4　疗效标准　治愈：症状全部消失，功能完全恢复正常；显效：主要症状消失，关节功能基本恢复，能参加正常工作和劳动；有效：主要症状基本消失或减轻，关节功能基本恢复或有明显进步，生活能自理或自理能力有所提高；无效：各方面和治疗前比较均无改善。

2　治疗结果

治愈 805 例（69.6%），好转 270 例（23.3%），无效 82 例（7.1%），总有效率达 92.9%.

3　典型病例

病例一：马某，男，26 岁，农民，2006 年 3 月就诊。受凉后患双膝关节积水，肿胀疼痛 3 年，已卧床月余不能活动，不思饮食，别人背到治疗床上。症见：双膝关节肿胀剧痛，蜷缩难动。查：双膝关节肿胀，局部皮肤潮红，有热感，双膝眼及髌上囊饱满，浮髌试验阳性，血常规指标偏高。诊断为双膝关节滑膜滑囊炎。按照上方治疗 3 次，痊愈，至今无复发。

病例二：满某，男，57 岁，农民，膝疼痛 3 年，加重 10d。患者缘于 3 年前无明显诱因开始左侧膝关节疼痛、屈伸不利，下蹲及行走时疼痛加重。曾经采用针灸、拔罐及口服舒筋活血药物（名、量不详）治疗，无明显疗效，且日渐加重。于 10d 前右侧下肢疼痛麻木加重，左侧膝关节肿胀、屈伸不利、行走受限前来就诊。左膝关节 X 线片示：关节间隙稍有变窄，骨质边缘鸡嘴样骨性突起，髁状突变尖，关节软骨面钙化。诊断为退行性关节病。采用膝关节内外环境处置 6 次，至今 3 年无复发。

4　讨　论

本病属于中医学"痹证"范畴，与肝、脾、肾关系密切，肝肾亏虚为其内因，风寒湿邪侵袭及劳损、外伤等外因，致使病变局部气血瘀滞、筋骨失养而发病，故治宜祛寒除湿，通经活络，行气活血。穴位埋线疗法是一种穴位刺激疗法，是针灸疗法在临床上的变更和延续，充分利用了穴位封闭、刺血、埋线留针等技术，埋植线有组织疗法的效应等综合作用，可对穴位有持续刺激效应，运用穴位长效针感治疗效果，提高穴位兴奋性与传导性，具有解痉止痛、调和气血、疏通经络、平衡阴阳的功效。结合膝关节腔注射治疗，能有效改善临床症状，提高患者生活质量，防止膝骨关节病的反复发生。综上所述，采用埋线结合膝关节腔注射治疗不仅可以提高治愈率，而且有助于缩短疗程，提高疗效。

十味真火药灸结合穴位埋线治疗腰椎病

刘贤晓

刘贤晓，男，中华特色名医，北京王子明中医研究院副院长，中国针灸学会会员。从事四维三通埋线和十味真火药灸调理疑难病的临床应用、研究及开发。

药灸起源于古代宫廷，是古代宫廷御医根据传统医学脏腑、经络、气血理论和现代神经、循环、消化、代谢理论，结合古代熏蒸疗法，在民间的热敷疗法和火烧疗法的基础上研究出的中医疗法。我们在临床将火药灸结合中国针灸学会穴位埋线专业委员会主任委员王子明老师的四维三通埋线法治疗腰椎病，获得了快速治疗和辅助治疗疾病的神奇功效。

1 典型病例

病例一：吴某某，女，32岁，海口人。于2011年出现腰椎疼痛，经市人民医院CT拍片检查：L3～L5椎间盘突出，经医院理疗、外敷、拔罐等方法治疗不见好转，在我处采取十味真火药灸加四维三通埋线法治疗。先行十味真火药灸法，要点：真火药灸在布上燃烧时不但可以用手直接触摸，真火药灸点为T5～L5，同时真火灸还可以直接在手掌心来回滚动（可祛除调理师手中寒气），手法用补法，15～20min结束。每天1次，6次一个周期。再行四维三通埋线术，选穴L3、L4、L5，埋线1.5寸，15d埋线一次，两次痊愈。

病例二：李某某，39岁，广州人。受腰椎间盘突出症合并前列腺炎困扰1年，经理疗、按摩、牵引等方法治疗，效果不显著。经朋友介绍到我处调理。患者自诉：白天工作起坐腰椎疼痛，晚上睡觉到天亮前腰椎就会疼痛，每天小便次数增多，尿不尽，性功能低下。建议患者做十味真火药灸加埋线法。真火药灸点为T11～L5，真火灸直接用手掌心来回在胸椎至腰椎滚动，手法用补法，15～20min 结束，随即进行埋线，选穴 L2、L3、L4，埋线 1.5 寸，并在天枢、气海穴埋线，15d 埋线一次；十味真火药灸每天一次，10 次一个疗程。十味真火药灸 3 个疗程加两次埋线后，腰椎疼痛消失，排尿异常症状基本恢复正常，性功能明显改善。

2　总　结

据《黄帝内经》之五行六气说，心在阴阳中属阳中之阳，五行属火，火生土，当心阳不足时，常会出现寒证湿证，寒湿者很容易出现疼痛病症。十味真火药灸对应五脏的心，心如跳动的火焰，以形补形。

十味真火药灸采用高科技纳米高阻燃材料，共有五层保护，透热性强、阻燃性高，搭配天然名贵中药材配 70 度食用酒合成使用，燃点温和，补泻适中。十味真火药灸结合四维三通埋线法治疗疼痛疑难病真可谓天作之合，其具有固本祛湿、舒筋通络、活络止痛、升阳举陷的功效。

鼻腔排毒结合穴位埋线治疗过敏性鼻炎的临床疗效观察

祖春峰　李会敏

（新乐市鼻炎门诊）

【摘要】目的：观察"鼻腔排毒结合穴位埋线"治疗过敏性鼻炎临床疗效。方法：将100例过敏性鼻炎患者随机分为治疗组和对照组，治疗组50例采用鼻腔排毒＋穴位埋线治疗，对照组50例采用盐酸西替利嗪片口服，观察比较两组的治疗疗效和不良反应。结果：治疗组总有效率为98%，高于对照组60%的总有效率，治疗组不良反应明显低于对照组。结论：鼻腔排毒结合穴位埋线"治疗过敏性鼻炎效果好，而且不良反应小，适宜临床推广。

【关键词】鼻腔排毒；穴位埋线；过敏性鼻炎

过敏性鼻炎，又称变态反应性鼻炎，是机体对某些变应原敏感性增高而发生在鼻腔黏膜的变态反应，也是呼吸道变态反应常见的表现形式。过敏性鼻炎临床上以鼻痒、打喷嚏、流清涕、鼻塞为主要表现，其特点是呈阵发性和突然发作，遇天气变化或在早晚易发作，检查见鼻腔黏膜苍白或灰淡、水肿，鼻分泌物涂片可见嗜酸性粒细胞增高。过敏性鼻炎是耳鼻喉科的常见病、多发病，占全部鼻病的40%左右，多见于青少年。一年四季均可随时发病，其发病率在近20年有显著增加的趋势。

中医认为本病的发生原因有二：一是内在因素，多为脏腑功能失调，主要是肺脾肾三脏虚损；二是外在因素，多为风寒、异气之邪侵袭鼻窍而致病，本病的性质为内因为本，外因为标。

笔者总结国内外对过敏性鼻炎的治疗，取长补短，采用"鼻腔排毒"使其分泌出大量含嗜酸性粒细胞的分泌物，然后下鼻甲刺血；从肺脾肾三脏入手，取三经穴位埋线调治之，针刺蝶腭神经节。取得了良好疗效，现将结果报道如下。

1 临床资料

1.1 一般资料 随机选择 2014 年 5 月至 2015 年 9 月在本院中医科治疗的过敏性鼻炎患者 100 例，年龄 17～60 岁。病程最短 3 个月，最长 10 年。

1.2 诊断标准 参照《中医病症诊断疗效标准》中有关过敏性鼻炎的诊断标准。诊断要点：阵发性鼻痒、连续打喷嚏、流清鼻涕、鼻塞为主要症状；同时伴有眼痒、喉咙痒；起病急，症状一般持续数分钟，间歇期无喷嚏及鼻塞，常因接触致敏原或温度变化而诱发；鼻腔检查可见鼻黏膜水肿、苍白或灰白、鼻中隔、鼻丘部也可见苍白，发作时有较多清稀分泌物；分泌物涂片实验室检查可见嗜酸性粒细胞增多。

1.3 纳入标准 符合诊断标准，1 周内未使用肾上腺皮质激素的患者。1 周内无上呼吸道感染病史。

1.4 排除标准 妊娠妇女，过敏体质或对羊肠线过敏的患者，有严重的心、肝、肾及血液系统疾病患者。

1.5 治疗方法 治疗组鼻腔排毒：中药排毒，刺激鼻腔分泌大量含嗜酸性粒细胞分泌物，增强鼻腔易感性，下鼻甲针刺放出数滴鲜血，针刺蝶腭神经节每周一次治其标。C2、C3、迎香、大杼、肺俞、风门、厥阴、心俞、脾俞、胃俞、肾俞、足三里、曲池、血海等，佩戴一次性口罩，消毒，用一次性羊肠线、一次性埋线针视病情分次埋入相应的位置。调理脏腑治其本。一般 15d 一次，4 次一疗程。埋线期间禁忌生冷辛辣刺激、海鲜等，注意埋线部位卫生，避免感染。

对照组口服氯雷他定片，每日 1 次，每次 1 片，2 周一疗程。两组均在治疗前、治疗后定期随访并给予中医症状评分、不良反应记录。

1.6 疗效标准 根据《中医病症诊断疗效标准》确定疗效标准。显效：鼻痒、打喷嚏、鼻塞、流清涕症状消失，下鼻甲红润，3 个月以上无复发。好转：鼻痒、打喷嚏、鼻塞清涕等症状减轻，发作次数减少。无效：症状与体征无明显改善。

2 治疗结果

治疗组和对照组患者临床疗效见表 1 所示。

表 1　两组患者临床疗效比较

	例数	痊愈	显效	有效	无效	总有效率
治疗组	50	42	6	1	1	98%
对照组	50	4	16	10	20	60%

3　讨　论

过敏性鼻炎是耳鼻喉科一种常见病、多发病。此病具有诱因多、易复发、周期长、难治愈的特点，近年来过敏性鼻炎的发病率呈逐年升高的趋势。统计我国过敏性鼻炎占全部鼻病的40%，是正常人群的6.32%。

近年来研究表明，机体免疫功能下降是过敏性鼻炎发病的内在因素，吸入性（空气污染）和食入性物质中重金属含量超标是过敏性鼻炎的外在因素。穴位埋线是将异体蛋白植入相应穴位，通过长效刺激穴位、经络来调节自身免疫功能的，穴位埋线安全无副作用，疗效肯定，对各种病症的治疗调理达到了满意的疗效，近15年的临床工作中尤其对过敏性鼻炎的免疫调理效果尤为突出，得到了患者的肯定。鼻腔排毒、下鼻甲刺血改善症状尤为明显，立竿见影。排毒刺激鼻腔排出分泌物，改善易感性，相当于绿色脱敏疗法，下鼻甲放血使其瘀血排出（中医讲瘀血不去，新血不生）。

综上所述，"鼻腔排毒结合穴位埋线治疗过敏性鼻炎"不管长期疗效还是对脏腑免疫的调理，效果远高于西药，值得进一步研究推广。

十味真火药灸结合穴位埋线治疗妇科病

刘江颜

> 刘江颜，女，中国针灸学会穴位埋线专业委员会常委，北京王子明中医研究院副院长，中国针灸学会会员。从事四维三通埋线和十味真火药灸调理内科疑难病的临床应用、研究及开发。

十味真火药灸集古代中医流传下来艾灸、针灸、中药外敷、刮痧、拔罐，加上现代理疗推背、按摩、汗蒸、热石疗、电热床、热敷包、红外线烤灯等特点与精髓。药灸起源于古代宫廷，是古代宫廷御医根据传统医学脏腑、经络、循环、消化、代谢理论，结合古代熏蒸疗法，在民间的热敷疗法和火烧疗法的基础研究出的中医疗法。我们在临床将火药灸结合中国针灸学会穴位埋线专业委员会主任委员王子明老师的四维三通埋线法治疗妇科疑难病，具有快速治疗多种疑难疾病的功效。十味真火药灸结合四维三通埋线法就能达到治疗和多项保健的效果，充分发挥中医特色，无任何毒副作用，是一种绿色疗法。

1 宫寒不孕案例

林某某，女，28岁，广东湛江人。结婚3年一直未孕，经医院检查确诊为主因宫寒所致不孕。多方求医仍未怀孕。患者自诉：平时下腹坠胀，白带多，月经不调，手脚冰凉，特别怕冷。采用十味真火药灸加四维三通埋线法治疗。先行十味真火药灸法，要点：十味真火药灸在灸布上采用温补手法，真火药灸点为T2、T3、T8、T9、L2、L3至八髎区，腹部天枢、气海、关元、子宫，以及阴陵泉（双）、三阴交穴（双）。手法用补法，每次药灸20min结束，每天一次，10次一个疗程；四维三通埋线术选穴：风门、肺俞、肝俞、肾俞、关元、三阴交，20d埋线一次。一次埋线加20次十味真火药灸过后，患者身体怕冷症状消失，下腹坠胀好转。二次埋线选穴：脾俞、胃俞、大肠俞、小肠俞、气海、子宫、阳陵泉等穴埋线，继续十味真火药灸，每天一次。两个月过后，月经恢复正常，嘱患者2d行一次药灸，共埋线4次。4个月后该女士报喜，称医院化验确诊怀孕。

2 子宫肌瘤案例

夏某某，女，43岁，广东电白人，患子宫肌瘤1年多，平时腹部闷痛、小腹寒凉，月经周期有时30d，有时40d、50d，月经时多时少，颜色黑，带黄味臭，多方治疗不见好转，医院做彩超确诊为多发性子宫肌瘤，最大者1.6~2.5cm，医院建议做手术治疗，姚女士惧怕手术，经朋友介绍来做十味真火药灸和埋线治疗。先行十味真火药灸法，要点：十味真火药灸以温补手法在前，轻泻手法在后，真火药灸点为胸椎妇科三角区、T8、T9区，腰椎的L2、L3至八髎区，腹部天枢区（泻法）、气海、关元（补法）、子宫、水道区（泻法）、归来、提托区（补法），以及阴陵泉（双）、三阴交穴（双），手法用补法，每次药灸25min结束，每天一次，10次一个疗程；四维三通埋线术选穴：肺俞、肝俞、肾俞、小肠俞、关元、三阴交穴，20d埋线一次。一次埋线加20次十味真火药灸过后，患者腹部闷痛好转，小腹寒凉症状改善。二次埋线选穴：脾俞、胃俞、大肠俞、气海、子宫、阳陵泉等穴埋线，继续十味真火药灸每天一次。两次埋线结合药灸过后，患者从下体排出黑色块状物，月经恢复正常，嘱患者2d一次药灸，共埋线6次。5个月后，医院超声检查子宫肌瘤消失。

3 小 结

《素问·灵兰秘典论》称心为"君主之官"，心起着主宰作用，历代医家皆称心为人身之君主、五脏六腑之大主，心是人体气血运行的发动机。"十味真火"药灸可补心阳，火火相通从外而内，温经通络，散寒祛湿，升阳举陷，拔毒泻热，可达健康长寿，当为"养生之王"。

十味真火药灸是用中药、食用酒、火加温透热与皮肤接触，使得药物浸润、渗透肌肤，直达病灶部位。由表入里、疏通经络、调理脏腑、内病外治，从而改善经络气血的运行，以经通脏、以穴驱邪，从而达到调节阴阳、扶正强身的目的。十味真火药灸结合四维三通埋线法，特别对胃寒、腹泻、消化不良、宫寒不孕、月经不调、子宫肌瘤、女子性冷淡、男子性功能障碍、前列腺炎、阳痿早泄、乳腺增生症、腰酸背痛、免疫力低下和亚健康状态人群有着神奇的功效。

陆氏埋线疗法的学术思想与临床应用

陆红研

（石家庄市社会福利院）

陆红研，1971 年生，女，江苏射阳人，主治中医师，毕业于河北中医学院针灸系，本科学历，获学士学位。毕业后即随父亲陆健（全国著名埋线医学专家，陆氏埋线疗法创始人）学习埋线理论技术，在石家庄市社会福利院内的民政福利医院从事临床工作 20 余年中，运用陆氏埋线疗法治疗大量慢性顽固性疾病患者，取得了较好疗效，得到患者好评。在工作中善于总结经验，发表论文十余篇，为《埋线针疗学》《中医穴位埋线疗法》等著作的副主编，脑卒中科研课题获得河北省中医药学会科学技术一等奖。2010 年被聘为河北省中医药学会中医埋线疗法专业委员会副主任委员。临床擅长运用针灸、埋线治疗各种疾病，涉及内、外、妇、儿、皮肤、五官各科，尤其是慢性顽固性疾病，如颈肩腰腿痛、头痛、痛风、类风湿关节炎、慢性咽炎、鼻炎、支气管炎、哮喘、冠心病、心律失常、慢性胃肠炎、乳腺增生症、月经不调、痤疮、过敏性皮肤病、肥胖等。

　　陆健（1938—2011 年），江苏射阳人，陆氏埋线创始人，全国著名埋线医学专家。毕业于 81 师卫生教导队，历任师医院、野战医院副所长，白求恩军医学院中医教研室教员，白求恩国际和平医院理疗科主治医师，并兼任医院医疗器械修造厂厂长等职，在医、教、研工作岗位上，奋斗拼博 30 余年，先后 8 次荣立三等功。1982 年，《人民日报》等十多家报刊上以"乐为人民送健康"为题，表彰其先进事迹。退休后被聘为全国高级针灸进修学院教授，任河北省老科协埋线医学分会会长。陆健从 20 世纪 60 年代初期就开始对埋线疗法进行了大量科研试验及临床运用，发明了第一个埋线专用器械——陆氏埋线针，提出了以病根穴及速成定穴配方为特色的陆氏埋线疗法，使埋线疗法更易普及推广。笔者随父亲陆健从医 20 余年来，治疗了大量疑难疾病，从中深刻体会到陆氏埋线疗法的便利高效，现将陆氏埋线疗法的学术思想与临床应用介绍如下，以飨同行。

1　治病求因，提出埋线病根穴位

1.1　病根穴定义与定位　病根穴是指某种病症的根源处，是真正有病的部位，不是指患部的器官组织或感觉异常的部位，是调理病症疗效最佳的治疗点，也是治疗百病高效权威方的主穴。这个穴是基本固定的，其范围在病症部位相应脊髓节段区域，督脉线至线外 3 寸左右的压痛点即为病根穴。压痛点多在夹脊穴与膀胱经内侧线之间。例如乳房疾病，T4、T5 是乳房病根穴，在厥阴俞和心俞附近找压痛点即是（注：C 为颈椎，T 为胸椎，L 为腰椎，S 为骶椎）；膈肌痉挛病根穴是 C4（支配膈肌节段），在 C4 夹脊附近找压痛点；痤疮病根穴是 T1、T2（调理头面部血管和汗腺功能）和 C2（调理头面神经），在大杼、风门与 C2 夹脊附近找压痛点；血管神经性偏头痛，病根穴为天容穴、C2、C3，此病多因颈外动脉痉挛所致，故将颈外动脉出入处的天容穴作为病根穴，在天容、C2、C3 附近找压痛点；胃病在 T6～T10 范围找压痛点，多在至阳、膈俞、肝俞、脾俞附近能找到，可见中医经络穴位都是有科学依据的。为什么要找压痛点？这是多年临床经验所得，因为痛则不通，致病原因多为寒凝气滞血瘀，这些会导致经络不通，不通则痛，所以痛点即为经络阻滞不通处，只有刺激此处穴位，才能打通经络，使气血流通，病灶部位得到气血营养，人体自身才能修复病灶，使身体康复。

1.2　基于疾病定位诊断的病根穴治疗原理　在病根穴处采用埋线疗法，将羊肠线植入穴位后，可获得几十天的长久刺激，远远超过针刺几十次的功效，特别对顽症的治疗有独特之处。羊肠线在体内软化、分解、液化和吸收过程中，对穴位产生的生理物理及生理化学刺激可长达 1 个月左右，这种刺激一部分传入神经到相应节段的脊髓后角后，抑制相邻的病理信息，内传脏腑起调节作用；另一部分经脊髓后角上传大脑皮层，加强了中枢对病理刺激传入兴奋的干扰、抑制和替代，再通过神经 - 体液调节来调整脏腑，使疾病达到治愈。

1.3　建立了埋线配方方式　陆健通过多年临床经验，建立了其特有的埋线配方方式——速成定穴配方，是指以神经系统定位诊断理论为依据，将原有几百个穴位名称，简化归纳为病根穴、根周穴、阿是穴、阿是区、中间穴、经验穴、多法穴、计划穴共 8 个穴位，对所有病症，用查表、核图，结合临床知识，在较短时间内，制定出的定穴配方，称之为"速成定穴配方"。传统选穴配方是以中医经络理论为核心，通过辨证选穴，要想全面掌握难度很大，而此法是用神经系统定位诊断理论为依据，只要掌握了人体生理解剖、神经系统定位诊断基本知识，医生经过短期学习培训后，就能快速掌握、灵活运用于临床。现简述 8 个穴位如下。

病根穴　人体内所有部位、每个细胞都在各种神经系统中的某种神经支配下，方能发挥正常功能，当某些部位出现功能障碍、异常时，就能证明支配这个部位的神经根根部受损而出现各种病症。查病根穴时，先查脊髓节段分布图表，在相应区域找压痛点。有的患者对疼痛不敏感，找不到压痛点，则在相应区域找一两点作为病根穴。如慢性支气管炎咳喘，在节段性交感神经支配表中查为支气管、肺 T2～T4，一般在肺俞及上下都能找到明显痛点，此处即为病根穴。

根周穴　是指在病根穴的左右或上下适当地加穴，能协助病根穴提高疗效。

阿是穴　一般能在病患部位胸腹部体表投影部位找到。如心脏病阿是穴为膻中穴，胃病为中脘、水分、梁门，便秘为天枢，妇科病为气海、关元、子宫等等。

阿是区　比阿是穴的范围要大，即在病灶区任意选穴。如脑血管病引起右侧偏瘫，右侧上下肢均失去正常功能，那么患侧上下肢任何部位都是阿是区，每次可任意选 2～4 穴。

中间穴　是指病根穴与阿是穴之间的部位压痛点，也属于循经选穴。如胆囊炎，在胆囊穴有压痛点，胃病在足三里有压痛点，痛经在三阴交有压痛点。

经验穴　是医生根据经验总结出来疗效较高的公认穴位，例如：偏头痛取三阳络，鼻窦炎取鼻旁沟穴。经验穴是由各个医生根据自身经验而定，不需要他人去认定。

多法穴　选配多种穴位刺激疗法以提高疗效。如心脏病可加耳针穴的心、足疗穴的心、头针穴的胸腔区等。

计划穴 许多慢性病症需要长期、反复、连续治疗，才会有预期的效果。计划穴不是指一个穴位，而是指全套系列治疗方案的综合交替处方穴。

以心脏病处方为例，举例说明综合运用速成定穴配方。

处方一 ①病根穴——心俞；②阿是穴——膻中；③中间穴——内关；④经验穴——左上臂肱二头肌中间压痛点；⑤多法穴——胸腔区。

处方二 ①病根穴——督俞、神道；②阿是穴——玉堂；③中间穴——郄门；④经验穴——足三里；⑤多法穴——掌骨全息心肺穴区。

计划穴 将处方一与处方二，15d轮换一次，连用多次。

这样选穴少而精，疗效高，患者痛苦少，埋线后往往能即刻见效，如哮喘停止、胸闷痛消失、肠蠕动加快、排气增多、痛经消失。不像西药止痛药药效过后，疼痛复发。另外埋线效果还能长期维持，轻者一次治愈。

1.4 病根穴埋线的特色和优势 病根穴不是一个点，而是一个大体部位，即在病症部位相应脊髓节段区域的敏感点都可以作为病根穴，不强调十分准确的点，因而更有利于大众化普及推广。其优势在于，对那些不太会用经络理论进行辨证配穴，又难于找准穴位的许多针灸爱好者来说，此穴易掌握，能根据病症快速开出高效配方，再结合埋线这种长效针感长期刺激方式，大大提高了疗效。如面瘫用埋线往往治疗一次既能痊愈，比常规针刺所需要至少两周的时间省时省力；一些顽固性面瘫针刺无效后，经埋线治疗还能取得很好的效果。所以埋线针疗医学易于普及推广，也为普及自然疗法大开方便之道。

2 善于创新，研制穴位埋线器械

2.1 发明了一系列埋线针 陆建在20世纪60年代用缝皮针埋线时发生断针事故，为了不再发生此类事故，他通过上百天的刻苦研究，进行了上百次的自身试验，终于在1969年成功研制出医用埋线针，并正式由医疗器械厂批量生产。此针又称为U线针，1977年被列入国家医疗器械样品册，并被编入高等医学教科书。U线针由三棱针尖、送线沟、针体、针柄四部分构成。根据送线粗细可分为粗线针、中线针和细线针三型。U线针可将4cm长的羊肠线埋入穴位后形成2cm的U形双线，对穴位刺激量集中，刺激面积增大，比单线疗效更高。为使埋线针携带方便，2001年又成功研制了微型笔管消毒式埋线针系列（专利号012093173）。为严格避免交叉感染，2003年研制出陆氏一次性注线针，获国家发明专利（专利号032434669），规格有7号、9号、12号、16号注线针。从而实现了埋线专用工具的全套化，使埋线疗法逐步走向正规化。

2.2　对器械进行了分类，并详论各器械的操作、保管和消毒　陆健不断研究、改进埋线器械，将埋线器械分为三大类，即专用、代用和辅助工具。专用埋线针具为U线针和陆氏一次性注线针。代用埋线工具为缝皮针（穿线结扎用）、手术刀（切割埋线用）、腰椎穿刺针等，随着埋线工具的不断改进，已逐渐被专用埋线工具取代。辅助埋线工具有镊子、止血钳、手术剪刀、注射器，以及常规消毒的纱布、棉球、棉签、医用胶布等。一般用于制作备用羊肠线、埋线针消毒、局部麻醉及埋线后的处理等。在他编著的《埋线针疗学》一书中详细论述了埋线器械的操作、保管和消毒。

2.3　详论羊肠线种类、制备、埋线方式、使用方法、疗程、术后反应及处理　根据羊肠线的制法及后期特殊加工处理，可将羊肠线分为铬制线、平制线、酒精或碘酒泡制线、磁化线、中药泡制线等。肠线在酒精或碘酒、磁化液、中草药液体中泡制，可增强其刺激量和疗效。埋线方式分为单层U形线、多层U形线、扇形U形线、多线U形线等，根据需要灵活运用。不同粗细的肠线适用于身体不同部位，体质不同则选择线的粗细长短不同。一般体质强的人、肌肉丰厚的部位用粗线、长线，体质弱、肌肉薄少部位用细线、短线。埋线间隔时间以半月至1个月为宜，3~6次为一疗程。埋线后会出现疼痛、肿胀、结节、发麻感、针眼炎性反应等局部反应；有的会出现经络感传、局部麻醉等经络反应；有的呈现大脑皮层反应，即选择性干扰和抑制了痛域区，解除了反射性刺激，活跃了新陈代谢能力，加快了器质性病灶愈合。埋线后7~20d，埋线的针眼及埋线的部位出现红肿疼痛，逐渐加重，或针眼上似毛囊炎的溢液化脓异常反应，应及时处理。可局部温敷，扎火针拔罐放出脓血，挤出肠线，严重者静点抗生素，可迅速消炎，使针眼愈合。如若对肠线过敏，可改用PGLA可吸收缝合线，此线不会发生过敏反应。

3 中西医结合，阐述埋线作用机制

3.1 **现代作用机制** 埋线前用局麻可产生穴位封闭效应；用埋线针埋线时会产生粗针创伤反应，直接激发速效作用；埋在穴位处的羊肠线直接刺激的长效作用及穴位组织治疗效应；埋线拔针后皮下渗血，局部稍隆起，起到自血疗法功效；从针眼渗出血液，是放血疗法作用。以上多种作用协同提高疗效，起到综合信息刺激作用。

3.2 **中医机制** 穴位埋线疗法是一种具有综合效应的穴位刺激疗法，其中医机制有协调脏腑、平衡阴阳、疏通经络、调和气血、补虚泻实、扶正祛邪等。操作时，可因势利导，对实证者加强刺激，"以泄其气"，泻其实，"邪去正自安"；对虚者则尽量减少刺激，使"精气无泄出，以养其脉"，补其虚，"正盛邪自去"，从而对机体实现双向功能调节，以达到阴平阳秘、经络通利、气血调和之功。

3.3 **研究了刺激量与疗效的关系** 陆健将传统穴位刺激方式的刺激量与维持时间同羊肠线对穴位的刺激量与维持时间做了详细的试验研究对照。针刺、艾灸、火针、穴位注射、小针刀、埋针等针感维持时间由 1~6d 不等。而羊肠线针感维持时间可达 15~80d。细线埋在肌层吸收快，针感维持时间为 15d；粗线埋在皮下脂肪层吸收慢，针感维持时间为 80d。U 线法比注线法刺激量大 1 倍，多层 U 线、扇形 U 线比单层 U 线刺激量大 2 倍，铬制线比平制线刺激量大 1 倍，碘制线、中药线比未泡制线刺激量大 2 倍。

4 勇于实践，探索穴位埋线麻醉

陆健在学习针刺麻醉过程中，感觉到针刺麻醉手术具有局限性，有一次发现在鼻旁沟埋线后 15d，局部仍有麻木感，针刺基本不痛，使他联想到用穴位埋线代替针刺麻醉。1971 年，他在自己身上做试验，在右侧三阴交、足三里、丰隆埋线后，在 110h 内，自己先后持手术刀在右下腹分别切开 3 次皮肤、脂肪、肌层，共缝合 9 针，期间未用麻药。试验后总结，埋线后无痛感可达 10d 左右，埋线后 24~60h 内进行手术效果最佳。自身试验成功后，又给一位扁桃体周围脓肿患者埋线后 24h 行脓肿切开引流术，手术后患者反应良好，术中毫无痛感。陆健总结试验，写出文章《穴位埋线麻醉

试验过程和首例成功的汇报》，在 1976 年 9 月《天津医药》杂志上发表，他在编者按中称："这是一个很有苗头的试验，是针刺麻醉的发展，特点是有理、有据、有自身体验。"这次试验不仅仅是一种思维创新，其敢于开拓奉献的精神更令人敬佩。

5　系统总结，创立埋线针疗医学

陆健从事埋线医疗及授课 40 余年来，积累了丰富的临床和教学经验，为了推广普及他为之奋斗一生的埋线医学事业，使更多的医务人员掌握，并为更多的患者服务，2004 年，他在身患重病的情况下，编著了《埋线针疗学》，成为埋线针疗医学创立的标志。该书对埋线医学作了全面系统地总结，从埋线起源、机制、器械材料的发展，以及种类及制作、操作常规和注意事项、各科疾病治疗等都非常系统地做了论述，并且实事求是地列出了特显效病症，使初学者能从选择特显效病症着手，能取得确定、明显的疗效，从而迅速打开局面，便于此疗法普及推广。书中博采众长，融合了耳穴、全息、头针、足疗等穴位，采用埋线方式治疗，拓宽了医者思路，多种疗法结合，进一步提高埋线疗效。中国针灸学会副会长陈汉平为书作序，其中谈道："穴位埋线疗法，是把穴位性能、穴位刺激技术与组织疗法等要素组合并融为一体的针灸疗法，针灸医学发展到今天，原始创新变得愈来愈难，而组合式创新前景广阔。"埋线针疗医学有着广阔的发展前景，它需要我们这些医务工作者学习前辈们的医术、医德，坚韧不拔、勇于创新的精神，使这门医学继续发扬光大。

6　临床应用

6.1　陆氏埋线疗法治疗乳房囊性增生病

6.1.1　取　穴

处方一　病根穴：厥阴俞；根周穴：膏肓；阿是穴：找准囊性部位，一次可选 2 ~ 3 穴；中间穴：膻中；经验穴：三阴交、关元。

处方二　病根穴：心俞；根周穴：天宗；阿是穴：找准囊性或肿痛的结节 2 ~ 3 穴；中间穴：紫宫；经验穴：肩井。

计划穴　将处方一与处方二 15d 交替治疗一次，连续 2 ~ 4 次后，观察

2~3个月，一般都能显效或治愈。

6.1.2 典型病例

郭某某，女，43岁，双侧乳房胀痛5年，加重1年。5年前因多发子宫肌瘤行子宫全切术，术后遇情志波动及经前期即乳房胀痛，近1年加重，经医院检查诊断为双侧重度乳腺增生，服中药疼痛缓解，停药则痛。2013年4月行陆氏埋线疗法治疗，1次后即感胀痛明显减轻，停服中药，2次后胀痛消失，乳房结节变软，3次后结节缩小，以后每年春季埋线3次，至今医院检查是双侧轻度乳腺增生。

6.2 陆氏埋线疗法治疗过敏性鼻炎

6.2.1 取穴

处方一 病根穴：T2夹脊穴；根周穴：大椎；阿是穴：鼻旁沟穴（陆氏埋线新穴，该穴部位是从迎香穴位，沿鼻旁沟向上到上迎香，至下泪囊点内侧0.5cm的鼻旁沟内，全长约2.3cm。埋线方法是以迎香穴处为进针点，首先局麻打出皮丘，然后紧沿鼻旁沟向上至泪囊点内侧，注完麻药后可见沟内明显隆起，休息1min，再消毒一次，选00号羊肠线用注线针埋在鼻旁沟皮下。注意偏内、偏外或偏深都会影响疗效，还需注意针尖不能刺破泪囊。拔针后用纱布压迫整个鼻旁沟及针眼1min，以避免刺破血管后针眼出血或局部皮下血肿，影响美观。鼻旁沟穴位于面部危险三角区，操作时消毒面积一定要大，严格消毒，避免感染；中间穴：手三里；经验穴：膻中、肺俞、脾俞。

处方二 病根穴：T1夹脊穴；根周穴：风门；阿是穴：印堂；中间穴：足三里；经验穴：上星、肝俞、肾俞。

计划穴 将处方一与处方二15d交替治疗一次，连续4次一个疗程，一般都能显效或治愈。

6.2.2 典型病例

周某某，男，37岁。主诉：阵发性喷嚏、流涕、鼻塞6年，加重1年。多在晨起发作，受凉及遇粉尘加重，春秋季较重。发作时鼻腔发痒、流清涕、打喷嚏、鼻塞、嗅觉减退，伴头晕头痛。经五官科检查诊断为过敏性鼻炎。经中西药物治疗效果不佳。于2008年8月开始埋线治疗，每月两次，连治4次，临床症状逐渐消失，体征明显减轻，1年后随访未复发。

6.3 陆氏埋线疗法治疗腰椎间盘突出症

6.3.1 取 穴

处方一 病根穴：患侧 L4 夹脊穴、患侧 L5 夹脊穴；根周穴：健侧 L4 夹脊穴、健侧 L5 夹脊穴；阿是穴：根据腿部牵涉痛点选取 2～3 个穴位；中间穴：患侧大肠俞、环跳；多法穴：患侧耳穴腰椎、坐骨神经。

处方二 病根穴：患侧 L4 夹脊穴、患侧 L5 夹脊穴；根周穴：健侧 L4 夹脊穴、健侧 L5 夹脊穴；阿是穴：根据腿部牵涉痛点选取 2～3 个穴位；中间穴：患侧关元俞、秩边；多法穴：患侧掌骨全息下肢穴区。

计划穴 将处方一与处方二 15d 交替治疗一次，连续 2～4 次后，多数见显效。若仍不见效应该转外科，但埋线要继续使用，有利于早日康复。

6.3.2 典型病例

蒋某，织纱女工，38 岁。主诉：左侧腰腿痛 5 年，近两年常因病痛停工，经常州市医院确诊为腰椎间盘突出症。经当地按摩、理疗效果不佳，1998 年 5 月经用陆氏埋线疗法治疗一次，第 2 天疼痛基本消失，恢复正常上班，1 个月后又巩固埋线一次，半年内没有停工。

穴位埋线治疗贝尔麻痹选穴规律的文献分析

李 岩

李岩，1965 年生，女，山东济南人，毕业于山东中医药大学，现为山东大学齐鲁医院副主任医师、副教授。任山东省疼痛专业委员会中西医结合专业委员会副主任委员、山东省针灸学会腧穴委员会常务委员、中国针灸学会穴位埋线专业委员会常务委员等。李岩副教授笃志医事，耕耘杏林三十载，从事针灸、穴位埋线疗法的临床、科研、教学工作。对临床常见病、多发病，如中风后遗症、坐骨神经痛、肥胖、更年期综合征、月经不调、黄褐斑等，积累了丰富的临床经验。曾主持省厅局级课题 3 项，主编著作两部，在国内学术期刊发表论文 10 余篇。

贝尔麻痹，亦称特发性面神经麻痹或面神经炎，是因茎乳孔内面神经非特异性炎症所致周围性面瘫[1]。贝尔麻痹的发病率在 20 ~ 30/10 万人，男女发病率无差别，可发生于任何年龄，两侧面神经发生贝尔麻痹的概率相等[2]。贝尔麻痹为针灸临床常见病，多发病，并且针灸治疗本病有独特的优越性。穴位埋线疗法发展至今已有 60 余年，通过植入异体蛋白组织对穴位产生持久而温和的理化刺激来达到治病目的，具有刺激持久、疗效显著、易于接受的特点，故目前在临床上被广泛使用。但是在穴位埋线治疗贝尔麻痹的文献中，对于选穴研究较少，本研究通过对穴位埋线治疗贝尔麻痹的文献进行分析，拟探讨穴位埋线疗法治疗该病的选穴特点和规律。

1 资料与方法

1.1 文献检索范围 计算机检索 1959—2016 年的已发表的文献。检索范围为中国生物医学文献网络版数据（CBM）、中国期刊全文数据库（CNKI）、维普中文期刊数据库（VIP）、万方学术期刊全文数据库（含中华医学会期刊）、PUBMED 等。

1.2 文献检索策略

中文文献定义 贝尔麻痹的限制词为"面神经麻痹""贝尔麻痹""面瘫"。定义干预方法的限制词"埋线""穴位埋线"。

英文文献定义 面瘫的限制词为"facial neuritis""idiopathic facial palsy"。定义干预方法的限制词为"catgut implantation""catgut implantation at acupoint"。

1.3 文献纳入标准 纳入文献类型涉及临床研究文献,包括随机对照试验和临床病例观察。治疗干预措施为穴位埋线疗法。文献研究对象为符合贝尔麻痹诊断标准的面瘫(排除中枢性面瘫、耳源性面神经麻痹,以及外伤、肿瘤等继发性面瘫),干预措施选穴位埋线。

1.4 文献排除标准 排除综述文献、理论探讨、经验体会;排除穴位埋线配合针刺、电针、艾灸等其他疗法的文献;翻译外文或以摘要方式发表的文献;无法获得全文的文献;排除动物实验、机制研究文献。

1.5 分析方法 对入选的文献所涉及贝尔麻痹的辨证特点、选穴、归经进行总结,建立 Excel 表格统计分析穴位埋线治疗贝尔麻痹的辨证特点、选穴、归经的分布情况。

2 结 果

2.1 入选文献概述 通过电子检索,在 CBM、CNKI、VIP 等中文文献以"贝尔麻痹"为检索词进行高级检索,然后再以"埋线""穴位埋线"为检索词对上述文献进行二次检索,共检索到文献 103 篇。阅读文献标题、摘要及全文,按照文献排除标准最终纳入文献 20 篇,其中随机对照类文献 5 篇,病例观察类文献 15 篇。

在 PUBMED 上分别以"catgut implantation facial neuritis""catgut implantation at acupoint facial neuritis"为检索词进行检索,共检索文献摘要 1 篇,此篇与中文文献重复,予以排除。

综上所述,最后入选文献 20 篇,全部为中文文献,其中随机对照类文献 5 篇,病例观察类文献 15 篇。

2.2 文献分析结果 入选的 20 篇文献中,选穴方式各有不同。文献采用辨病结合辨证的方式。统计入选文献选用的穴位和频次,以及特定穴的使用,并按各穴所属经脉进行归类,汇总各经脉腧穴数。

2.2.1 用穴规律统计 常用主穴：不同研究者在穴位埋线治疗贝尔麻痹时的选穴各不相同，20 篇文献中用到的主穴共有 31 个，出现频次较高的 11 个穴位，分别为地仓（19/20，95%）、颊车（18/20，90%）、阳白（13/20，65%）太阳（13/20，65%）、颧髎（12/20，60%）、下关（11/20，55%）、迎香（11/20，55%）、攒竹（11/20，55%）、足三里（9/20，45%）、牵正（9/20，45%）、承浆（9/20，45%）。结果显示：地仓、颊车、阳白、太阳、颧髎、下关、迎香、攒竹、足三里、牵正、承浆是在穴位埋线治疗贝尔麻痹中常被选用的穴位，其中以地仓、颊车、阳白、太阳尤为常用。其所属经脉为胃经、胆经、小肠经。见表 1。

表 1 所选文献腧穴运用频次统计表

腧穴	地仓	颊车	太阳	阳白	颧髎	下关	迎香	攒竹	足三里	牵正	承浆	四白	合谷	丝竹空	瞳子髎
频次	19	18	13	13	12	11	11	11	9	9	9	8	6	6	6

2.2.2 选穴归经统计 常用经脉如表 2 所示，文献中选穴涉及的经脉共有 9 条，频次从高到低依次为胃经、胆经、大肠经、小肠经、膀胱经、任脉、督脉、三焦经、脾经。可以看出，穴位埋线治疗贝尔麻痹的用穴多集中在胃经、胆经、大肠经、小肠经、膀胱经等经络上。这也与常用穴位的归经大体相同。

表 2 入选文献中所有腧穴的选用频次及归经

经脉	频次统计	腧穴统计	选用腧穴及频次
胃经	71	8	地仓19，颊车18，下关11，足三里9，四白8，大迎2，头维2，巨髎2
胆经	23	3	阳白13，瞳子髎6，悬颅2，风池2
大肠经	18	3	合谷6，迎香11，口禾髎1
小肠经	14	2	颧髎12，丝竹空2
膀胱经	13	3	攒竹11，眉冲1，膈腧1
任脉	9	1	承浆9
督脉	7	2	人中5，印堂2
三焦经	4	2	翳风3，外关1
脾经	3	2	血海2，阴陵泉1
其他	27	4	牵正9，太阳13，鱼腰4，颊地1

2.2.3 特定穴选穴统计 各经特定穴选穴频次和穴位见表3。

表3 特定穴选穴频次和穴位

特定穴	频次	用穴数	腧穴（频次）
交会穴	74	11	阳白13，颧髎12，下关11，迎香11，承浆9，瞳子髎6，人中5，风池2，头维2，巨髎2，膈腧1
合穴	10	2	足三里9，阴陵泉1
原穴	6	1	合谷6
络穴	1	1	外关1
八脉交会穴	1	1	外关1

穴位埋线疗法治疗贝尔麻痹的特定穴使用中，交会穴运用最多，累计使用11个穴位，共74次；其后按频次运用最多的特定穴种类依次为合穴、原穴、络穴、八脉交会穴。

3 讨 论

贝尔麻痹属中医学"口僻""歪嘴风"范畴。在《灵枢·经筋》有关于本病症状及病因病机的论述："足阳明之筋……卒口僻，急者目不合，热则筋纵，目不开。颊筋有寒，则急引颊移口；有热则筋弛纵缓不胜收，故僻。"亦有"足之阳明、手之太阳，筋急则口目为噼，眦急不能卒视"的记载，对面瘫的病机做了翔实的记载。一般认为，本病致病多因脉空络虚、风寒或风热乘虚而侵袭面部阳明、少阳经筋，从而邪滞经筋，致筋肉纵缓不收的症状。临床上常分为风寒型、风热型、风痰型、气虚血瘀型。

穴位埋线疗法治疗贝尔麻痹最常用穴位有地仓、颊车、阳白、太阳、颧髎等。地仓、颊车为足阳明胃经穴位，阳白穴为足少阳胆经穴位，太阳穴为局部选穴，颧髎为手太阳小肠经穴位。这与《灵枢·经筋》取足阳明经、手太阳经的原则和临床辨证取阳明经、少阳经的原则是一致的，体现了经脉辨治，这也与针刺治疗贝尔麻痹的选穴有相同之处。穴位埋线疗法治疗贝尔麻痹的穴位统计上，可以看出选穴遵循循经选穴、局部选穴，选穴较为集中，与针刺治疗的不同点在于，远端选穴较少，这与穴位埋线疗法的特点有关。

综上所述，穴位埋线疗法治疗贝尔麻痹遵循循经选穴的原则，注重局部选穴；常用穴位有地仓、颊车、阳白、太阳、颧髎等，所选择的穴位多集中在胃经、胆经、大肠经、小肠经等。

参考文献

［1］　贾建平．神经病学［M］．北京：人民卫生出版社，2012．

［2］　韩维举，韩东一．周围性面瘫［J］．中华耳科学杂志，2010（1）：110－116．

穴位埋线辅以火疗和水针治疗带状疱疹54例

杨政敏

（云南普洱市澜沧县第一人民医院）

杨政敏，1967年生，男，传染病学副主任医师，从医30余年，1996年因运用中医经方治疗慢性肝病引发兴趣，但"学无师无以得高明"。坚持西学中，学习开展了中西药外用贴敷透皮术、浮针、弧刃针刀，近几年还将穴位埋线运用到临床治疗中，初步形成了穴位埋线的三层次路径：第一，将王琦教授体质辨识的方法运用到每一位患者，体质是病患的源头，首先，采取点刺、放血、拔罐、火疗、水针，作用于经络线上及相关阳性反应点的络脉滞处，气虚气郁慎用拔罐，湿热、血瘀不受限制，特禀质则多用水针；第二，埋线；第三，顺应体质调整修复，保证疗效持续性和稳定性。擅长运用埋线三层次路径，在治疗痛风、带状疱疹、神经性皮炎方面，取得了较好的疗效。"学医治病，用术悟道"，人可弘道，非道弘人，中医药文化博大精深，渊源流长，时间证明，当那些曾经的主流医学逐渐淡出历史之流，唯有中医文化依然散发出强劲的活力，术无承无以得传薪，将铭记践行"医以济世，术贵于精"继续在埋线领域当好实践者和传承者。

1 一般资料

年龄最小10岁，最大73岁，其中65岁以上15例，HIV感染5例，平均年龄32.1岁，男性31例，女性23例，均为首次发病，诊断符合带状疱疹的诊断标准，病程7d以内19例，7~30d 24例，30d以上8例，病程半年以上的3例。

2 治疗方法

2.1 体质辨识 湿热质51例，阴虚血瘀质3例。

2.2 火疗 所有患者在疱疹局部或原病灶部位遗留疼痛的患者，铺垫消毒棉球撕成丝网状，按病灶大小薄薄地铺垫一层后，开始火疗，即点火瞬间在病灶范围燃烧，患者在感觉一阵灼热感后，火疗结束。

2.3 穴位注射 完成火疗后用酒精棉球消毒后，用三联水针（用10ml注射器将针头换成7号后，各抽取利多卡因注射液5ml/0.1g，天津药业集团新郑股份有限公司生产；曲安奈德注射液1ml/40mg，昆明积大制药股份有限公司生产；维生素B_{12}注射液1ml/0.5mg，国药集团容生制药有限公司生产）在病灶局部每针间隔0.5~1cm做皮下点刺注射，并在病灶两侧夹脊穴注射，每穴注射0.1~0.2ml。根据病灶部位，头面部及上肢在颈侧及T1~T3夹脊穴注射；胸部病灶在两侧T3~T12夹脊穴注射；腰腹部在两侧腰椎夹脊穴注射。

2.4 穴位埋线

材料 一次性埋线针，规格 ϕ0.9mm（江苏省镇江高冠医疗器械有限公司生产）；PGLA线体，规格2/0，2cm（上海浦东金环医疗用品股份有限公司生产）。

选穴 所有患者取同侧合谷、太冲穴，然后根据病灶部位分为：头面部及上肢在两侧颈部及T1~T3夹脊穴埋线。配穴（手三针）：双侧外关、曲池、合谷穴埋线。胸部病灶在两侧T3~T12夹脊穴埋线。配穴：双胆俞、中脘、膻中穴埋线。腰腹部在两侧腰椎夹脊穴埋线。配穴：双阳陵泉、命门、腰阳关穴位埋线。

操作 埋入线体，均用PGLA穴、合谷穴1cm、太冲穴斜刺埋入2cm，其他穴位均用埋线2cm。埋线针入体感酸、麻、胀、重，即将线体植入，不做其他运针动作。

健康指导 戒烟、戒酒减少肥甘厚味，适当体育锻炼，忌熬夜，提高机体免疫力。

3 讨 论

带状疱疹是由水痘－带状疱疹病毒引起，体质辨识早中期多为湿热质，后期多为阴虚血瘀质，发病前患处先有皮肤刺痛或灼热感，或伴有轻度发热、疲乏无力、食欲不振等全身症状，皮疹大多发生于身体一侧，好发于胸肋部及腰腹部，亦见于颜面、耳、眼及其他部位。约半数以上患者在疱疹消退后，原病灶处还会出现长时间持续疼痛。国际疼痛学会因此规定：患急性带状疱疹治疗后 1 个月仍有疼痛，即诊断为带状疱疹后遗神经痛。中医认为该病多因肝郁化火、脾失健运、湿热搏结，兼感毒邪而发。而后遗神经痛多因热毒伤阴损血，经络失养，且余邪未尽，痹阻经络，以致经络挛急、气血凝滞而成[1]。运用水针、火疗、穴位埋线，具有迅速止痛、祛邪扶正、防止后遗神经痛的确切疗效。水针具有局部封闭，解除平滑肌痉挛，扩张血管，营养局部末梢神经的作用，火疗瞬间的刺激，能够触发修正皮肤免疫紊乱，可能还与皮肤局部刺激后促进局部腺体分泌有关，皮肤腺体分泌物可使皮肤保持适宜的酸度，不利于微生物生长存活[2]。穴位埋线合谷、太冲及夹脊穴具有镇痛、镇静、镇痉、疏肝利胆，调节自主神经功能；胆俞、中脘、膻中、阳陵泉、命门、腰阳关穴位埋线，均具有清利肝胆湿热、调节气血、散瘀止痛的作用。本组 54 例，经治疗 1 次治愈44 例，有 10 例经 2 周后再次穴位埋线治愈，5 例 HIV 感染者，除 1 例带状疱疹发病前已知 HIV 感染，其余 4 例均因带状疱疹发病后，经血液检验确诊 HIV 感染，5 例 $CD4^+$ 细胞均 $>0.3 \times 10^9/L$，带状疱疹治愈后，建议接受抗病毒治疗，54 例患者随访半年无 1 例复发。

参考文献

［1］ 夏焕德，王国华，柯年美. 新编皮肤病及性病秘方大全 ［M］. 北京：北京医科大学中国协和医科大学联合出版社，1994.

［2］ 李梦东，王宇明. 实用传染病学 ［M］. 北京：人民卫生出版社，2005.

简易穴位埋线治疗胃肠病的临床应用

陈利芳

（浙江中医药大学附属第三医院针灸科）

陈利芳，1978 年 12 月生，女，籍贯浙江。浙江中医药大学附属第三医院针灸科副主任中医师、浙江中医药大学副教授。本科毕业于天津中医药大学，研究生毕业于浙江中医药大学，获中西医结合临床医学博士学位，师从国家级名中医方剑乔教授。2014 年受浙江省卫计委资助赴美国印第安纳大学医学院访问进修。2015 年入选第二批浙江省"医坛新秀"培养对象。现主持国家自然科学基金 1 项和厅局级课题 3 项，参与国家"十二五"科技支撑计划、浙江省中医药管理局中医药防治重大疾病攻关计划，以及国家级、省部级课题多项。在 Trails、BMJ Open、BMC Complementary and Alternative Medicine、Scientific Reports 网站以及《中国针灸》《中医杂志》《针刺研究》等期刊发表学术论文 20 余篇。从事临床工作十余年，擅长采用针灸治疗颈、肩、腰、腿痛，妇科慢性盆腔疼痛，功能性消化不良，面瘫，中风，失眠等疾病。近年来，运用穴位埋线疗法治疗便秘、腹泻、慢性胃炎、胃食管反流病等消化系统疾患以及肥胖症等，取得了较好的临床疗效。

采用简易穴位埋线疗法治疗常见的胃肠疾患，以"腹四穴"为主治疗功能性便秘，即中脘、天枢（双）、关元；辅以下脘、大横、滑肉门（双）、外陵（双）、支沟穴（双）、上巨虚（双）；以"胃十六针"为主治疗胃食管反流病，即上脘、中脘、梁门（双）、下脘、天枢（双）、气海、足三里（双）、肝俞（双）、脾俞（双）、胃俞（双）。善用"简易穴位埋线"操作技术，以简化操作程序，提高治疗效率，并减轻患者疼痛。现将典型病例和经验介绍如下。

1 腹四穴为主治疗功能性便秘

方某，女性，56岁，反复大便困难30余年。患者于20多岁开始出现大便次数减少，2~4d行一次，经常伴有排便不尽感，排便费力，无腹痛，时有腹胀。平时断续服用通便类保健品、药物，或用开塞露之类药物辅助通便。既往体健，否认高血压、糖尿病及其他内科疾患。刻诊：形体偏胖，以腹型肥胖为主，面色㿠白，饮食睡眠无特殊，小便正常，大便3d未行，轻度腹胀，无腹痛。舌稍胖齿痕淡，舌苔薄白腻，脉弦。诊断：功能性便秘。治则：健脾调气，润肠通便。

选穴 中脘、下脘、天枢（双）、大横、关元、滑肉门（双）、外陵（双）、支沟穴（双）、上巨虚（双）、足三里（双）。

操作 患者取仰卧位，四肢自然伸直，手心朝下，采用2ml一次性使用无菌注射器针头（山东威高集团医用高分子制品股份有限公司，鲁食药监械生产许20100031号），4-0号医用羊肠线（上海浦东金环医疗用品股份有限公司，沪食药监械生产许20000127号）。将羊肠线剪成小段，长约1~2cm，剪好后浸泡于75%酒精溶液中；使用一次性无菌镊子夹取一段羊肠线，将其插入2ml注射器针头，线的一半插入针头，另一半露在针头之外；准确定位后，消毒局部皮肤，判断进针深度（一般埋线深度在2~3cm之间，在皮肤浅薄处的穴位需要提捏进针），快速将针头刺入一定深度后迅速出针。

埋线完毕后嘱患者继续卧床休息，观察5min。埋线当天不洗澡、勿出汗，忌辛辣刺激饮食和海鲜发物。同时嘱患者坚持早晚空腹喝一杯淡盐水或蜂蜜水，饮食注意水果蔬菜等粗纤维膳食摄入，晨起前用掌根顺时针方向按摩腹部，养成每日晨起如厕的习惯。1周后复诊，患者自诉埋线后局部酸胀感持续2~3d，大便次数较前增加，排便明显顺畅、便量增加。继续按照上述方案进行治疗，前三次埋线间隔时间为每周一次，之后间隔时间为每两周一次，连续治疗3个月左右，直至患者排便习惯养成。治疗结束3个月后随访，患者对自己的排便情况较满意，经治疗后，基本每日晨起排便，腹围较前缩小5cm左右，即使外出旅行，仍能保持大便通畅。

按语（临床经验介绍） 功能性便秘是指除外肠道、全身器质性病因及药物因素所致的慢性便秘。成人发病率约为6%~8%，女性约为男性的4倍。女性便秘与其盆底的解剖特点、妊娠分娩的生理特性等相关。中老年女性既是便秘的高发人群，又是高就诊人群。女性功能性便秘患者可伴有盆骶功能异常、月经不调、黄褐斑、情绪异常等，便秘可增加老年女性患者的心脑血管疾病风险。部分患者长期使用刺激性泻药，存在耐药和电解质紊乱等情况，甚至出现肠道黑变病等。笔者从脏腑经络辨证着手，考虑便秘的形成与大肠、小肠、胃均有密切关系，故取胃之募穴中脘、大肠之募穴天枢、小肠之募穴关元，以此"腹四穴"为主穴，既按脏腑辨证选穴，又属"腧穴所在，主治所在"；配以局部下脘、大横穴以加强主穴的功效；滑肉门和外陵穴为"腹四关"，针对女性"善郁气滞"的特征，以调理全身气机；远道选穴以上肢的便秘要穴"支沟"和下肢的大肠之下合穴"上巨虚"以行气通腑。该患者有脾虚见证，故加用双侧足三里穴。

在操作方法上，笔者采用的这种埋线方法，在不使用针芯的情况下将线体埋植在体内，使埋线过程在瞬间完成，简化了操作程序，所以称之为"简易穴位埋线法"。其优势在于省略了常规埋线法用针芯顶出线体的步骤；另外，2ml注射器针头较7号埋线针头短而尖细，便于进针时迅速发力，从而可减轻患者的疼痛感。本人所使用的简易穴位埋线法，由于不使用针芯，省略了用针芯将线体顶出针头的步骤，在操作时较较一般的埋线方法更为简便，而且不会使线体在针头内产生卡压。其操作要领是：定位准确、深浅得当、动作迅速、操作娴熟。在肌肉或脂肪丰厚的部位，在进针时可以适当按压针身，以加深针刺深度；在肌肉浅薄处可以用提捏法进针，以保证将线体埋植于皮下。如果针刺深度不够或动作不够迅速，则不容易将线体完全埋植于皮下，甚至带出皮肤表面。

此外，在临床应该对功能性便秘患者进行临床疗效评价，可采用完全自主排便次数（CSBM）作为主要疗效指标，这是目前公认的功能性便秘评价指标。周平均CSBM≤2次常作为严重功能性便秘的评价标准，评价时可以将周平均CSBM增加2次的受试者比例作为本试验的结局指标。另外，还可以对便秘患者的生活质量、粪便性状和排便困难程度进行评价。

2　"胃十六针"为主埋线治疗难治性胃食管反流病

李某，男性，65岁，反复反酸伴烧心感10余年。患者在10多年前出现胃脘部不适，进食后上腹部胀满、反酸，时有食物反流，伴烧心感，偶尔自觉胸骨后疼痛。断续口服质子泵抑制剂（PPI）、胃肠促动力药等，症状有所缓解。刻诊：形体偏瘦，面色暗黄，近1周进食后反酸、烧心感明显，连续口服泮托拉唑肠溶胶囊（40mg，每天2次）、铝碳酸镁片（40mg，每天2次）2周，症状仍未缓解。胃纳差，夜寐欠佳，大便有时稀烂不成形，小便无殊，左关弦，右脉缓，舌苔薄腻尖有瘀点。诊断：胃食管反流病。治则：舒肝健脾，和胃降逆。

选穴　埋线选穴：上脘、中脘、梁门（双）、下脘、天枢（双）、气海、足三里（双）、肝俞（双）、脾俞（双）、胃俞（双）。毫针选穴：内关（双）、公孙（双）、合谷（双）、太冲（双）。温和灸：中脘、神阙、关元。

操作　穴位埋线操作方法如上，埋线结束后在内关、公孙、合谷、太冲穴予毫针针刺，并灸中脘、神阙、关元穴，针灸各治疗30min。嘱患者继续口服以上两味西药，同时每日在家自行温和灸中脘、神阙、关元三穴，每次灸30min。1周后复诊，患者自觉上腹胀满明显减轻，反酸、烧心感较前好转，继续原方案治疗。3周后，患者反酸、烧心症状基本消失，嘱患者停用西药，继续接受埋线和针灸治疗，并坚持每日30min温和灸。前三次埋线治疗间隔1周，之后每2周埋线治疗一次，患者每日在家自行温和灸中脘、神阙、关元三穴，每次30min，连续治疗3个月。治疗结束后随访，患者自诉胃纳佳，反酸、烧心感、腹胀等诸症悉除。

按语（临床经验介绍）　胃食管反流病（GERD）是最常见的胃肠病之一，发病率约为10%～20%。经过标准的质子泵抑制剂（PPI）治疗后，大部分GERD患者可以缓解或治愈，但仍有40%的人群症状得不到改善，被认为是难治性胃食管反流病（RGERD）。鉴于病程较长的RGERD可引起很多并发症，针对这部分人群，除了PPI的基础治疗外，必须积极寻找其他治疗方法。该病在中医属于"吐酸""嘈杂""胃痛"及"噎膈"等范畴，但与"吐酸"最为接近。《伤寒论》认为吐酸与肝寒关系密切："食谷欲呕者，属阳明也，吴茱萸汤主之。"方中以吴茱萸入厥阴肝经，温肝散寒，以人参、生姜、大枣温中护胃。总之，本病病位在胃与食管，与肝、胃、脾关系密切。酸为肝之味，肝气太寒或肝郁化热，致阳不固阴，才使胃酸增多，升降失和，发为"吐酸"。

　　本人采用埋线结合针灸疗法，主要取任脉和足阳明经穴，重在调和肝胃、梳理中焦、平冲降逆。选穴方案在已故针灸先辈王乐亭先生"胃十针"的基础上进行适当调整：上脘、中脘、梁门（双）、下脘、天枢（双）、气海、足三里（双）、肝俞（双）、脾俞（双）、胃俞（双）。该患者病程较久，伴有肝郁、气滞、血瘀，在埋线基础上，加用毫针针刺双侧内关、公孙、合谷、太冲八穴，并在中脘、神阙、关元施以温和灸。穴位埋线操作方法如上，采用简易穴位埋线法。本人选用的"胃十六针"可以治疗很多胃疾，中脘作为胃之募穴，为治疗本病的要穴，梁门、上脘、下脘均为中脘的辅助穴，可助胃消化水谷，通调胃腑。足三里为胃之合穴，与中脘相配具有健脾和胃、通调腑气之功。气海和中脘相配可助其益气升阳之功。天枢为大肠募穴，可消导积滞，调益脾气。加上与该病密切相关的三个脏腑的背俞穴，即肝俞、胃俞、脾俞，达到舒肝健脾理胃。诸穴相配共奏调中健脾、升清降浊之效。嘱患者在中脘、神阙和关元穴施以温和灸，以温中散寒暖肝，兼散郁热。

中医微创结合穴位埋线治疗腰椎管狭窄 186 例

周关杰

（北京医杰国际中医研究院/展览路关杰中医门诊部）

1 定 义

腰椎管狭窄症，是指各种原因引起椎管各径线缩短，压迫硬膜囊、脊髓或神经根，从而导致相应神经功能障碍的一类疾病。它是导致腰痛及腰腿痛等常见腰椎病的病因之一，又称腰椎管狭窄综合征，多发于 40 岁以上的中年人。安静或休息时常无症状，行走一段距离后可出现下肢痛、麻木、无力等症状，需蹲下或坐下休息一段时间后缓解，方能继续行走。随病情加重，行走的距离越来越短，需休息的时间越来越长。

2 病 因

腰椎管狭窄症是骨科常见病之一，其发病原因十分复杂，有先天性腰椎管狭窄，也有由于脊柱发生退变性疾病引起的，还有由于外伤引起的脊柱骨折或脱位，或腰部手术后引起的椎管狭窄，其中最为多见的是退变性腰椎管管狭窄症。原发性腰椎管狭窄：单纯由先天性骨发育异常引起的，临床较少见；继发性腰椎管狭窄：由椎间盘、椎体、关节退化变性或脊椎滑脱、外伤性骨折脱位、畸形性骨炎等，其中最常见的是退行性椎管狭窄症。

3 临床表现

本病起病多隐匿，病程缓慢，好发于 40~50 岁男性。引起狭窄的病因十分复杂，依据其狭窄部位的不同，患者典型的临床症状可包括长期腰骶部疼痛、腿痛，双下肢渐进性无力、麻木，间歇性跛性，行走困难。其中麻木可由脚部逐渐向上发展到小腿、大腿及腰骶部，腹部出现束带感，严重时出现大小便异常、截瘫等。做腰部过伸动作可引起下肢麻痛加重，此为过伸试验阳性，是诊断椎管狭窄症的重要体征。

4 检 查

腰部正侧位 X 线片、腰穿及椎管造影、CT 及 CTM 检查、MRI 检查，以及其他如肌电图检查等均可帮助判断受压神经部位及用于鉴别诊断。

5 诊 断

·腰腿痛：长期多次反复发作性腰痛，有时可放射到下肢。

·间歇性跛行：当患者站立或行走时，出现腰酸痛、腿痛或麻木、无力、抽筋，并逐渐加重以至不能继续行走。坐下或蹲下几分钟后上述症状消失并可继续步行，因有间歇期，故名间歇性跛行。

·部分患者可有下肢麻木、冷感、乏力、某些肌肉萎缩，以及鞍区麻木、大小便失禁或尿急或排尿困难等症状。

·做腰部过伸动作可引起下肢麻痛加重，此为过伸试验阳性，是诊断椎管狭窄症的重要体征。

·一般需要拍摄腰椎正位、侧位、斜位 X 线片，有时需加摄过伸过屈侧位片。可见椎间隙狭窄、骨质增生、椎小关节骨性关节炎改变等，多见于 L4/5 与 L5/S1。

·CT 检查：可见矢状径 < 12mm，有向后延伸的骨刺等，一般取腰 L4/5、L5/S1的小关节水平摄 CT 片。

6 治 疗

6.1 中医微创技术 是根据中医皮部、经筋、经络、五体及脏腑相关理论，采用特殊针具，对病变部位进行刺、切、割、剥、铲等治疗。常用针具有针刀、铍针、水针刀、刃针、钩针、圆利针、拨针和松解针等。其治疗要求是以最小的解剖和生理干预获得最好的治疗效果，以最低的生物和社会负担获得最佳的健康保障。

6.2 **穴位埋线技术** 穴位埋线是将羊肠线等埋入穴位，一方面利用肠线作为异性蛋白埋入穴位可提高机体应激、抗炎能力；同时，肠线在组织中被分解吸收对穴位具有持续刺激作用，以达到治病的目的。穴位埋线优势如下。

·埋线疗法后的持久针刺效应如同延长的针灸效应，通过协调脏腑、疏通经络、调和气血、补虚泻实而治疗疾病。

·肠线作为一种异种蛋白进入人体后，逐渐被机体软化吸收，起到组织疗法的作用，能更好地调节机体内环境的相对平衡，提高机体免疫能力和抗病能力，促进病区修复。

·提高机体应激能力，促进病灶部位血管床增加，血流量增大，血管通透性和血液循环得到改善，消除炎症，促进局部水肿吸收，进而改善神经根的刺激受压症状。

·埋线后可在大脑皮层区建立新的兴奋灶，从而对病灶产生良性诱导，缓解病灶放电，舒展紧张或痉挛的肌肉组织。

·降低髓核组织中的活性物质——磷酸酯酶，突出的椎间盘髓核中含有磷酸酯酶，其活性是血浆的 1000 倍，磷酸酯酶是局部组织炎症的启动物质，它在炎症组织中通过水解产生花生四烯酸，促使致痛物质前列腺素的生成，埋线疗法可能由于降低了磷酸酯酶的活性及浓度，在髓核没有形态变化的情况下，疼痛得到了缓解，因此，治疗腰椎管狭窄症效果意外地好。

6.3 **中医微创合穴位埋线治疗后临床观察** 本院使用中医微创合穴位埋线疗法治疗腰椎管狭窄全部在门诊进行，经大量的病例分析显示，该治疗方法简单，效果肯定。本组 186 例患者，其中男性 100 例，女性 86 例，病史 10 年以下的 136 例，超过 10 年的 50 例。全部具有间歇性跛行，追其原因几乎全部具有腰椎骨质增生，多数病例合并腰椎间盘突出症，合并腰椎滑脱的 25 例；疼痛Ⅲ级以上者 90 例。经中医微创合穴位埋线疗法治疗 1 个疗程（10d）后，186 例患者间歇性跛行全部消失，疼痛改善，达到 0 ～ Ⅱ级。残留的疼痛基本不影响生活起居，增加治疗次数 3 ～ 5 次后，全部病例疼痛达到 0 ～ Ⅰ级。

7 典型病例

赵某某，男，56岁，间断性腰部疼痛不适2年，加重伴左下肢疼痛1月余。患者自诉于2年前无明显诱因出现腰部疼痛不适，疼痛呈间断性发作，休息后能缓解，在当地医院就诊，诊为腰椎间盘疾病，给予腰部牵引、按摩、物理治疗，症状无明显好转，此后间断性发作。曾多方求治，效果均不佳。近1个月来，患者感上述症状明显加重，发作时不能下地，左下肢疼痛明显，不能走远路，经人介绍来我处就诊，门诊全面检查发现L3/4椎间盘后突明显，L3/4棘突及间隙有压痛，并向左下肢放射。辅助检查：腰骶椎MRI显示：腰椎退行性骨关节病，L1～S1椎间盘膨出，并L1/2轻度右后突，L3/4椎间盘明显左后突。诊断：腰椎管狭窄症。先常规消毒，在患侧L3/4脊椎旁开3.5cm处做表皮麻醉，用圆利针以60°的角度向脊椎进针，到椎外孔处，缓慢分离1～3下，再用松筋针探到脊髓神经根，同时下肢有放电感，在治疗L5、S1椎体时，针刀及松解针角度为80°角，触及神经根在此部位作埋线，同时松解髂腰肌、腰大肌、臀大肌、臀小肌、梨状肌、腹直肌、股四头肌、腓肠肌，并在肾俞、腰阳关、腰部压痛点阿是穴及坐骨神经走行区环跳、殷门、承山等穴位行埋线。嘱治疗期间禁食生冷辛辣酒荤之物，勿弯腰持重。治疗一个疗程后间歇性跛行消失，疼痛减轻，已能长时间行走。3个疗程后腰部及下肢放射性疼痛消失，行走如常人。

8 小 结

腰椎管狭窄症属中医的"腰腿痛"范畴。中医认为腰椎管狭窄症发生的主因是先天肾气不足，后天肾气虚衰，以及劳役伤肾等，而反复外伤、慢性劳损和风寒湿邪的侵袭则为其常见外因。其主要病理机制是肾虚不固，邪阻经络，气滞血瘀，营卫不和，以致腰腿筋脉痹阻而出现疼痛。腰椎管狭窄症主要有肾精不足型、风寒湿阻型、气虚血瘀型三种证型，提出治疗多以补肾益精、祛风除湿、温经通络、益气养血、活血化瘀为主。中医微创与穴位埋线是传统经络理论与现代医学相结合的产物，是一种融多疗法、多效应于一体的复合型治疗方法，腰椎管狭窄症是一种慢性疼痛性疾病，易复发，采用穴位埋线治疗切合"治久疾、顽疾，深纳久留之"之意，并可通过这种持续长久、温和良性的刺激以"疏其血气、令其调达"，达到"痛则不通"的治疗目的。而且较传统针刺相比，具有时效长、治疗次数少的优点，符合现代社会高效率的节奏，易被患者接受，远期疗效理想。

特定穴在埋线治疗脾胃病及妇科病中的妙用

于冬冬

　　于冬冬，男，针灸推拿学博士，河南中医药大学针灸推拿学院讲师。中国针灸学会会员，中国针灸学会穴位埋线专业委员会委员，河南省针灸学会特种针法分会脐针专业委员常务委员。2009 年本科毕业于河南中医学院针灸推拿学院针灸推拿（英语方向），2009—2015 年师从路玫教授攻读河南中医学院针灸推拿学硕士、湖北中医药大学针灸推拿学博士。2015 年 6 月博士毕业，任教于河南中医药大学针灸推拿学院。

　　跟师路玫教授一直从事针灸对抗放化疗毒副作用的研究。在 2009 年读硕期门诊跟师邵素霞主任医师、邵素菊教授学习针灸。主要从事针灸推拿教学、临床、科研工作。擅长针灸、埋线、三棱针、火针、指针、脐针等疗法治疗胃及十二指肠溃疡、胆囊炎等消化系统疾病，颈椎病、肩周炎等疼痛类疾病，月经不调、盆腔积液等妇科疾病，以及放化疗所致毒副作用、针灸美容减肥等。

　　2004 年获得郑州大学外语学院"优秀团员"称号；2005 年曾获得河南中医学院暑期大学生"三下乡"活动校级"先进个人"称号；2010 年获得河南中医学院科研苗圃项目 1 项——《"阴阳互引隔姜灸"对化疗患者体质及生活质量的临床研究》；2012 年《针灸对 DDP 化疗大鼠胃组织中 5-HT 和 NOS 表达含量影响的研究》一文获得河南中医学院院级优秀硕士论文，2013 年和 2014 年连续两届入选湖北中医药大学博士论坛并作主题发言。发表学术论文 9 篇，获国家实用新型专利 1 项，参编著作 2 部，参与国家自然科学基金课题 1 项，省部级课题 5 项。

　　在近十年埋线临床应用中，发现特定穴在埋线治疗脾胃病及妇科病中疗效显著，其尤以胃溃疡、多囊卵巢综合征、痛经、乳腺增生疾病疗效突出。

1 特定穴在脾胃病中的应用

特定穴是十四经腧穴中具有特殊治疗作用并有特定名称的腧穴，包括背俞穴、募穴、郄穴、下合穴等。《灵枢·九针十二原》说："五脏有疾也，应出十二原，而原各有所出，明知其原，睹其应，而知五脏之害矣。"说明腧穴是脏腑、经络气血输注于体表的特殊部位，当人体内脏腑和经络功能失调时，就会在相应的腧穴上有所反应，反应的部位通常出现在背俞穴、募穴、郄穴、下合穴等特定穴位处，压痛是最常见的病理反应。如胃肠疾病患者常在足三里、中脘、天枢等穴处出现明显压痛。除压痛外，还会有许多其他反应，如隆起、凹陷、皮下结节等，例如在慢性胃炎、胃溃疡时，梁丘、足三里穴会有结节。正如张介宾的《类经》所注："凡病邪久留不移者，必于四肢八溪之间有所结聚，故当于节之会所处索而刺之。"

《素问·咳论》说："治府者，治其合。"如足三里治疗胃脘痛、腹胀、饮食不化，阳陵泉治疗呕吐、黄疸等。《素问·阴阳应象大论》说："阳病治阴。"故胃病多取中脘，大肠病多取天枢等。足三里为治疗胃痛的首选穴位，究其原因如下：足三里为足阳明胃经的合穴，为土经的土穴，又是胃的下合穴，"合治内腑"，故而选之。中脘为胃的募穴，且八脉交会穴中腑会中脘。故笔者在临床埋线治疗胃溃疡时选取胃的下合穴足三里、胃的募穴中脘、大肠的募穴天枢、胃的背俞穴胃俞以健脾和胃、温经活络、调和气血。因阳经郄穴多治急性疼痛，故以胃痛为主的胃溃疡患者常选配足阳明胃经的郄穴梁丘穴，而以胃酸为主的胃溃疡患者选配心之募穴巨阙和足少阴、冲脉交会穴幽门，属胆汁反流型胃溃疡患者常选取太冲、阳陵泉，疗效显著。笔者在埋线治疗胃溃疡时用俞募配穴法，乃因脏属阴，腑属阳，背为阳，腹为阴，二者阴阳相对，紧邻脏腑，体现了刚柔相济、阴阳相通的特点，正如《难经本义》所说："所以阴病有时而行阳，阳病有时而行阴也。"临床应用特定穴埋线治疗胃溃疡，一者刺激特定穴疗效显著，二者穴位埋线增加了穴位刺激时间，二者结合可以很好地达到治疗疾病的效果。正如《内经》云："深纳而久留之，以治顽疾。"

病例一：张某某，女，45岁。主诉：胃脘部疼痛10年，加重1周，伴有泛酸、嗳气、恶心、呕吐。症见：患者体型偏瘦，倦怠乏力，神疲懒言，空腹痛重，得食痛减，食后腹胀，近来胃脘部疼痛频繁并反酸嗳气、呕吐，手足不温，大便多溏。舌质淡，脉沉细。胃镜检查：胃窦可见一约 0.4cm×0.4cm 溃疡，溃疡面有褐色苔膜覆盖，边缘肿胀，色泽红润，光滑而柔软。查幽门螺杆菌（－）。诊断：胃溃疡。治疗：埋线治疗 1 次，选穴足三里、中脘、天枢、胃俞、关元、气海、梁丘、太冲。1 个月后复诊诉胃痛次数减少，反酸已无，呕吐明显减轻；遂做第 2 次埋线治疗，穴位继用上方。1 个月后复诊，症状均消失，3 次埋线后做胃镜检查示溃疡面消失。随访 1 年无复发。

2 特定穴在妇科病中的应用

背俞穴是五脏六腑之气输注于腰背部的特定穴。滑伯仁在《难经本义》中指出："阴阳经络，气相交贯，脏腑腹背，气相通应。"《类经》也谓："十二俞……皆通于脏气。"募穴是五脏六腑之气聚集于胸腹部的特定穴。《素问·奇病论》曰："故胆虚气上溢，而口为之苦。治之以胆募、俞。"说明脏腑之气与俞、募穴都是相通的，五脏六腑发生病变时，经常俞穴与募穴同时取用，称为俞募配穴法。正如《难经》所说："五脏募皆在阴，而俞在阳者，何谓也？然：阴病行阳，阳病行阴，故令募在阴，俞在阳。"。如多囊卵巢综合征疾病以脾肾亏虚为本、痰凝瘀血为标，又因女子以肝为先天，肝木乘脾伐肾日久，冲任不能相资，胞宫血海不宁，故月事不调，难以受孕。治疗当以补肾健脾、化痰利湿、祛瘀疏肝。笔者在临床中用俞募配穴、络穴等来治疗，具体以肝俞、肾俞、脾俞疏肝健脾，补肾调经，以天枢、中脘、关元调理冲任，活血调经，以丰隆穴来通调脾胃气机，使气行津布，中土得运，湿痰自化。正如《玉龙歌》云："痰多宜向丰隆寻。"再如痛经患者属寒湿凝滞型多选用足太阴脾经的郄穴地机，郄穴是各经经气深聚的部位，用于治疗本经循行部位及所属脏腑的急性病证，阴经郄穴多治血证，痛经属急性痛证血证，故选取地机穴温通胞脉、祛邪调经。笔者在临床埋线治疗乳腺增生症多选取足阳明胃经的郄穴梁丘，据文献记载"男子乳头属肝，乳房属肾；女子乳头属肝，乳房属胃"，又因足阳明胃经行贯乳中，阳经郄穴主治痛证，故选梁丘为主穴治疗乳腺增生症等乳腺疾病，效果显著。

　　病例二：王某，25 岁，确诊为多囊卵巢综合征，采用埋线调理治疗。症见：患者形体偏胖，舌淡紫，脉细涩。主诉：月经 6 个月未来，伴腰膝酸痛，头晕耳鸣。诊断：肾虚血瘀型。此患者肾虚、脾虚为本，兼夹痰湿、瘀血、肝郁，埋线当首选肾俞、脾俞、肝俞，以补肾益气、活血调经、疏肝健脾；配伍中脘、天枢、子宫、气海、关元、血海、足三里、阴陵泉、丰隆、三阴交、太冲。诸穴配伍，补肾活血，通调冲任，使患者受孕机会大增，生活质量提高。

穴位埋线临床治疗典型案例三则

熊 健

熊健，1960年6月生，女，湖南长沙人，大学文化，毕业于湖南中医药大学，中国针灸学会穴位埋线专业委员会常务委员，中国针灸学会刺络与拔罐专业委员会委员、湖南省针灸学会常务理事、湖南省中西医结合学会健康管理专业委员会委员、长沙市疼痛专业委员会委员、长沙市中西医结合学会神经病学专业委员。现任湖南中医药大学附属长沙市中医医院（长沙市第八医院）针灸科主任。

熊健先后在吉首大学医学院、湖南中医药大学附属第一医院针灸科门诊、长沙市中医医院从事针灸、穴位埋线、小针刀等临床和科研工作30余年。熊健医生2005年前往南京、上海等地参加全国"埋线疗法"培训班，并开始大力开展"穴位埋线"疗法，将"穴位埋线"广泛用于治疗单纯性肥胖、腰椎间盘突出症、面瘫、失眠、慢性胃炎等疾病，同时创造性地将"穴位埋线"和小针刀结合，用于治疗单纯性肥胖。在临床实践中，不断改进埋线工具、操作方法，还就该疗法对于不同疾病的选穴、刺激量等提出规范，实施规范化操作。

主持省市级科研课题5项，其中《"三通四联"疗法治疗腰椎间盘突出症的临床研究》获长沙市科技进步三等奖。在国内外期刊上发表学术论文20余篇。

1 穴位埋线疗法治疗2型糖尿病

张某，女，46岁，确诊2型糖尿病6年。有高血压病、高脂血症病史5年，形体偏胖，身高165cm，体重85kg。

1.1 穴位埋线治疗

器具准备 消毒埋线包（镊子2把，去针尖；针灸针，环球牌型号

0.3mm×40mm；一次性无菌针灸针 5 根）、羊肠线段（PGLA，上海浦东金环医疗用品有限公司生产，规格 2 号线）、无菌针头（16G）、酒精棉球、消毒止血钳。

选穴 患者俯卧位，选穴心俞（双）、肺俞（双）、胰俞（双）、脾俞（双）、胃俞（双）、肾俞（双）、肝俞（双）、气海俞（双）、大肠俞（双）、关元俞（双）、命门。患者仰卧位，选穴太溪（双）、太冲（双）、内庭（双）、三阴交（双）、气海、关元、大横（双）、足三里（双）、中脘、建里、天枢（双）、内关（双）。

操作 选择埋线穴位，主穴每次必取，配穴选压痛最明显的 1 ~ 3 穴，将针灸针从针尾套入无菌针头，镊取羊肠线段从针尖端送入穿刺针头内备用，定穴，皮肤常规消毒，迅速刺入穴位内，再将针缓慢刺入所需深度，提插得气后，边提针边推针芯，将羊肠线留于穴位内。压迫针孔，敷医用胶贴。30d 埋线一次，5 次为一疗程。首次治疗必须完成一疗程。

1.2 临床观察 患者开始埋线前一直口服降糖药物调控血糖，血糖控制欠佳，调整药物及饮食结构、配合运动后，血糖仍控制不理想，空腹血糖波动在 10.0 ~ 16.8mmol/L，早餐后 2h 血糖波动在 16.6 ~ 20.0mmol/L，中餐后 2h 血糖波动在 15.6 ~ 19.4mmol/L，晚餐后 2h 血糖波动在 14.6 ~ 18.8mmol/L，糖化血红蛋白含量为 11.8%。每次埋线后，血糖、血脂均有所改善，10 次埋线后，在继续口服同剂量药物情况下，血糖控制良好，空腹血糖波动在 7.0 ~ 8.8mmol/L，早餐后 2h 血糖波动在 10.8 ~ 14.0mmol/L，中餐后 2h 血糖波动在 9.6 ~ 13.6mmol/L，晚餐后 2h 血糖波动在 10.6 ~ 12.8mmol/L，糖化血红蛋白含量为 7.8%，且以前时时出现的手脚麻木及视物模糊症状均好转。

2 穴位埋线疗法治疗贫血

邓某，女，52 岁，因"反复头晕乏力 2 年"在外院确诊为"中度贫血"（缺铁性贫血），血红蛋白浓度最低 82g/L，服用铁剂、中药八珍汤治疗后升至 100g/L，头晕、乏力等症状有所减轻，停药后血红蛋白浓度下降，2 年内一直反复波动。遂于 2015 年 3 月 22 日来我处就诊。症见：头晕乏力，少气懒言，面色、眼睑苍白，消瘦，偶心悸背胀，舌淡红，边有齿痕，苔白，脉细。辅助检查：2014年1月血常规示血红蛋白92g/L↓。贫血三项示铁蛋白7.06ng/ml。

2.1 穴位埋线治疗

器具准备 消毒埋线包（镊子2把，去针尖；针灸针，环球牌型号0.3mm×40mm；一次性无菌针灸针5根）、羊肠线段（PGLA，上海浦东金环医疗用品有限公司生产，规格2号线）、无菌针头（16G）、酒精棉球、消毒止血钳。

选穴 患者俯卧位，选取心俞（双）、脾俞（双）、胃俞（双）、肝俞（双）、肾俞（双）、大肠俞（双）、气海俞（双）、命门；仰卧位，选取血海（双）、梁丘（双）、三阴交（双）、足三里（双）、太溪（双）、天枢（双）、带脉（双）、中脘、气海、关元。

操作 选择埋线穴位，主穴每次必取，配穴选压痛最明显的1～3穴，将针灸针从针尾套入无菌针头，镊取羊肠线段，从针尖端送入穿刺针头内备用，定穴，皮肤常规消毒，迅速刺入穴位内，再将针缓慢刺入所需深度，提插得气后，边提针边推针芯，将羊肠线留于穴位内。压迫针孔，敷医用胶贴。20d埋线一次，5次为一疗程。首次治疗必须完成一疗程。埋线治疗期间，患者配合服用补血汤加减。

临床观察 治疗一疗程后，血红蛋白浓度升至108g/L。治疗两个疗程后，血红蛋白达到112g/L，趋于正常。15次埋线后，患者未服用铁剂，血红蛋白一直保持在110～120g/L。面色、眼睑明显红润。

2.2 分析

中医学并没有"贫血"名称，但从患者临床所呈现的证候，如头晕乏力，少气懒言，面色、眼睑苍白，消瘦，偶心悸背胀，脉细等，则类似于"血虚""气虚"诸疾。一般可将贫血划入"血虚"或"虚劳亡血"的范畴，而"虚劳"是脏腑亏损、元气虚弱所致多种慢性疾病的总称。中医认为，"诸血皆属于心""中焦受气取汁，变化而赤是谓血""血之源头在于肾……精气充足，百脉和畅"。由此可见，血的生成来源于水谷之精气，人摄取水谷营养物质，由中焦（脾胃）吸收了饮食物的精微，通过气化作用，变成营气。脾得心火宣降之助，转化为精、津液，精之一部分贮于肾中，以待生化之用，另一部分得心火之助转化为血，以荣肢末及五脏六腑。肾中先天之精得后天水谷之精气，吸收命火之蒸腾，转化为髓。髓得下焦火热之激，分化为髓之精液，精液再为命火的宣蒸转化为血，输之于机体，以为生理之用。血的生成和调节与心、肝、脾、肾等脏腑关系密切，故中医谓"心主血、肝藏血、脾统血"。而这些脏腑功能的充分发挥，又有赖于肾之命火温煦。因此，心、肝、脾、肾功能衰弱，均可导致血虚。究其内因，或为七情失节，或为饮食失宜，或为失血而成，或为先天禀赋不足，或为虚劳失调等，而引起造血之机受阻；或消化之机紊乱，水谷不化，精微不成，发生血虚之疾。可见在内因方面与现代医学所说的"缺乏造血原料或造血器官功能障碍，或慢性失血而成贫血"基本上是一致的。

穴位埋线通过羊肠线长期持续刺激背俞穴以调理心、肝、脾、肾，通过俞募配穴，加取调理胃肠之穴，补先天之本，健后天之本，达到补益气血之效。

3 穴位埋线疗法治疗单纯性肥胖

李某，女，38岁，湖南长沙市人，2015年1月10日因"单纯性肥胖症"来我院针灸科就诊。主诉：体型肥胖16年。病史：自分娩后身体逐渐增胖，体重超标，行动困难，伴有大便干结、多汗、不耐热等症状。平素纳食多，嗜甜食。曾于多家美容院予抽脂、节食、服用泻药等治疗，未见体重下降。症见：面肥颈壅，项厚背宽，腹大腰粗，臀丰腿圆，怕热多汗，易感疲乏，呼吸短促，头晕心悸等。查体：听诊双肺呼吸音稍粗，四肢无畸形，四肢肌力、张力正常，治疗前空腹血糖13.8mmol/L，血清总胆固醇9.6mmol/L，三酰甘油3.9mmol/L，低密度脂蛋白4.83mmol/L。身高158cm，体重70kg，腰围120cm，臀围126cm。舌质红，苔黄厚，脉数有力。辨证为湿热蕴结型肥胖症。

治疗上采用穴位埋线治疗，选穴以任脉、足阳明胃经、足太阳膀胱经等经穴为主，选取中脘、水分、阴交、天枢、大横、足三里、丰隆，配以腹部、大腿部、臀部阿是穴，视脂肪厚度而定。每7d埋线一次，10次为一疗程，4次后体重开始减轻，6个月后伴随症状消失，体重降至52.3kg，腰围109cm，臀围117cm，复查空腹血糖6.05mmol/L，血清总胆固醇5.9mmo/L，三酰甘油1.6mmol/L，低密度脂蛋白12.6mmol/L。减肥效果稳定，随访1年余，体重无明显反弹。

四维三通埋线治疗腰椎间盘突出症

王文玉

（安阳惠民埋线医疗中心）

根据临床表现，祖国医学将腰椎间盘突出症归于"腰痛""腰腿痛"范畴。对于腰腿痛，古人早有记载。《内经》是中国传统医学的理论宝库，其运用病因病机进行诊断分类。风、寒、湿、热邪外感，从皮毛传至经络，引起经络的气血凝滞，而发生腰痛。外伤和劳损，可以导致腰脊气血运行郁滞，发生腰痛。并且认识到肾气不足，也是产生腰痛的原因，如"腰者肾之府，肾气虚热则腰脊不举，肾大则善病腰痛"等。

现代医学称腰椎间盘突出症，是由于腰椎间盘（髓核、纤维环及软骨板）变性，尤其是髓核有不同程度的退行性改变后，在外界因素的作用下，椎间盘的纤维环破裂，髓核组织从破裂之处突出（或脱出）于后方或椎管内，导致相邻的组织，如脊神经根、硬膜囊等遭受刺激或压迫，从而产生腰部疼痛及一侧下肢或双下肢麻木、疼痛等一系列临床症状。纤维环破裂、髓核突出刺激或压迫神经根、马尾神经，所表现出来的一系列临床症状和体征，又称"腰突症"，是临床常见病，也是引起腰腿疼痛最主要的原因，给患者带来极大的痛苦，甚至造成残疾，丧失劳动能力。因此腰椎间盘突出症是腰腿痛的主要原因。

1 临床表现

·腰椎间盘突出症的主要表现是腰部疼痛和坐骨神经痛，向下肢放射；并伴有皮肤感觉障碍，疼痛呈间歇性发作，用力大便、咳嗽或打喷嚏时，疼痛加重。

·腰部活动受限以前屈为甚，多因转身或弯腰、受凉时诱发。

·患者常出现保护性脊柱侧弯，腰椎生理曲度减弱或消失，一般脊柱弯向健侧。

·腰椎间盘突出日久或严重突出时，伴有下肢无力或下肢肌肉萎缩。

·腰椎间盘突出或脱出至椎管，造成椎管狭窄，或压迫马尾神经，可出现下肢放射疼痛、会阴区麻木、大小便失禁等，男性可出现阳痿。

2 典型病例

病例一：马某某，女，26岁，腰腿疼痛2年余。近几个月来，腰部疼痛加重，弯腰受限，右下肢疼痛严重，不能走路，牵引、贴膏药20余天不见好转。经CT检查所见提示L3/4、L5/S1椎间盘突出，硬膜囊受压。诊断：腰椎间盘突出症。手法：四维三通埋线法，腰椎正骨复位（腰椎侧卧斜扳法）。治疗：取腰椎L3、L4埋线至椎板，L5、S1埋线至椎间孔。患者起床后弯腰直腰活动疼痛减轻；15d后继续埋线治疗选穴：L4、L5埋线至椎间外孔、环跳、承山穴等。第二次埋线治疗后，腿部疼痛减轻。共治疗3次痊愈。

病例二：唐某某，女，51岁。腰椎疼痛1年8个月，时重时轻，1个月前因抬重物，自感腰背酸软，随即疼痛难忍，在县医院打封闭、口服止痛药、牵引治疗效果一般。腰椎CT拍片显示L3/4椎间盘突出，硬膜囊受压。医院建议做腰椎手术治疗，因患者惧怕手术，经人介绍来我处治疗。诊断：腰椎间盘突出症。手法：四维三通埋线法，腰椎正骨复位（腰椎侧卧斜扳法）。治疗：取腰椎L2、L3、L4埋线至椎板、环跳穴，用四维三通埋线手法，1次治疗后，疼痛大轻，治疗期间医嘱患者注意休息，不要做体力劳动，不要搬抬重物。共埋线治疗两次病告痊愈。

3 讨 论

腰椎病是临床常见疾病，自CT、MRI问世后，对腰椎病变有了直观明确的认识，腰椎病是一类多种病理改变的组合疾病。针对不同的病因、病理特征，以整体观和辨证施治的原则为指导，腰椎病大部分患者可以恢复，仅少数人需要手术治疗。急性腰椎间盘突出症所致的炎性水肿期，要卧床休息；卧床可以减轻体重对椎间盘的压力，避免或减轻身体活动给椎间盘带来的损伤。

四维三通埋线疗法是经络与现代物理医学相结合的产物，它通过羊肠线在穴位内的生理物理作用和生物化学变化，将其刺激信息和能量从经络传入体内以达疏其气血、令其条达、治疗疾病的目的。肠线埋入穴位后，即产生酸胀感觉，它通过经络作用于机体，起到协调脏腑、调和气血、疏通经络的作用。《素问·调经纶》说："视其血络，刺出其血，无令恶血得入于经，以成其疾，血去则经隧通唉。"埋线后，蛋白线在穴位内持久的刺激可产生调节效应，从而可改善微循环，缓解血管痉挛，从而达到止痛的效果。

从肝任经穴论治穴位埋线治疗月经不调的临床体会

郭现辉　王雪霞

【摘要】月经不调是妇科常见疾病，表现为月经周期或出血量的异常，可伴月经前、经期时的腹痛及全身症状。病因可能是器质性病变也可能或是功能失常。本文埋线治疗主要针对的是排除器质性病变后的功能性月经不调。

【关键词】穴位埋线；月经不调；妇科疾病

月经不调是指月经周期、经期、经量异常的一类疾病的统称，包括月经先期、月经后期、月经先后无定期、经期延长、经量过多、经量过少等。月经来潮作为成熟女性身体健康的重要标志，正常月经周期的调节主要受下丘脑—垂体—卵巢轴的调节，而所有这些生理活动都是在大脑皮层的调控下完成的，因此正常月经的周期、经期和血量表现为明显规律性和自限性[1]。

1 临床资料

1.1 诊断标准

采用《中医病证诊断疗效标准》[2]的诊断，常见月经失调因素如下。

情绪异常引起月经失调　情绪异常，如长期精神压抑、精神紧张或遭受重大精神刺激和心理创伤，都可导致月经失调或痛经、闭经。这是因为月经是卵巢分泌的激素作用于子宫内膜后形成的，卵巢分泌激素又受垂体和下丘脑释放激素的控制，所以无论是卵巢、垂体，还是下丘脑的功能发生异常，都会影响到月经[3]。

寒冷刺激引起月经过少甚至闭经　妇女经期因寒冷刺激或者经期前后过饮生冷寒凉，会使盆腔内的血管过分收缩，可引起月经过少甚至闭经。

疲劳、节食引起月经不调　女性体内脂肪至少达到体重22%，才能维持正常的月经周期。过度节食，由于机体能量摄入不足，或者疲劳耗伤气血，均导致气血化生障碍，影响月经来潮，甚至经量稀少或闭经。

烟酒不良嗜好引起月经失调 科学研究证实，香烟中的某些成分和酒精可以干扰与月经有关的生理过程，引起月经失调。

1.2 一般资料 60 例患者均来自我科门诊，年龄 18～43 岁，平均年龄 24.6 岁；病程最长 5 年，最短半年。全部病例纳入前均经妇科彩超和专科检查，排除器质性病变，诊断为功能性月经不调。

1.3 治疗方法

选穴 曲骨，横骨，血海，地机，三阴交，中髎，次髎。

治法 操作方法：常规皮肤消毒，打开无菌消毒包（内有消毒剪刀、镊子、弯盘各一），将金环 3.0 号医用羊肠线（上海浦东金环医疗有限公司，批号：YY1116－2002）剪至 1～2.5cm 不等长线段，羊肠线穿入高冠 7 号一次性埋线针（镇江高冠医疗器械有限公司）。曲骨、横骨穴针尖斜刺朝向会阴部，选用 2.5cm 长线段，直刺入后针感有酸胀、抽动感传至会阴部后出针，中髎、次髎穴选用 1.5cm 长线体直刺，酸胀感向四周扩散后出针，余穴位均用 1cm 长线体，有针感即出针。28～30d 埋线一次，1 次为一疗程。

2 治疗结果

参照国家中医药管理局颁布的《中医病证诊断疗效标准》[2]。治愈 14 例，3 个月经周期正常；有效，但不能持续 3 个月者 18 例；无效 1 例。治愈率 68.33%，总有效率 98.33%。

3 讨 论

《针灸甲乙经》曰："曲骨，在横骨上，中极下一寸，毛际陷者中，脉动应手。"针刺曲骨可改善会阴部血液循环，加强子宫平滑肌血供。《黄帝内经·素问·气府论》曰："曲骨乃足厥阴之会，任脉之气所发。"任脉和诸阴经相联系，故又称"阴脉之海"。任、督、冲脉同出胞中，针刺曲骨可调和冲任，冲任通畅则气血通畅，气血通畅则月经按时来潮。从中医学来讲中髎、次髎位于足太阳膀胱经循行线上，而足太阳膀胱经与足少阴肾经是相互络属关系，妇女的月经来潮与肾经有至关重要的关系。盖国才[4]研究发现，次髎在多种妇科病中均会出现阳性反应，因而该穴可作为妇科月经不调、痛经、闭经、盆腔炎、带下、崩漏等 18 种妇科疾病的诊断定位穴。该穴的阳性反应结合定性穴，可用来诊断患者的具体病变。从现代解剖的角度来讲，针刺中髎、次髎穴即可刺激骶神经，调节、抑制并降低子宫内膜和血中 15－甲基前列腺素 F2α 的含量，从而缓解子宫的痉挛与强烈收缩，减轻宫腔内压，增加子宫平滑肌血供[5]；有助于改善子宫血液循环，促进月经趋向正常，调理冲任，选穴曲骨，试图通过针刺起到调理冲任经气的作用；血海、地机均为脾经穴位；三阴交是肝脾肾多经经气汇聚之穴位，可达到"针一穴而调诸经的目的"；关元为足三阴经与任脉之会，三阴交为足三阴经之会，三阴交可谓调整气血的重要穴位。《百症赋》云："妇人经事常改，自有地机穴血海。"临床经验及文献参考可知血海与三阴交相配伍为治疗月经不调之要穴，据临床观察，治疗越早，疗效越好。

参考文献

［1］ 于学文，金辉，韩蓁，等．少女原发性痛经影响因素分析［J］．中国行为医学科学，2003，12（3）：273－275.

［2］ 国家中医药管理局．中医病证诊断疗效标准［M］．南京：南京大学出版社，1994.

［3］ 卢莉，李建平，薛云珍，等．情绪反应、个性特征与月经失调的关系．中国心理卫生杂志，2005，19（3）：156－158.

［4］ 盖国才．现代中医穴位诊断学［M］．北京：学苑出版社，2003.

［5］ 李彦政．单刺次髎穴配合单指推拿术治疗痛经 42 例［J］．中国民间疗法，2013，21（3）：23－24.

针灸结合埋线治疗中风后遗症疗效观察

陈壮壮

（安阳县铜冶）

临床采用针灸结合穴位埋线治疗中风后遗症，疗效确切。现报告如下。

1 临床资料

共治疗 36 例，均为病情稳定后的中风后遗症患者，表现为不同程度的偏瘫男性 28 例，女性 8 例；最小年龄 46 岁，最大年龄 78 岁；病程最短 16d，最长 10 年；脑出血 9 例，脑血栓形成 13 例，脑梗死 14 例。

2 治疗方法

选穴 头针穴：取瘫痪对侧的运动线。埋线选穴：取督脉夹脊穴，大椎、心俞、合谷、手三里、曲池、肩贞、外关、四白、地仓、颊车、足三里、丰隆、解溪、承扶、殷门、委中、秩边、承山、环跳、阳陵泉、悬钟穴等，埋线选穴一次 6~8 穴，15d 埋线一次，6 次一个疗程。

操作 按无菌操作进行，穴位常规消毒。无须局麻，尽可能进行透穴埋线，将 2-0 号医用羊肠线 1~1.5cm，穿入 9 号埋线针管内，以一定角度快速刺过皮肤层，进入一定深度的肌肉层或到达透穴的位置时，将羊肠线推入，推完线后拔针，用消毒小棉球盖住针眼并用创可贴固定。每次选穴 6~8 个，15d 后可再埋另一部分穴位。2d 后撤掉棉球和创可贴，2d 内埋线穴位不沾水，不吃发物（如酒、辣椒等）。

3 治疗结果

治疗 3 个月（6 次），统计疗效。针灸埋线共 36 例，其中临床治愈 13 例，显效 8 例，有效 15 例，无效 0 例，总有效率 100%。

4 典型病例

病例一：马某某，男，51 岁，因脑梗死住院，输液治疗 35d，效果不满意，于 2015 年 5 月到我处治疗。查件：神志清楚，口角右偏，流涎，左鼻唇沟变浅，不能行走。针灸埋线治疗，选穴及操作同上述。埋线 3 次后，面瘫、口角右偏，流涎消失，家人搀扶能走路。埋线 6 次过后，患者可以自行走路，生活能自理。

病例二：刘某某，男，65 岁，因脑血栓形成入住市地区医院，住院输液治疗 58d，于 2015 年 9 月到我处治疗。患者需要两人搀扶才能拖行，右上肢无力，言语不清晰。针灸穴位埋线治疗，选穴及操作同上述，埋线 2 次后，患者说话明显改善，一人搀扶就可以行走。埋线 6 次过后，患者可以自行走路，生活基本能自理。

5 讨 论

中风后遗症之偏瘫，中医病机为气血瘀滞，血脉痹阻，肌肤筋脉失于濡养。针刺能活血通络，调和气血。现代医学实验和临床研究证实，针刺能扩张血管，促进脑血管侧支循环的建立，增强血浆纤溶系统活性，改善血液黏度，降低红细胞聚集性，抑制血小板聚集，促进血栓及出血块的溶解吸收，改善脑及肢体的微循环，增加病损组织的血氧供应，提高新陈代谢，并能激活神经细胞，从而使上下运动神经元的功能恢复。针刺手法多采用重刺激，特别是针灸结合穴位埋线治疗偏瘫后遗症，要比单纯性用药收效快。

针灸除具有针刺作用外，其电场能促进神经功能恢复与轴突再生，有良好促进神经生长的效果。瘫痪肌群被动地有规律舒缩，有利于防止失用性肌萎缩，并促进其功能恢复。

穴位埋线既有机械性刺激，又有持久柔和的"长效针感"效应。埋线可以使机体发生一系列生化变化，如肌肉合成代谢升高、分解代谢降低，肌蛋白、糖类合成增高，乳酸、肌酸分解降低等，从而提高肌肉的营养和代谢。笔者所采用的穴位埋线法能更好地提升患者机体免疫力，此方法简便廉验，值得推广。

崔瑾教授简易穴位埋线法联合其他方法临床治病经验撷要

陈盼碧

（贵阳中医学院针灸推拿学院）

崔瑾教授，1963 年生，女，博士，博士生导师。贵州省省管专家，全国名老中医药专家路绍祖教授的学术经验继承人，国家中医药管理局 2011 年全国名老中医药专家路绍祖传承工作室负责人等。从 1997 年起，在全国第二批名老中医"师带徒"活动中，崔瑾作为路绍祖教授的徒弟，继承了导师在临床运用注射针进行穴位埋线的方法，并根据导师的操作体会和步骤，将该法命名为"简易穴位埋线法"，撰写论文，对操作方法、临床应用等进行了规范和总结，1998 年发表文章《路绍祖教授应用简易穴位埋线法的经验》，2002 年出版学术专著《穴位埋线疗法》。随后，崔瑾教授带领研究团队对简易穴位埋线法的临床治疗效果及相关机制等进行了观察研究。

本文介绍崔瑾教授运用简易穴位埋线法联合其他方法治疗相关疾病的临床经验。

1 简易穴位埋线法联合中药内服治疗梅尼埃病

贺某某，女性，51 岁，退休市民，2014 年 9 月 3 日初诊。主诉：眩晕 20 多天。症见：患者 20 多天前因家务劳累后睡眠不佳，后晨起时突感头晕，伴天旋地转、视物模糊、呕吐、耳鸣、行走不稳、出汗，无复视、眼颤，无听力下降、黑蒙等症，精神纳眠差，二便调。查体：血压110/70mmHg，心肺腹（-），神经系统检查无异常。舌淡紫，苔少，脉弦细涩。辅助检查：2014 年 8 月 22 日 302 医院 MRI 示双侧额顶部白质区多发点状缺血灶。2014 年 8 月 22 日 302 医院 16 排螺旋 CT 示：①颅脑 CT 平扫未见明显异常；②右侧上颌窦炎；③双侧鼻甲肥大；④鼻中隔偏曲。中医诊断：眩晕（肝肾亏虚、气滞血瘀）；西医诊断：梅尼埃病。西医予天麻素注射液静脉滴注以活血化瘀、息风止眩；予甘露醇注射液快速静脉滴注以脱水减轻前庭神经水肿，如此处理后症状缓解不明显，故行简易穴位埋线联合中药内服等中医特色治疗手段改善患者症状。

选穴 C3～5 夹脊、关元、气海、三阴交（双）、心俞（双）、血海（双）、膈俞（双）、肝俞（双）、肾俞（双）、太冲（双）、太溪（双）。

操作 将 3-0 号羊肠线剪成 0.2～0.8cm 不同长度备用，根据穴位及患者胖瘦程度选用不同长度羊肠线，将羊肠线穿入 7 号注射器针头并快速埋入消毒好的穴位，得气后边推线边退针管，然后再次消毒，嘱患者 24h 内不能洗澡。

中药内服 六味地黄丸（汤）合桃红四物汤加减：熟地黄 15g，续断 20g，山茱萸 12g，山药 12g，泽泻 10g，何首乌 20g，柴胡 12g，当归 10g，川芎 6g，茯苓 30g，白术 10g，龟甲 20g（先煎），葛根 30g，桃仁 12g，红花 10g，威灵仙 12g，甘草 6g，白芍 10g。3 剂，每日 1 剂，水煎服，每次 150ml，每天 3 次。

2014 年 9 月 10 日二诊：患者诉头晕较前明显好转，无明显天旋地转，时有视物模糊，行走可，出汗较前改善，精神纳眠较前好转。调整简易穴位埋线选穴为 C3～5 夹脊、关元、气海、三阴交（双）、阴陵泉（双）、足三里（双）、天枢（双）、血海（双）、膈俞（双）、肝俞（双）、肾俞（双）、太冲（双）、太溪（双）。中药内服取原方 6 剂继续内服。

2014 年 9 月 16 日三诊：患者诉轻微头晕，无天旋地转，偶有视物模糊，行走可，出汗较前明显改善，精神纳眠可，二便调。埋线选穴调整为关元、气海、三阴交（双）、阴陵泉（双）、足三里（双）、天枢（双）、脾俞（双）、膈俞（双）、肝俞（双）、肾俞（双）；停服中药。1 周后电话随访患者诉唯剩偶有视物模糊不适，其余症状已基本消失，对生活已无影响。之后随访患者 3 个月均无复发。

按语 患者以"头晕"为主症，属中医"眩晕"范畴。眩晕以虚实致病，虚者以内伤为主，有因气血亏虚、肾精不足、脑髓失养所致；实者以本虚标实为患，有因肝肾阴虚、肝阳偏亢、风阳上扰清窍所致者；有因脾虚不运、痰湿中阻所致者；有因气滞血瘀、痹阻脑窍所致者。患者中年女性，肝肾渐亏，三阳脉衰少，无以上养头窍，故见头晕。气血运行不畅，局部经脉阻滞不通，经络不通、不通则痛，不通则失养，故见视物模糊、行走不稳；舌淡紫，苔少，脉弦细涩为肝肾亏虚、气滞血瘀之征，故辨证为肝肾亏虚、气滞血瘀型，病位在清窍，病性为虚实夹杂证。六味地黄丸（汤）为补益肝肾的基础方，熟地黄滋补肾阴，牡丹皮、山茱萸温补肝气，党参、山药补益中气，另加龟甲滋阴安神，全方起滋补肝肾作用。桃红四物汤中桃仁质重，苦平降泻，能祛局部瘀血；红花质轻升，辛散温通，能散经络各处散在性的瘀血，二药相须为用，共奏活血祛瘀通经之功；当归性散益肝，川芎温升，升降气机，达到行气活血，通络止痛。六味地黄丸（汤）合桃红四物汤共奏滋补肝肾、活血化瘀之功。首次穴位埋线取C3～5夹脊可调节阳经，以利气血运行，夹脊穴为脏腑经气结聚之所，取之调节脏腑功能；取关元、气海、三阴交、心俞调一身之气、滋阴潜阳，从而达到宁心安神、平调阴阳的效果；取血海、膈俞以行气活血；取肝俞、肾俞、太冲、太溪以滋补肝肾。随后二诊、三诊在滋补肝肾、活血化瘀的同时注重调理脾胃，以达到先天补后天、调节脏腑功能的目的。

2 简易穴位埋线法联合中药内服治疗膀胱逼尿肌无力

许某某，女性，63 岁，退休市民，2016 年 5 月 11 日初诊。主诉：进行性排尿困难 32 年。症见：患者 32 年前因分娩后出现进行性排尿困难，感排尿无力、尿频、尿急，夜尿每夜 4～5 次，多时起夜 10 余次，感下腹部坠胀不适，24h 总尿量无明显减少，无尿痛、肉眼血尿等症，精神纳眠尚可，二便调。查体：血压 118/62mmHg，心肺（－），腹部膨隆，腹软，下腹部深压痛，无反跳痛及肌紧张，膀胱未扪及，下腹部叩诊呈鼓音。舌紫暗、苔薄白、脉细涩。辅助检查：尿常规、泌尿系彩超回示均无明显异常。中医诊断：癃闭（浊瘀阻塞）；西医诊断：膀胱逼尿肌无力。西医予参芎葡萄糖注射液静脉滴注益气活血、祛瘀通络；中医以简易穴位埋线联合中药内服治疗为主。

选穴 腹谷通（双）、阴都（双）、商曲（双）、气穴（双）、大赫（双）、水道（双）、冲门（双）、归来（双）。

操作 将 3－0 号羊肠线剪成 0.2～0.8cm 不同长度备用，根据穴位及患者胖瘦程度选用不同长度羊肠线，将羊肠线穿入 7 号注射器针头并快速埋入消毒好的穴位，得气后边推线边退针管，然后再次消毒，嘱患者 24h

内不能洗澡。

中药内服 代抵当丸为主方加减，以行瘀散结、通利水道。组方：当归尾 15g，穿山甲 9g，桃仁 10g，莪术 10g，大黄 3g，芒硝 9g，郁金 9g，肉桂 3g，红花 10g，牡丹皮 10g，黄芪 10g，川牛膝 6g。3 剂，水煎服 150ml，每天 3 次。

2016 年 5 月 18 日二诊：患者诉排尿困难及排尿无力较前缓解，仍感尿频、尿急，夜尿约 3~4 次/夜，感下腹部坠胀不适较前减轻，24h 总尿量无明显变化。简易穴位埋线选穴调整为关元、气海、水分、水道（双）、归来（双）、天枢（双）、脾俞（双）、膀胱俞（双）、气海俞（双）、肾俞（双）、肝俞（双）；中药原方加杜仲 20g，续断 20g，取 6 剂继续内服以行瘀散结、通利水道、滋补肝肾。

2016 年 5 月 25 日三诊：患者诉排尿无力较前明显好转，感尿频、尿急较前明显缓解，夜尿约 2 次/夜，下腹部坠胀不适症状基本消失，24h 总尿量较前稍减少，无尿痛、肉眼血尿等症，精神纳眠可，二便调。简易埋线穴位同二诊，予电针治疗肾俞（双）、膀胱俞（双）、次髎（双）、秩边（双）；中药停服。1 周后电话随访患者诉唯偶感尿频、尿急，夜尿约 1~2 次，其余不适已基本消失，对生活基本无影响。之后随访患者 3 个月症状无反复。

按语 患者以"进行性排尿困难"为主症，当属于中医"癃闭"范畴。患者中老年女性，分娩时曾出现尿闭，致膀胱络脉受损，加之腹部手术时损伤脉络，瘀血阻塞于膀胱，致膀胱气化不利，下迫尿道，故见排尿无力、尿频、尿急、尿线细甚则尿闭等症。浊瘀阻塞，经络不通，故下腹部坠胀不适。舌紫暗、苔薄白、脉细涩均为浊瘀阻塞之象。综观舌脉证，本病病位在膀胱，当属中医"癃闭"之浊瘀阻塞型。代抵当丸主蓄血及妇女实证经闭，有破血下瘀的作用，用于此患者主要取行瘀散结、通利水道之功，复诊时在原方上加上杜仲、续断等滋补肝肾之药，主要考虑到患者年老救病，必然耗伤肝肾气血，故在通泄的同时加上培元固本、滋补肝肾以达到标本兼治的目的。首次埋线取腹谷通、阴都、商曲、气穴、大赫、水道、冲门、归来诸穴主要有通利水道、调和气血、调理阴阳之功。二诊、三诊埋线在通利水道的同时更加注重了调理脏腑功能及自我气化的能力。

予电针刺激双侧肾俞、次髎、秩边，达到改善气血循环、舒筋通络、增强疗效之功。

3 简易穴位埋线法联合刮痧、中药内服治疗失眠症

刘某某，女性，59岁，退休干部，2015年10月14日初诊。主诉：不易入睡、入睡后易醒反复10个多月，加重3d。症见：患者10个多月前因工作劳累后出现睡眠差，难以入睡，入睡后易醒，多梦，每晚入睡2~3h，烦躁，疲倦乏力，伴头昏头痛，偶有心慌胸闷，情志不舒时上症加重，精神差，饮食尚可，二便调。查体：血压100/60mmHg，发育正常，营养中等，体形偏瘦，余无特殊。舌质淡，苔薄白，脉沉细。辅助检查无特殊。中医诊断：不寐（心脾两虚）；西医诊断：失眠症。治疗主要以简易穴位埋线联合刮痧、中药内服为主。

选穴 心俞（双）、肝俞（双）、脾俞（双）、肺俞（双）、肾俞（双）、天枢（双），气海、关元、中脘。

操作 将3-0号羊肠线剪成0.2~0.8cm不同长度备用，根据穴位及患者胖瘦程度选用不同长度羊肠线，将羊肠线穿入7号注射器针头并快速埋入消毒好的穴位，得气后边推线边退针管，然后再次消毒，嘱患者24h内不能洗澡；刮痧治疗取双侧膀胱经、督脉，辅以双侧心俞、肝俞穴放血以改善睡眠、调节患者情志。

中药内服 归脾汤加减，以补益心脾，宁心安神。组方：柴胡12g，黄芩10g，法半夏10g，龙骨30g（先煎），牡蛎30g（先煎），酸枣仁40g，当归10g，川芎6g，茯苓30g，白术10g，黄连6g，厚朴12g。4剂，水煎服，每日1剂，每天3次，一次150ml。

2015年10月21日二诊：患者诉难以入睡较前改善，入睡后仍易醒、多梦，每晚约睡3.5~4.5h，烦躁、疲倦乏力较前改善，头昏头痛较前减轻，偶有心慌胸闷。情绪波动时上症加重，精神较前好转，饮食尚可，二便调。继续原穴位埋线调理脏腑功能，以达到阴平阳秘的目的；中药原方取6剂继续内服补益心脾、宁心安神；予右手中指、小指指尖放血。

2015年10月28日三诊：患者诉难以入睡较前明显改善，入睡后易醒较前明显改善，少梦，每晚入睡5~6h，烦躁较前明显改善，头昏头痛较前

明显减轻，偶感疲倦乏力、心慌胸闷，精神纳眠尚可，二便调。继续予原穴位埋线治疗，停服中药。1周后电话随访患者诉现较易入睡，少梦，每晚入睡6～7h，入睡后易醒、烦躁、头昏头痛等不适已基本消失，偶感疲倦乏力、心慌胸闷较前也明显改善，对生活基本无影响。之后随访患者3个月症状无反复。

按语 患者以"不易入睡，入睡后易醒"为主症，属中医"不寐"范畴。患者女性，绝经后年老脾虚，气血生化乏源，不能上奉于心，心神失养，故不寐、烦躁；多梦，病程日久，暗耗气血，加重气血不足，故疲倦乏力；舌质淡，苔薄白，脉沉细为气血不足之象，故辨为心脾两虚。病位在心，与心、脾有关。膀胱经上巅入络脑，督脉主一身之阳气，同样上巅顶，予膀胱经、督脉刮痧治疗辅以双侧心俞、肝俞放血可改善患者睡眠、调节患者情志。患者年老脾虚，气血生化乏源，不能上奉于心，心神失养，予归脾汤加减内服，可补益心脾、宁心安神。取心俞、肝俞、脾俞、肺俞、肾俞、天枢、气海、关元、中脘诸穴埋线治疗可调理阴阳、调和气血，从而达到阴平阳秘、巩固疗效的目的。二诊时予右手中指、小指指尖放血可安神志、调神明，因为右手中指、小指指尖分别为手厥阴心包经及手少阴心经的井穴，而心主血脉、心藏神，故予此处放血有宁心安神之功。诸法共用对改善患者睡眠有增效的效果。

穴位埋线临床经验举隅

阙秀琴

穴位埋线是通过工具将可吸收羊肠线埋入穴位，通过羊肠线对穴位产生的持续刺激发挥治疗作用，穴位埋线是针刺的延伸和发展。羊肠线在体内软化、分解、吸收，对穴位产生的生物学刺激可长达15d或更长，弥补了针刺刺激时间短的缺点。现代理论认为埋线可调节和改善细胞免疫及非特性免疫[1]，在临床上穴位埋线被广泛使用于治疗各种疾病，同时取得良好疗效，现将临床中穴位埋线治疗经验列举一二。

1 单纯性肥胖症

随着人们的生活水平和质量的不断提高，肥胖人群越来越多，肥胖除了会增加高血压、糖尿病的风险外，也增加了冠心病、心力衰竭、中风、静脉血栓及心房颤动的风险，已成为目前一个影响健康的重要问题[2]，预防和治疗肥胖症已经成为当今医学界非常重要的任务之一。临床上肥胖症分为单纯性、继发性及药物性肥胖症3种类型，而单纯性肥胖症是最常见的一种。

在临床上，穴位埋线治疗肥胖症取得了良好成效，在穴位埋线过程中应注意四点。

选穴　肥胖症病机多为痰湿阻滞，而痰湿的形成与脾肾密切相关，《素问·经脉别论》曰："饮入于胃，游溢精气，上输于脾，脾气散精，上归于肺，通调水道，下输膀胱。水精四布，五经并行。"水液的上传下达，有赖于脾之运化，运化失司，则湿浊内停。《素问·逆调论》曰："肾者水藏，主津液。"肾主司、调节全身水液代谢，若肾气不足，肾之蒸腾气化功能失常，则可引起津液代谢障碍。故选穴上以脾、肾经为主。带脉是"奇经八脉"之一，循行于腰腹，肥人之腹部肥胖常表现于带脉。故临床上选穴带脉不能少。

刺激量　肥胖之人因脂肪多，所用羊肠线应较一般患者较长，约5～

7cm，以增加其刺激量，临床上发现长羊肠线埋线减肥比短羊肠线效果更好，另外腹部肥胖者带脉周围脂肪也多，即所谓的"游泳圈"，埋线时可由阿是穴（肥胖局部）透刺带脉穴，透刺时羊肠线宜长。

埋线层次 《素问·刺要论篇》云："病有沉浮，刺有浅深，各至其理，无过其道。"《灵枢·终始》云："在骨守骨，在筋守筋。"由此可推论肥胖症穴位埋线羊肠线应埋在脂肪层，而非肌肉层，临床实践中，也发现埋线至脂肪层效果较明显。

腹部推拿 埋线后第1～2天患者常有局部酸痛感，之后酸痛感减轻，埋线后可配合局部脂肪或者埋线处的捏揉，以舒经通络，促进脂肪分解。

病例一：张某，女，32岁，公司职员，以腹部肥胖1年余为主诉就诊，就诊时体重68kg，身高152cm，面色无华，平素喜甜食，易疲乏，寐尚可，大便时不成形，小便可，舌淡暗，苔白厚，脉沉细。按照体重指数标准，BMI 29.44kg/m^2，为中度肥胖。结合患者舌脉，考虑脾肾亏虚，痰湿阻滞，予穴位埋线治疗，取穴中脘、天枢（双）、大横透带脉（双）、气海、关元、水道（双）、三阴交（双）、丰隆（双）、阿是穴。嘱其清淡饮食，适当运动，埋线第3天开始捏揉腹部脂肪。10d一次，3次为一疗程。埋线1次后患者诉精神状态较前改善，大便较前成形，体重减少4kg，埋线两次后体重再减少3kg，一疗程后体重共减少9kg，大便基本成形，精神状态明显改善。患者连续治疗3个疗程后体重共减少20kg。

按语 肥胖症其总病机为痰湿偏盛、阳气虚衰，属本虚标实。治疗应以健脾益气、化痰降浊为法。中脘为胃经之募穴，八会穴之腑会，可健脾和胃。天枢为大肠经之募穴，可疏调肠腑、理气通便。大横属足太阴脾经，为足太阴、阴维之会，具有健脾祛湿作用。丰隆为足阳明胃经之络穴，也是化痰经验穴，主治一切痰病。带脉为奇经八脉之一，其功能主要为"约束诸经"，起到协调柔顺的作用。气海为肓之原穴，关元为小肠募穴，又为足三阴、任脉之会，生三焦之气处，二者均有大补元气、补肾固本之功。阿是穴属肥胖局部选穴，可刺激局部。诸穴合用，具有健脾益气、化痰降浊之功效。

2 小儿哮喘

支气管哮喘是发生于气道的一种慢性变态反应性炎症性疾病。气道炎症可导致气道高反应、可逆性气流受限，并可引起反复发作的喘促、气急、胸闷或咳嗽等症状，常在清晨或夜间发作、加重[3]。支气管哮喘病程较长，若不能得到及时控制，气道长期被炎症浸润、刺激，将出现不可逆的狭窄及重塑，最终导致慢性支气管炎、肺源性心脏病、肺气肿等严重并发症。有学者[4]定量分析了穴位埋线治疗支气管哮喘的效果，结果显示不管是单纯使用穴位埋线治疗或是与其他疗法综合使用，其治疗方法效果均显著。小儿哮喘若长期使用西药副作用大，针灸治疗虽有疗效但不能巩固和持久，长期针灸治疗又因其疼痛，患儿哭闹不止，依从性差。穴位埋线治疗每周一次，患儿较易接受，本人在临床实践中运用穴位埋线治疗，无论是在哮喘的急性发作期还是缓解期均取得了满意的疗效。哮喘属中医学"哮证"和"喘证"范畴，其为本虚标实之病，发作时以实证为主，多为外感所致；缓解期则多为虚证，可因肺、脾、肾三脏虚损所致，正气虚亏、反复外感可导致本病。

穴位埋线治疗小儿哮喘应注意几点：①哮喘发生的宿根在于"伏痰"，调治脾肾二脏亦是治疗本病的关键；②选穴不宜多，哮喘本身就是一种慢性变态反应性疾病，而羊肠线作为外源性刺激源，亦可引起机体过敏反应，选穴过多则机体过敏反应越严重；③小儿皮薄肉少，羊肠线不宜过长，长约1cm即可。

病例二：李某，男，6岁，家长代诉其反复发作喘咳5月余，再发1周。曾于我院内科就诊，诊断为咳嗽变异型哮喘。曾口服氯雷他定抗过敏、氨茶碱解痉平喘治疗后，症状缓解，但反复发作。1周前因受凉后喘咳再发。症见：面色无华，易疲劳，时有喘咳，伴有痰鸣音，声粗，痰少，色白，纳可，寐欠安，二便调。舌淡，苔薄白，脉沉细。查体：扁桃体无肿大，咽后壁少量滤泡。双肺呼吸音粗，未闻及干湿啰音。中医考虑哮喘，证属肺脾肾气虚。急性期予以祛风散寒，止咳定喘，缓解期治以补肺健脾益肾。予穴位埋线，每周1次，一诊选穴定喘、孔最（双），患儿症状明显减轻；二诊患儿哮喘偶有发作，其余症状均明显好转，取肺俞、脾俞、肾俞、足三里，每周一次，3次为一疗程，3个疗程后患儿哮喘基本未发作。嘱其注意保暖，勿食生冷之物。

按语　《类证治裁·喘症》曰："肺为气之主，肾为气之根，肺主出气，肾主纳气。"患儿喘咳5月余，久咳伤及肺肾，肺气虚，卫外不固，易受邪侵，外寒引动宿根，喘咳发作。本着"发时治标，平时治本"的原则。

首诊以缓解哮喘急性发作症状为主。定喘是经外奇穴，既为经外奇穴又为止哮平喘之经验效穴；孔最是肺经郄穴，主急性发作性肺系病症。临床多用于哮喘急性发作。二诊患儿喘咳明显缓解，此时应治其本。"脾为生痰之源，肺为贮痰之器，肾为生痰之本"，缓解期治以补肺健脾益肾，肺俞、脾俞、肾俞穴为肺脾肾募穴，能强壮脏腑本气，使肺能宣发肃降，脾可健运，肾可纳气。足三里为足阳明经穴，乃全身主要强壮穴之一，咳喘用之更有培土生金之意。诸穴相配，起到止咳平喘、补肾健脾的作用。

3 荨麻疹

荨麻疹（urticaria）俗称风团、风疹、风疙瘩、风疹块，是一种常见的皮肤病。荨麻疹可分为急性荨麻疹及慢性荨麻疹。中医将急性荨麻疹分为风寒型及风热型，治疗上多以祛风为主。慢性荨麻疹属中医"瘾疹"范畴。《内经》云："风雨寒热，不得虚，邪不能独伤人。"笔者认为荨麻疹为内、外因共同作用而发，且内因比外因更为重要。应通过辨证论治，虚则补之，实则泻之，通过调整阴阳、气血，祛除致病因素（六淫），使阴阳平衡，气血调和，以达到治疗的目的。

穴位埋线治疗荨麻疹应注意几点：①治疗荨麻疹，所有穴位均应埋于肌肉层；②急性期寒证必用大椎穴，热证必用曲池、合谷穴；③慢性荨麻疹应辨证使用背俞穴。

病例三：陈某，女，31 岁，患者在哺乳期出现背部风团块，瘙痒难忍，发作时间不定，予以中药内服治疗半年，瘙痒明显缓解，停药后 1 个月因感冒，再次出现上述症状，且风团块遍及全身，继续予中药治疗，但疗效甚微，此后常感乏力，易感冒，动则心悸，舌淡，脉弱。至我科就诊，行穴位埋线治疗，每周一次，第 1 周取合谷（双）、太冲（双）、四花穴（双）穴位埋线，配合膈俞（双）、血海（双）自血疗法，每个穴位2ml。第 2 周复诊，患者诉风团块明显好转，但仍时有瘙痒，痒后起风团块，消退时间明显缩短。取风池（双）、曲池（双）、膈俞（双）、肺俞（双）、足三里（双）穴位埋线。第 3 周复诊，偶有瘙痒感，风团块不明显，食欲增加，但仍觉乏力、心悸。取合谷（双）、太冲（双）、心俞（双）、肺俞（双）、脾俞穴（双）、足三里（双）穴位埋线。此后按照第 3 周方法再埋线 3 次，患者痊愈。

单纯性经络穴位埋线的临床经验

白 丽

白丽，1961 年生，女，锡伯族，研究生学历，执业医师，新疆医科大学药理学副教授，工作期间主讲过《基础药理学》临床药理学》《麻醉药理学》《中药药理学》，研究方向是免疫药理学。2012 年在新疆医科大学治未病中心创立了经络埋线科并任主任，北京世针联康复医学研究院埋线专家委员会副主任委员，世界针灸学会联合会北京世针联康复医学研究院"世界针灸学会联合会中医特色诊疗专家金奖""中医专家杰出人才奖""中医特色诊疗突出贡献奖"。2015 年正式拜孙光荣和祝之友教授为师；于 2016 年 3 月 24 日在北京中西医慢病防治促进会全国疼痛康复医疗专家委员会会员代表大会第一届第一次理事会被选为全国疼痛康复医疗专家委员会副会长；2016 年 4 月 26 日全国针灸学会埋线专业委员会成立之时被选为全国埋线专业委员会委员；2016 年 6 月 3 日在北京中西医慢病防治促进会国际自然疗法创新联盟会员代表大会第一届第二次常务理事会被选为国际自然疗法创新联盟副主席，任期 5 年。基于雄厚的现代医学基础，从现代医学生理、医学生化、药理学角度结合中医理论确定埋线治疗原则，临床擅长各类肿瘤、类风湿、皮肤病等疑难杂症的治疗。

1 学术源流

父亲对笔者走上医学之路有很大的影响。父亲是当地的一位名医生。在新疆喀什工作时父亲就发挥了中国针灸的水针疗法，受到当地患者的好评，后被调到新疆伊犁邮政医务所工作，在新疆伊犁创立了不手术利用中国针灸水针治疗化脓性乳腺炎的独特疗法。笔者 1978 年 11 月考入新疆医学院（后改名新疆医科大学）临床医学专业，在大学期间就对针灸产生了浓厚的兴趣，在大学学习的第 5 年临床实习时她在普外科利用针灸穴位注射疗法给一位腹部术后引起的尿潴留腹胀的患者足三里注射维生素 K_3，明显好转，更加坚定了她学习针灸的信心。

作为新疆医科大学一名教授，在学校主要讲授《药理学》《中药药理学》课程，参与过心血管药物的系列研究、药物对免疫功能影响的研究、维吾尔医药的研究，较深入研究了西洋参对大白鼠冠状动脉结扎后再灌注的影响。在药理学教学和科研工作中，慢慢注意到药物治疗各种疾病均是对症治疗，特别是慢性疾病如高血压、糖尿病、自身免疫系统疾病需要长期用药甚至终身用药，尤其是治疗肿瘤疾病的药物大都有很大的毒副作用，长期服用对身体会有五脏六腑损伤，对身体免疫功能的损伤，对人体自我修复的损伤。基于丰富的药理学知识和穴位埋线临床经验，笔者设想根据"正气存内，邪不可干"的中医学理论，能否用穴位埋线方法来增加人体的"正气"，通过临床实践和观察，在恶性肿瘤、类风湿、乳腺疾病和银屑病等疾病的治疗方面，应用穴位埋线疗法治疗取得了可喜的效果。

2 学术思想

2.1 治病治神，心理治疗为先 笔者认为患者的心理与埋线治疗的疗效有着密切的关系，是医生应当极为重视的。由于选择穴位埋线治疗的患者多为疑难杂症，且经过中西医多方治疗效果不佳才来选择埋线治疗，患者一方面抱有急切看到效果的期望，另一方面也会因为多次求医无果产生疑虑。笔者认为，对于埋线治疗的效果应当客观地告知患者，让患者明白这些疑难疾病需要一个长期不懈的治疗过程，特别是恶性肿瘤和自身免疫系统疾病等疑难杂症，让患者心理上有所准备。对于恶性肿瘤患者，治疗的时间可能是几个月，也可能是几年，甚至十几年。然而，疾病的康复毕竟是一个长期的过程，特别是体质调理和正气恢复需要更长时间。

因此，通过医患沟通建立良好的治疗关系尤为重要。若医生和患者保持一种互相尊重、互相交流的态度，患者与医生在情感上发生共鸣，患者原始的、不适宜的需要就能被重新体验、组织和恰当地反映出来，从而使患者从治疗防御中解脱出来。在这种情况下，患者可以放心地把自己交给医生，相信埋线治疗能够帮助他。在治疗期间，可以通过语言引导，或情感支持、鼓励，或暗示、启发等手段，对患者进行心理上的教育和治疗，调适肿瘤患者的心理状态，使其能乐观地对待生活，保持良好的心理状态，改正不良生活习惯和行为，树立战胜肿瘤的信心，积极地配合埋线治疗，往往会取得良好的治疗效果。

2.2 **扶助正气，调理脾胃为本** 在大多数疾病的过程中，笔者非常重视调理脾胃。作为后天之本的脾胃在扶助人体正气、提高人体免疫力方面具有重要作用，尤其在大病久病之后，脾胃功能是否正常就成为影响疾病转归和预后的关键因素。

肿瘤的发生，虽有内外致病因素的影响，但内在因素，即机体自身正气的盛衰在疾病的发生与发展中有着举足轻重的作用。免疫系统是由极其复杂精确的调节网络所控制的，其中任何一个环节发生异常都会使正常免疫调节失去平衡而影响免疫功能的发挥。在肿瘤发生与发展的过程中，机体免疫系统起重要作用，一方面，免疫系统对肿瘤细胞具有监视与清除作用，对预防肿瘤发生及发展起重要作用；另一方面，随着肿瘤的发展及在多种因素作用下，免疫系统对肿瘤细胞清除作用降低，导致肿瘤细胞浸润生长与远处转移。通过调理脾胃，从而启动患者自身特异性肿瘤免疫反应，增强机体抗肿瘤能力，在杀伤肿瘤细胞的同时又可减少对机体正常细胞的损害。

研究已经表明，针灸可成功治疗因精神紧张所致的生理紊乱和免疫力降低。在临床上，电针可提高抗感染能力、调节自身免疫和抗过敏。针灸可有效应用于许多免疫紊乱相关性疾病，例如风湿性关节炎、慢性淋巴细胞性甲状腺炎、溃疡性结肠炎及一些细菌性感染，可以提高恶性肿瘤患者的抵抗力和细胞免疫功能。T 淋巴细胞是最重要的免疫细胞，是细胞免疫的主要效应细胞，其亚群参与免疫调节。根据针灸对 T 淋巴细胞及其亚群的影响研究，针刺足三里、三阴交、内关、上巨虚、合谷、太溪、太冲、阴陵泉、阳陵泉、关元、气海等穴位，对结肠癌转移患者外周血 T 淋巴细胞亚群（CD3、CD4 和 CD8）治疗前后的数量有明显差异，治疗后 T 细胞亚群数量较治疗前有明显升高。研究还发现脾虚模型大鼠外周静脉血中 T 细胞亚群（CD3、CD4 和 CD8）细胞数量减少，经针灸天枢穴后，CD3 和 CD4 均有回升，CD4/CD8 比值升高。针灸关元、气海穴对气虚证小鼠耐疲劳能力与免疫指标的影响结果显示，其可使小鼠胸腺和脾脏系数升高，补体 C3、C4 的含量提高，提示针灸气海、关元穴具有延缓胸腺萎缩和功能退化及提高机体免疫功能等作用。总之，大量的临床观察和研究表明针灸可增强机体的细胞免疫功能，增强巨噬细胞吞噬功能，增强 LAK 细胞（即淋巴因子激活杀伤细胞）和 NK 细胞（自然杀伤细胞）的活性，提高白细胞的数量，增强红细胞免疫功能，增强机体的体液免疫功能；促进经络－神经－内分泌－免疫网络调节。

根据这些研究，在临床上常选用腹针引气归元、天枢、足三里、内关，并配合脾俞、胃俞穴作为主穴调节脾胃，进而调节免疫功能，用于肿瘤、类风湿及其他自身免疫性疾病以及其他免疫功能低下疾病的治疗。"引气归元"处方源于腹针疗法，由中脘、下脘、气海、关元四穴组成。方中中脘、下脘均属胃脘部。两穴含有理中焦、调升降的作用；且手太阴肺经起于中焦，故兼有主肺气肃降的功能。气海为气之海，关元培肾固本，肾又主先天之原气，因此，四穴合用有"以后天养先天"之意，故名"引气归元"。《难经》曰："呼出心与肺，吸入肾与肝。"故此方有治心肺、调脾胃、补肝肾的作用。在临床上治疗淋巴瘤、肝癌、乳腺疾病、糖尿病等患者时，都可以发现应用引气归元调理脾胃的配穴处方。

由于化疗药物常常损害患者的免疫系统，导致免疫功能缺陷或下降，所以可以在化疗前进行一次埋线治疗。然而，对于妇科肿瘤的治疗，包括子宫肌瘤、乳腺肿瘤，不建议选用三阴交、下三皇、肾关穴（董氏奇穴）等小腿内侧穴位，根据临床经验，认为这些穴位可能促进组织增生，其机理有待进一步研究。

2.3 融汇百家之长，注重复合用穴 除了传统穴位之外，特别注意将多种配穴治疗方式联合使用。在治疗一些疑难重症中，将传统穴位、腹针穴位、董氏奇穴、经验穴、夹脊穴结合起来发挥治疗作用。

不同的配穴理论其治疗的重点不一样，腹针和传统穴位常常用于脾胃功能的调整，也兼顾气血疏通和局部选穴，而董氏奇穴和经验穴往往基于穴位的特殊作用，对于头面部疾病要增加颈部夹脊穴，而腹部、下肢疾病要增加腰骶部夹脊穴。例如：常用引气归元调理脾胃以增强免疫；灵骨、大白、外三关、足三重用于肿瘤，八华穴用于肺部疾病，如此肺部肿瘤可以此为基础进行组合配方。鼻咽癌可以用外三关、灵骨、大白、颈部夹脊穴、驷马穴、足三重穴为主穴进行组合配方。

在联合用穴的同时，还强调多穴埋线的重要性。认为对于肿瘤等疑难重症，五脏六腑均会出现严重功能失调，加之同时患有多种疾病，应该选择多个穴位进行埋线治疗，才能达到一定刺激量，从多个角度、多方面发挥治疗作用。对于这些疑难重症，在取得患者配合和病情需要的前提下，常常使用数十个甚至近百个穴位进行治疗，这些穴位可以分为几大类，即增强免疫力的穴位、调理五脏的背俞穴和传统经穴、局部选穴、特定穴、夹脊穴等。当然这些穴位不一定同时使用，可以轮流使用，但是一次性使用的情况也不少见。

3 典型病例

3.1 高血压病

晏某，男，55 岁，高血压 15 年，口服降压药也已 15 年。其他还有高脂血症、脂肪肝、冠心病、前列腺增生症。

从 2011 年 11 月 18 日开始了经络穴位埋线调理，15d 调理一次，调理 2 次后血压就恢复正常，血压正常之后就改为 1 个月调理一次，之后的 5 年多再也没有服用降压药，所选用的穴位为肩井、肝俞、脾俞、肾俞、上三黄、足三里、丰隆、地机、三阴交、太冲、引气归元、日月（右）、肝门（左）、内关、曲池、合谷。患者坚持调理了 5 年，期间心脏、前列腺均发生明显改善，特别是主动脉硬化在调理了 5 年后竟然消失了。

3.2 宫颈癌

塞某，女，40 岁，2010 年 12 月 27 日在新疆某三甲医院就诊，宫颈活检病理诊断：（宫颈 4、8、12 点，宫颈管）高级别上皮内瘤变（CIN Ⅲ级），同时也检查出人乳头瘤病毒（HPV）（半定量）16.21 阳性，妇科专家建议患者住院并行宫颈锥形切除术。患者不想手术治疗，2011 年 1 月 6 日来我处就诊。

选穴 主穴取八华（八华和八髎是相对应的，它是治疗妇科病的一个神秘三角区），大杼 [甲状腺、Ca^{2+}、生物电钙的储存对身体极为重要，一些穴位有助于减少钙的流失，强身健骨，分别是大杼穴（膀胱经）、悬钟穴（胆经）和阳陵泉（胆经）]，肝俞，脾俞，肾俞，八髎，足三里，丰隆。配穴取引气归元、日月（右）、气穴、天枢、内关、灵骨。穴位埋线每次

15d，6次一疗程，治疗一个疗程。

2011年4月25日宫颈活检病理诊断示（宫颈3、6、9点，宫颈管）宫颈皮上内瘤变（CIN Ⅰ～Ⅱ级），（宫颈12点慢性宫颈炎）。穴位埋线第2个疗程每个月一次，6次为一疗程。

2012年2月29日宫颈活检病理诊断示（宫颈3、6、9、12点，宫颈管）慢性宫颈炎，（宫颈管）慢性宫颈内膜炎，其旁可见一孤立小块异型鳞状上皮团。建议再送检，当天Tripath宫颈液基细胞学检查结果示上皮内病变阴性，恶性改变阴性。患者对疗效特别满意，这位患者至今还在埋线调理治疗。

3.3 乳腺癌

吕某，女，40岁，在2011年4月6日以"右乳头血性溢液4d"为主诉在新疆某三甲医院诊断为右乳头血性溢液、导管内乳头状瘤。医院建议手术治疗，患者家人主张手术，不同意手术来我处埋线保守治疗。

选穴 主穴：肩井、大杼、肺俞、天宗、肝俞、肾俞、乳房腰部反应区、足三里、丰隆。配穴：引气归元、日月（右）、气穴、天枢、太冲、内关、灵骨。

埋线后嘱咐患者每天起床的第一件事就是用白色的餐巾纸放在右乳罩乳头前，晚上睡前拿出观察，这样连续观察15d，如果印在餐巾纸上的血迹越来越多，范围越来越大，就建议15d后做手术，如果越来越少就继续接受埋线。

第16天患者及家人来复诊，患者诉埋线后第2天血迹出现增多，但以后慢慢减少，第10天基本没有血迹。夫妻俩结婚14年未孕，因为妻子双侧输卵管不通。由于患者的情况有好转，家人也特别支持埋线治疗，连续调理治疗2年，又出现了"奇迹"，2013年3月16日患者月经后第4天埋线治疗，之后有2个月月经没有出现，到医院做了检查，B超提示怀孕，之后足月生产1女婴。

3.4 淋巴瘤

安某，男，13岁，2009年2月初诊。新疆某三甲医院血液科诊断为T淋巴母细胞淋巴瘤/白血病。确诊后治疗上给予BFM-90方案：强的松，长春新碱（1.5g/L），柔红霉素（30g/L），左旋门冬氨酰酶（5～10U/L），环磷酰胺（1000g/L），阿糖胞苷（75g/L），6－巯基嘌呤片（60g/L），氨甲蝶呤（120mg）（鞘内注射）。63d 为一疗程，中间休息 10d。2009 年 3 月 6 日开始化疗，同时结合经络埋线治疗。

选穴 主穴：肩井、大杼、肺俞、肝俞、胆俞、肾俞、天井、曲池、引气归元、天枢、气穴、血海、足三里。配穴：风池、百会、内关、三阴交、合谷。

埋线治疗 埋线 20d 一次。

由于激素、化疗药的用药量太大，患者接受治疗的半年内免疫力下降。建议患者口服激素和化疗药减半，2009 年 12 月患者的基本情况好转，2009 年 12 月 10 日鼻咽部、胸部、腹部、盆腔 CT 平扫增强提示：鼻咽部、胸部、盆腔未见肯定异常，右肾囊肿，脾增大。患者情况好转出院。出院后埋线 1 个月一次，口服小剂量化疗药 6－巯基嘌呤片，3 个月之后停药。

2010 年 3 月 16 日 CT 平扫增强结果：双侧上额窦慢性炎症，胸部未见肯定异常，肝质强化欠均匀，建议随访；腹膜后区多发小淋巴结；盆腔少量积液，鼻咽部未见异常。

2010 年 6 月 24 日 CT 平扫增强结果：双侧上额窦炎；胸部未见肯定异常；肝脏门脉期半片状稍低密度影，建议随访；肝内胆管轻度扩张；右肾囊肿；脾稍大。由于肝脏门脉期半片状稍低密度影。

2010 年 11 月 15 日平扫增强结果：双侧上额窦炎；胸部未见肯定异常；肝脏门脉期半片状稍低密度影，建议随访；肝内胆管轻度扩张；右肾囊肿；脾稍大。

2012 年 7 月 16 日再次 CT 平扫增强结果：双侧上额窦慢性炎症与以前相仿，胸部未见肯定异常，肝内胆管轻度扩张；右肾中部小囊肿，腹膜后部散在小淋巴结，盆腔肠管间隙积液较前少；鼻咽部未见异常；肝脏门脉期半片状低密度影消失。

2013 年 7 月 9 日再次检查结果：鼻咽部双侧上额窦及头颅未见异常；左肺上叶后段胸膜下小结节；肝内胆管轻度扩张；右肾中部小囊肿，腹膜后部散在小淋巴结，盆腔肠管间隙积液较前少。

第 6 年，2014 年 7 月 25 日再次复查：颅咽腔、颈部及盆腔 CT 扫描未见明显异常；左肺上叶后段胸膜下小结节，与前比较未见明显变化；肝脏大小形态自然，肝缘光整，肝实质密度均匀，肝内可见与门脉血管伴行密度影，认为有轻度淋巴管水肿征象；胆囊不大，壁不厚，囊内密度均匀，未见异常强化；右肾中部小囊肿；腹膜后部散在小淋巴结消失；胰腺、脾脏大小形态自然密度正常。

2015年8月30日住院复查：鼻咽部顶后壁及两侧壁软组织无增厚，表面光滑，双侧咽隐窝不浅，双侧咽鼓管咽口无变窄，双侧咽旁间隙清晰，增强前后鼻咽部未见明确异常密度结节及肿块影，双侧上颌窦、筛窦、蝶窦充气良好，黏膜无增厚，窦腔清晰，窦壁光滑，鼻中隔居中，鼻甲未见增厚，双侧鼻腔通畅；副鼻窦窦壁骨质密度结构未见异常改变，咽部气腔显示未见变形狭窄；双侧梨状隐窝显示对称。影像学诊断：①颈部未见肯定淋巴结肿大；②左肺上叶后段结节，请随访；③肝内淋巴管轻度水肿；④腹盆腔未见肯定淋巴结肿大。

通过穴位经络埋线的方法调理治疗长达6年多的时间，使这名患儿身体恢复健康，并且以优异的成绩考取了重点大学。

3.5 类风湿关节炎

如某，女，44岁，16岁起患有类风湿关节炎，曾四处求医，尝试过很多治疗，均没有较好效果，肢体活动越来越差，2001年6月16日申领残疾证（三级），需要轮椅辅助生活，患者对生活失去信心，曾经服毒自杀2次未遂。长期口服免疫抑制药物和其他药物，肝脾胃受到损害，为了减少口服药物对脏腑的影响，2004年11月开始选用单纯性经络埋线进行治疗。

选穴 C6、C7、T1、肩井、肝俞、脾俞、胃俞、肾俞、L3、L4、L5、S1、承山、引气归元、滑肉门、气穴、血海、足三里、丰隆、阳陵泉、阴陵泉、内关、灵骨。

埋线治疗 15d一次，疼痛剧烈时，口服小剂量解热镇痛药，埋线治疗1年，1年后改为1个月一次，治疗2年后患者有了很大改善，可以扶楼梯下楼了，后来患者症状进一步改善，穴位埋线治疗10年，生活能够自理，面色红润，已经可以正常工作。

3.6 牛皮癣

郝某，男，10岁，2年前感冒3个月后出现全身瘙痒，手挠后出现一片一片的皮屑，当时还不是很严重，当地诊断为"牛皮癣"。治疗2年没有明显好转。2011 年 4 月 26 日来我处就诊。

  选穴 所选主穴为肩井、大杼、肺俞、肝俞、肾俞、大肠俞、引气归元、水分、天枢、气穴、血海、足三里、曲池、内关；配穴为风池、肾关、驷马三穴、合谷。1 个月一次，6 次为一疗程，埋线治疗 7 次，效果极佳。

手法针灸埋线治疗牙周病性疼痛

王子江　王文凯

（河南安阳）

　　牙周疾病自觉症状不明显，偶有牙龈炎、痒感，或有口臭。当有局部刺激时如刷牙、咬硬食物和吮吸等，可出现牙龈出血，患者往往因此就诊。检查可见有牙石附着于牙颈部。牙龈颜色由淡红色变为深红色。牙龈质地松软并可有轻度肿胀，致使牙龈边缘变厚，龈乳头变圆钝。探诊时牙龈易出血。

　　肥大性牙龈炎是牙龈组织受到长期局部刺激所引起的慢性炎症，表现以牙龈明显的炎性肿胀、增生为特征。病变可累及附着龈。多见于青春期，以上下颌前牙唇侧牙龈为好发部位，原因是青少年时期由于组织生长旺盛，对局部刺激易发生增殖性反应，对口腔卫生习惯不够重视，内分泌改变等诸多因素，使牙龈对局部刺激敏感性增加，因而易患本病。

　　单纯性牙周炎性疼痛是指主要由局部因素引起的牙周支持组织的慢性炎症。发病年龄以 35 岁以上较为多见，故又名成人牙周炎。常由龈炎进一步发展而来，如龈炎未能及时治疗，炎症可由牙龈向深层扩散到牙周膜、牙槽骨和牙骨质而为牙周炎。由于早期多无明显自觉症状而易被忽视，待有症状就诊时往往已较严重，甚至已不能保留牙齿。因而必须加强宣教，使患者早期就诊并及时治疗。

　　局部刺激是牙周炎的主要致病因素，如口腔卫生不良，存在有菌斑、牙石、不良修复体、食物嵌塞、牙𬌗创伤等。局部刺激可引起牙龈炎症，而牙龈炎更加重了菌斑的沉积，并由龈上扩展到龈下。龈下菌斑可滋生大量毒力较强的牙周致病菌，使牙龈炎症加重并扩展，导致牙周袋形成和牙槽骨吸收成为牙周炎性疼痛。

　　青少年牙周炎性疼痛是指发生在青少年时期的一种特殊类型的牙周炎，病情发展较快。局部因素主要为特异性细菌的感染，全身因素主要是机体防御能力缺陷等原因。

笔者就临床中遇到的牙周疼痛性疾病，运用手法、针法埋线治疗，效果良好，介绍如下：

高某某，男，56岁，患者头痛、面部肿胀3个月。经多所医院输液、口服药物治疗，效果一般。朋友介绍来我处门诊治疗，查口腔发现患者左上牙齿周围肿胀，探及牙齿内侧有龋洞，随即针灸合谷穴、太阳穴，手法行牙齿内侧蛀牙修补，再给患者取止痛灵穴（曲池下1寸）、阳陵泉穴埋线，6d过后患者告知疼痛消失，面部肿胀消退。

刘某某，男，13岁，牙周经常性疼痛5月余，家人时常带去医院诊断治疗，时好时坏。到我处门诊检查所见：牙周特异性细菌感染，有蛀牙，有脓液。随即针灸选穴合谷、足三里穴等，手法修复术，10d后经两次治疗痊愈。

牙本质是构成牙齿的主体，位于牙釉质和牙骨质的内层，也是牙髓腔及根管的侧壁，颜色淡黄，大约含有30%的有机物和水，70%的无机物，硬度低于牙釉质。若在显微镜下观察，可见到牙本质内有许多排列规则的细管，称为牙本质小管，管内有神经纤维，当牙本质暴露后，能感受外界冷、热、酸、甜等刺激，而引起疼痛。

牙髓位于髓腔及根管内，主要由结缔组织、血管和神经构成，后两者通过根尖孔与身体的血液循环系统和神经系统相连接。牙髓组织的功能是形成牙本质，具有营养、感觉、防御的能力。牙髓神经对外界的刺激特别敏感，可产生难以忍受的剧烈疼痛。在临床当中，常常遇到成人和儿童出现的牙周疾病，常规口服药物效果一般，我们经过诊断运用手法、针灸埋线治疗牙周疾病性疼痛每治必验，患者易于接受。

穴位埋线在疑难病中的应用

董正妮

董正妮，1983年生，女，现为中国针灸学会穴位埋线专业委员会委员，中国针灸学会减肥美容产学研创新联盟理事，中国整形美容协会中医美容分会理事，针灸外治法专业委员会常务委员。2002年考入广州中医药大学，2002—2009年就读于广州中医药大学中医学针灸方向国际交流型专业，师从中国针灸学会常务理事、国家"973计划"首席科学家许能贵教授。实习期间随诊于许能贵教授和易玮教授，善于运用传统和现代针灸疗法治疗内分泌、消化系统疾病，如肥胖症、月经不调、多囊卵巢综合征。2009年学成毕业，就职于天津中医药大学第一附属医院针灸门诊部。并于2012年考入天津中医药大学中医内科专业攻读在职博士学位，师从中医内科学带头人、国家百千万工程领军人才张军平教授，进一步夯实中医基础。在门诊长期从事运用中医针灸疗法治疗肥胖、黄褐斑、痤疮，并善于运用穴位埋线疗法治疗鼻炎、颈腰椎病及胃肠道疾病，疗效显著。

笔者长期工作在临床一线，在应用穴位埋线治疗疾病中积累了一些经验和体会，现报告如下。

1 选穴少而精，注重辨证辨经

笔者在埋线治疗疾病过程中选穴通常少而精，注重辨证辨经，将脏腑辨证选穴与辨经选穴互相结合，往往取效迅速。根据人体是以五脏为中心的整体为指导及"经脉所过，主治所及"的治疗原则指导选穴。如临床上腰椎病辨经属督脉经，常常选用人中穴进行治疗；同是头痛病，遇到前额头痛为主的就从阳明论治，选穴中脘、足三里；遇到主要病位在巅顶的患者则从厥阴论治，治疗往往选择四神聪、合谷、太冲穴；对于某些过敏性疾病不仅通过观察过敏部位经脉循行进行辨经还结合过敏症状、病史进行辨脏，同时调节脏腑及经脉，促进疾病康复。

2 瘀血、痰湿重视拔罐

对于瘀血、痰湿严重的患者，笔者主张配合拔罐、刺络拔罐方法与穴位埋线法结合应用。

3 穴位埋线注重得气

穴位埋线过程中注重得气感，特别是对于四肢穴位。四肢穴位通常是五输穴所过之处，对于调理脏腑、疏通经络显得尤为重要。操作时，笔者常常将线体埋植于肌肉脂肪结合处。中医认为，针灸治疗效果的好坏，主要取决于患者是否"得气"。若患者有"得气"感觉，治疗效果就好，若没有或很少有"得气"感觉，治疗效果就较差。所以埋线过程中，四肢部位的穴位尽量先行一定的刺激手法（以提插手法为主），让患者有一定的酸麻胀痛感之后方把羊肠线送至患者相应穴位中。这样往往既有线体在体内软化、分解、液化和吸收时对穴位产生的生理、物理及化学刺激，又能产生一种理想、持久、良性的"长效针感效应"，长期发挥疏通经络作用。

4 强调内调与外治相结合

对于某些顽疾主张以针灸埋线为主，药物为辅。穴位埋线疗法属于外治法。《内经》提出"毒药治其内，针石治其外""病形已成，乃欲微针治其外，汤液治其内"（《素问·移精变气论》）。在辨证审因确立治法之后，依据患者具体病情以及针药的不同特长，将其合理结合达到加强效果的作用。

5 典型病例

病例一：腾某，女，28 岁，无业。2009 年开始出现月经稀少伴肥胖，经西医诊断为多囊卵巢综合征。5 年来，反复注射黄体酮治疗，近半年注射黄体酮后仍然无月经来潮，故于 2015 年 4 月随母亲来诊。就诊时患者停经半年，彩超显示双侧卵巢增大，卵巢内可见多个卵泡，子宫内膜增厚，身高 160cm，体重 79kg。患者面白无华，舌体胖大，舌底脉络紫暗，苔厚腻，脉弦涩。追问病史，该患者幼年时父母离异，性情渐趋孤僻，脾气暴躁，饮食无度。

分析 患者因肝气郁结，病及冲任，瘀阻脉络，导致月经不发，久病伤脾，运化失调，辨证属气滞血瘀兼夹痰湿内扰证。

选穴 分为两组：①天枢、中脘、水分、血海、太冲、三阴交；②膈俞、肝俞、脾俞。

前后两组穴位交替埋线，两周一轮换。进行第一组穴位埋线同时背俞穴予以拔罐，其中膈俞点刺放血拔罐。背俞穴进针时斜刺，剪可吸收缝合线线约1cm，待患者有酸胀感时送线进入患者浅筋膜处。治疗1个月后患者月经来潮，量适中，色暗有血块。嘱患者于月经期后继续埋线治疗，第一组穴位增加滑肉门、关元、子宫穴。继续治疗4个月后患者体重减轻15kg，月经周期约40d。嘱患者畅情志、适起居，酌情增加中药调理。3个月后随访，体重未见明显反弹，月经基本恢复如常。

此病例中除了注重患者辨证选穴埋线以外，考虑到患者血瘀较重，为了让邪有出路，加速病情康复，配合了背部拔罐及刺络拔罐。

病例二：肖某，女，41岁，公司职员。3年前突然出现涂抹化妆品过敏，每次于化妆后面部即刻出现红肿、瘙痒，甚至丘疹。期间更换过多种化妆品品牌，但仍然会出现过敏反应。患者长期以来无法化妆，非常痛苦。于2016年3月前来就诊。就诊时查患者皮肤干燥，面色晦暗无华，舌淡胖，有齿印，脉细弱。

分析 患者素体虚弱，肺卫不固，体内夹湿，脏腑辨证属肺、脾二脏功能失调，气虚寒湿型。

选穴 肺俞、脾俞、肾俞、血海、气海、足三里。

背俞穴斜刺进针，血海、足三里直刺，待患者有胀痛感将可吸收线体埋入穴位中。并配以中药汤剂调理肺脾二脏，方选桂枝汤、归脾汤加减，半个月后患者诉皮肤润度增加，瘙痒症状明显缓解，嘱患者坚持埋线4次，每半月一次，两个月后患者化妆未出现红肿、瘙痒症状，欣喜万分。嘱患者避风寒、调饮食，拒冷饮，不适随诊。

6 体 会

穴位埋线治疗过敏性疾病往往能取得较好效果，在治疗过敏性疾病中，笔者常常会选取PPDO或PGLA材料，线体本身作为一种异物会刺激机体，有调节人体免疫系统的作用，此病例中患者体虚较为明显，遂以中药为辅补气调血，加速正气恢复，经脉正常运行。

参考书目

［1］　任树森．中医穴位埋线疗法［M］．北京：中国中医药出版社，2011．

［2］　王子明．四维三通埋线疗法［M］．西安：世界图书出版公司，2013．

［3］　国家中医药管理局．中医病症诊断疗效标准［M］．南京：南京中医
　　　　药大学出版社，1994．

［4］　张天民．"十二五"规划教材：针刀医学理论［M］．北京：中国中
　　　　医药出版社，2012．

［5］　杨硕，陈波，陈盼碧，等．不同层次简易穴位埋线对单纯性肥胖的
　　　　短期影响［J］．辽宁中医杂志，2016，43（2）：376－378．

［6］　张艳梅，韩丽娜，黄鹤，等．超重、肥胖患者心脏结构、功能变化及影
　　　　响因素研究［J］．生物医学工程学杂志，2016，33（1）：126－131．

［7］　钟南山，刘又宁．呼吸病学［M］．北京：人民卫生出版社，2014．

［8］　蒋诗超，崔瑾．穴位埋线治疗支气管哮喘疗法的特点及分析［J］．
　　　　贵阳中医学院学报，2010，32（3）：46．